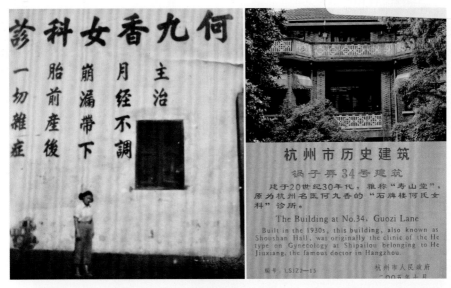

▲何氏女科先祖何九香先生扬名杭城，20世纪30年代，建成寿山堂建筑群，前设闻名遐迩的"石牌楼何氏女科"诊所，后面楼房供生活起居。包括诊所在内的大部分楼房于20世纪50年代捐献政府，90年代被拆除，现仅存祖宅一栋。左侧照片摄于女科诊所大门外；右侧上图为寿山堂现存的建筑，现已为杭州市历史建筑，右侧下图为杭州市人民政府对历史建筑的授牌

▶20世纪80年代初，何嘉琳（左1）与伯父何子淮（左2）、父亲何少山（右2）在病房工作照

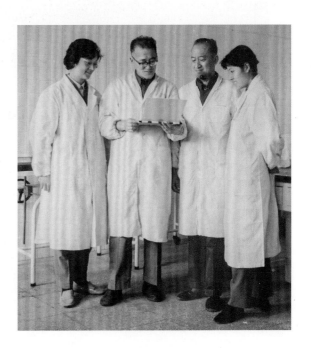

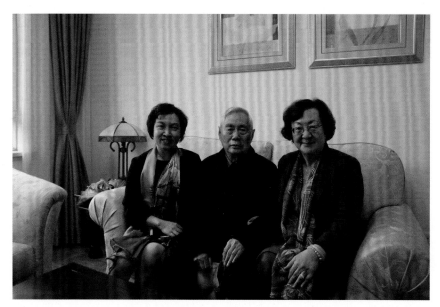

▲2015年7月，在杭州举办的全国妇科流派妊娠病高峰论坛期间，何嘉琳（右）与国医大师夏桂成（中）、章勤（左）合影

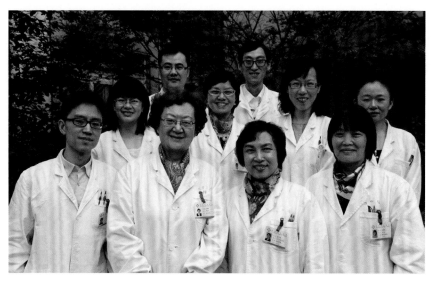

▲何嘉琳名医工作室成员合影。前排左起：赵宏利、何嘉琳、章勤、王素霞；二排左起：马景、周倩茹、方晓红；后排左起：高涛、何欣。拍摄于2011年10月

国家级名老中医临床经验实录丛书

何嘉琳

妇科临证实录

主　审　何嘉琳

主　编　赵宏利　章　勤

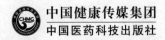
中国健康传媒集团
中国医药科技出版社

内 容 提 要

何嘉琳教授是中国中医妇科六大流派之一"浙江何氏妇科"第四代代表性传人，其家学深厚，衷中参西，临床坚持发挥中医优势治疗妇科疑难杂症，本书系统地整理了其治疗妇科疑难杂症如不孕不育症、多囊卵巢综合征、子宫内膜异位症、习惯性流产、功能性子宫出血、癥瘕、闭经、痛经、围绝经期综合征等疾病的临床经验，并广泛收集其门人的跟师心得体会，归纳总结了何氏妇科的学术思想及临床经验，对中医妇科临床医生、学生大有裨益。

图书在版编目（CIP）数据

何嘉琳妇科临证实录 / 赵宏利，章勤主编 . —北京：中国医药科技出版社，2018.6

（国家级名老中医临床经验实录丛书）

ISBN 978-7-5067-8784-0

Ⅰ.①何…　Ⅱ.①赵…①章…　Ⅲ.①中医妇科学—临床医学—经验—中国—现代　Ⅳ.① R271.1

中国版本图书馆 CIP 数据核字（2016）第 252679 号

美术编辑　陈君杞
版式设计　南博文化

出版　**中国健康传媒集团** | 中国医药科技出版社
地址　北京市海淀区文慧园北路甲 22 号
邮编　100082
电话　发行：010-62227427　邮购：010-62236938
网址　www.cmstp.com
规格　710×1000mm $^1/_{16}$
印张　21 $^3/_4$
字数　321 千字
版次　2018 年 6 月第 1 版
印次　2024 年 7 月第 3 次印刷
印刷　北京印刷集团有限责任公司
经销　全国各地新华书店
书号　ISBN 978-7-5067-8784-0
定价　**49.00 元**

编委会

———— ❦ ————

　　浙江何氏女科自何九香先生创立，迄今已160余年，传承五代，代有名医，闻名遐迩，是杭州市珍贵的非物质文化遗产项目。何氏女科的嫡传四代中有三人入选国家级名老中医指导老师，长期以来，何氏医家为弘扬中医医术和文化，活跃在海内外，其妇科薪火更是代代相传，以鲜明的特点和卓越的疗效吸引了国内外众多病患纷来沓至，络绎不绝，培养的传承弟子，建成首批全国中医药学术流派传承工作室。

　　何嘉琳教授系何氏女科第四代代表性传人，从事中医妇科临床、教学、科研50余载。她不仅继承了其伯父何子淮辨证细腻准确、用药胆大灵活的特色，同时也继承了其父亲何少山独创的温通疏补法治疗流产后继发不孕，及善用温阳法治疗崩漏等学术经验，青出于蓝。她长期临床实践，钻研岐黄之术，博采众长，融会贯通，勇于创新，集何氏妇科之大成，将何氏妇科流派学术推向新的高度。

　　《何嘉琳妇科临证实录》一书即将付梓，邀余作序，通阅全稿，倍感欣慰。该书全面总结概括了何嘉琳教授的学术经验，内容丰富，融贯中西。既有对何氏女科学术思想之诠释，更有何嘉琳教授学术理论之创新。

医案翔实鲜活，疑难隐曲之处，抽丝剥茧，排沙简金；危急险要之时，铁肩担道，转危为安。临证体会理妙思清，古方化裁匠心独具，充分展现了薪火相传和光大中医妇科学术的拳拳挚爱之心。

值此成书之际，余欣然为之作序，本书有助于促进中医妇科诊疗水平和学术理论的提高！"书中自有颜如玉"，其独到的诊疗经验、丰富的临证验案和诸多何氏经验方及经验药组，乃中医妇科临床工作者之实用书籍。

国医大师

2018 年 4 月

吾生于中医妇科世家，幼承庭训，医学传家。受祖业之熏陶，有感于中医学之博大精深，立志发扬"何氏妇科"于后世，从医五十余年而初心未尝变矣。

曾祖父何九香、祖父何穉香创立"何氏妇科"而有所成。伯父何子淮、父亲何少山，继承祖业，勤于临床而实理，耐心施诊而重效。口碑相传至今，杭城内外，赞誉有加。

吾临诊学业既成，然中医妇科发展举步维艰。传统中医门诊，疑难病、急诊常被拒之门外。医者望闻问切易受其扰，中医妇科优势难以发挥。几经思索，在医院领导的支持下，吾力排众议，于1988年开设中医妇科病房。

筚路蓝缕三十年。观"何氏妇科"之发展，在中西医结合之道。诊病因，治顽疾，兢兢业业，勤勤恳恳；扬优势，补短处，开拓创新，成果显著。"何氏妇科"之大成者，中西医妇科同仁之述备矣。

然则平台已成，门下弟子，多聚于此。探原理，求真知，出成果，如鱼得水，各有所成。每览"何氏妇科"之壮大，吾未尝不逸兴遄飞，倍感荣耀，只可叹受制于方寸之间，一床难求耳。

1991年，国家中医药管理局开展全国首批老中医药专家学术经验继承工作，吾辞科主任之职，拜师伯父何子淮。历三年，融"何氏妇科"

之思想理论实践于一体。每感于此，倍感欣慰。

吾常求古仁人之心，传承古训而不拘泥，海纳百川而常出新。己卯新年，全国名中医传承工作室落成，吾之小师妹，杭州市中医院中医妇科主任、全国第二批老中医药专家学术经验继承工作指导老师何少山继承人、第六批全国名中医药专家学术经验指导老师、中华中医药学会妇科专业委员会副主任委员、浙江省中医药学会妇科分会主任委员、博士生导师章勤教授担任工作室的主要负责人，门下弟子汇聚浙江省名中医2人，杭州市名中医1人，主任医师5人，博士生5人，副主任医师4人，意欲究中医之道，泽被后人。辛卯年，国家首批流派传承工作室落成，团队日趋闻名遐迩。

吾常疲于门诊，才疏学浅，著书立作实乃力不从心。然念国家，顾医学，吾当尽绵薄之力，诚以著此书，述心得，谈体会，析验案，启后人。

此书由吾全国第四批学术继承人赵宏利博士、主任医师主编，自案例整编至细枝末节，幸得工作室全体同仁相助，夙兴夜寐，废寝忘食；又承蒙医学大师教诲，金玉良言，茅塞顿开，国医大师夏桂成教授亲自作序，不胜感激。

2018年4月于杭州

前言

    中医发展需要创新，但更不能脱离继承。对中医学术流派代表人物临床经验及学术思想的继承整理研究对于中医成才大有裨益。

    何氏妇科是目前浙江最为著名的中医世家之一，是全国中医妇科六大流派之一，历史悠久。何嘉琳主任医师是何氏妇科第四代嫡传，从医初期师从父亲何少山，何少山为全国第二批老中医药专家指导老师，后又拜其伯父、第一批全国老中医药专家指导老师何子淮老先生为师，深得二老真传。在临床诊治中她继承了伯父何子淮辨证细腻准确、用药胆大灵活的特色，同时也继承了父亲何少山独创的温通疏补法治疗流产后继发不孕及善用温阳法治疗崩漏等学术经验，集何氏妇科之大成。

    本书系统地整理了何老在妇科疑难杂症如不孕不育症、多囊卵巢综合征、子宫内膜异位症、习惯性流产、功能性子宫出血、癥瘕、闭经、痛经、围绝经期综合征等疾病诊治方面的临床经验，并广泛收集师门跟师心得体会等相关资料，归纳总结了何氏妇科的学术思想及临床经验。由于编者水平有限，对何老辨证用药有可能阐发不准确，仓促之间难免有疏漏之处，期望读者批评指正。

编者

2018年4月

目录

上篇　理论篇

下篇 临证医案

上篇 理论篇

本篇是在汇总整理何老大量的临床病案实录的基础上，将何老数十年的学术经验进一步归纳凝练，初步总结出何老的五点学术思想，以及调补奇经九法、扶正解郁三法等治法治则。

第一章　医家小传

何嘉琳（1944~），主任中医师，杭州市中医院终身学术导师，浙江中医药大学教授，博士生导师，何氏妇科第四代代表性传人，全国第三、四、六批名老中医药专家学术经验继承工作指导老师，享受国务院政府特殊津贴，全国名老中医传承工作室专家。现任国家中医药管理局首批中医学术流派建设项目"浙江何氏妇科流派传承工作室"的负责人，中国中医药研究促进会妇科流派分会副会长，中华中医药学会妇科专业委员会顾问，浙江省中医药学会妇科专业委员会名誉主任委员。

一、家学深厚奠根基，众方博采臻圆融

何嘉琳教授出身于中医世家，书香门第，家学深厚，从小就耳濡目染，沉浸于望闻问切的场景，徜徉于丸散膏丹的世界，自幼便进入了博大精深的中医世界，打下了热爱中医的烙印。上学后，同龄女生们"八岁偷照镜，长眉已能画"，而何嘉琳教授则每逢空闲，便跟随父亲、著名的中医妇科专家何少山先生，抄方、把脉、认药、读书。在父亲耳提面命，严格督促下，打下了坚实的中医基础。

1968年，何嘉琳教授毕业后，留院工作至今，历任医师、主治医师、副主任医师、主任医师。1986年，经选拔参加了上海中医药大学"全国高等医药院校师资进修班"研修学习，顺利结业。培训期间亲炙朱南孙、庞泮池、沈仲理等老师的教导，拓展其学术视野、增长其思辨能力，临床水平亦得到很大提升。

1991~1994年，何嘉琳教授被国家人力资源和社会保障部、卫生部、国家中医药管理局确定为全国首批名中医何子淮学术继承人，经过严格跟师考核，顺利出师。跟师3年期间，作为何子淮老中医的学术继承人兼助手，她将厚厚的跟师资料，系统整理出版，提炼出的学术经验，伯父欣然为之命名曰《医灯

增焰在薪传》。何子淮与何少山两位老前辈的医术虽同是何氏妇科传承人，一脉相承，但又各有千秋，何嘉琳教授尽得何子淮、何少山二老真传，既继承了伯父何子淮辨证细腻准确，用药胆大灵活的特色，同时也继承了父亲何少山独创的温通疏补法治疗流产后继发不孕及善用温阳法治疗崩漏等学术经验，集何氏妇科大成。

随着医名日隆，何嘉琳教授门诊病人数量日众，临床工作亦更忙，但何嘉琳教授仍能坚持不断钻研经典，紧跟现代医学新进展，"焚膏油以继晷，恒兀兀以穷年"，使她医术日臻圆融。

何嘉琳教授在妇科临床、教学、科研中运用中医妇科诊疗特色诊治子宫内膜异位症、不孕症、复发性流产等妇科疑难病都取得了较好的疗效，在省内外群众中享有较高的声誉。在收治崩漏患者时，大胆运用参、附温阳止崩及"遏流、塞流、畅流"的何氏治崩三法，用纯中医中药方法治愈了大量妇科危重疾病；在临床中，何嘉琳教授勇于创新，突破"胎前宜凉"之古训，将温肾阳的紫河车用于安胎，亦遵"有故无殒"之说；用三七粉治疗胎漏，屡建奇效，如此创新不胜枚举。因为其贡献突出，何嘉琳教授于1998年和2000年两次被评为"杭州市三八红旗手"，1998年被浙江省政府授予"浙江省名中医"荣誉称号，2000年被杭州市中医院聘为院最高学术委员会主任导师，2016年聘为终身学术导师，2003、2008、2017年三次被遴选为全国第三、四、六批名老中医药专家学术经验继承工作指导老师。2010年获国家中医药管理局授予何嘉琳全国名老中医学术传承工作室。2013年科室获"杭州市劳动模范集体"称号。浙江省中医药管理局举办的"2017年度最具网络人气的十大省级名中医"，何嘉琳教授以高票入选。2017年11月，由国家中医药管理局和军委后勤保障部卫生局作为指导单位，中华中医药学会、人民网作为主办单位的首届"最美中医"评选活动中，何嘉琳教授名至实归地获选首届"最美中医"。

二、中医为体西为用，有所不为勇担当

中医走哪条路，是偏安一隅，还是不断突破？可能是摆在每一位热爱中医事业人士面前的选择。何嘉琳教授从1987年起即担任医院妇产科副主任，为了能充分发挥中医的特长，发扬中医优势，1988年何嘉琳教授以其过人的魄力和自信，放弃了继续在妇产科里面做一名西医辅助者的安逸之路，毅然决

然，勇挑重担，单独开辟一层楼，成立了中医妇科病房，为"有所为"而选择"有所不为"。在何嘉琳教授主持工作的11年间，她始终坚持以发挥中医妇科自身特色优势为方向，以传承发扬何氏妇科独特的学术思想为根本，以努力办好具有中医特色的妇科病房为立足点，勤而行之，一以贯之。

作为学科带头人，何嘉琳教授为学科发展殚精竭虑，在坚持中医为本的基础上，也要求全科医务人员学习现代医学新进展，他山之石，为我所用。她强调本学科应"中医有传承，保持优势不褪色；西医跟得上，走在前列不落后"。因此，她带领的科室对妇科疾病，尤其是不孕症、习惯性流产的检查、诊断和治疗水平都达到全国一流水平。

在她的带领下，杭州市中医院中医妇科从无到有，从弱到强，不断发展。于1996年5月成为浙江省中医妇科诊疗中心建设基地；2001年11月成为浙江省中医妇科重点学科建设单位；2004年成为浙江省中医妇科重点学科；2002年成为国家中医药管理局中医妇科重点专科建设单位；2011年成为国家临床重点专科（中医项目），2011年成为国家中医药管理局中医妇科重点学科建设单位，2012年经国家中医药管理局批准成立全国名老中医学术经验传承工作室"何嘉琳工作室"，2013年经国家中医药管理局批准成立首批中医学术流派建设项目"浙江何氏妇科流派传承工作室"，并任负责人。何氏妇科的学术影响力及学术地位与日俱增，现为国家中医药管理局重点专科妇科协作组副组长单位，先兆流产、滑胎协作组组长单位，浙江省中医重点学科，浙江省中医妇科诊疗中心，杭州市一级医学重点学科。

三、老骥伏枥携后辈，仁心仁术堪最美

何嘉琳教授重视人才培养，她常说：一个合格的、优秀的中医人才的成长，一定离不开传统师承的培养；而一个优秀的学科人才梯队的建立，则更是需要十年甚至数十年的传承。她为杭州市中医院中医妇科培养了大批优秀人才，其中国家级师承人员有6人，省市级师承人员十余人，科室其他医生虽然没有正式的跟师证明，但都先后跟随何嘉琳教授传人临证抄方学习。科室师承时间久、范围广、水平高，老中青传帮带效果显著。何氏妇科给科室带来了深厚的中医底蕴和人才储备，是科室得以不断发展，学科综合实力走在全国前列的内在基础和保障。2005年《健康报》以整版篇幅介绍全国中医妇科六大

流派，"浙江何氏妇科"列在其中，系浙江唯一入选流派。正是由于何氏妇科160余年来的学术特色得到完整的传承发扬，2016年"浙江何氏妇科"成功入选杭州市非物质文化遗产项目。

何氏妇科，在近2个世纪的业医历程中，积累了无数效案验案，蕴含了丰富的临证经验和独特的学术思想，是科室取之不尽用之不竭的宝藏。何嘉琳坚持医教研并重，坚持临床上以传承学术思想、临证经验为根本，科研上以系统提炼、研究何氏历代学术经验为主要切入点，鼓励大家围绕传承发扬申报课题，用现代语言阐释本流派学术的科学内涵，目前已经取得了许多成果。她老骥伏枥，以身作则，主持的"育麟方加减改善卵巢储备功能的临床及作用机制研究"获得2017年度浙江省科学技术进步二等奖。

何氏妇科历代传人强调德术并重，仁者爱人、仁者爱医、仁者爱国。作为何氏妇科四代代表性传承人，何嘉琳教授除了拥有精湛的医术以外，更是广传医术，提携后进，为杏林立心、为中医正名、为病人谋福、为后学垂范，她用点点滴滴的平凡，谱写着一个又一个动人的故事，诠释救死扶伤的天职，感染、带动了科室同仁，塑造了仁心仁术的学科气质！正是在何嘉琳教授带领下，老中青团结和谐，默默耕耘，无私奉献，打造出科室的优质品牌！

老骥伏枥携后辈，

仁心仁术堪最美。

家学深厚仍继晷，

中体西用有不为。

第二章　学术思想初探

何老家学深厚，尽得何子淮、何少山二老真传。在临床诊治中她继承了其伯父何子淮辨证细腻准确，用药胆大灵活的特色，同时也继承了父亲何少山独创的温通疏补法治疗流产后继发不孕及善用温阳法治疗崩漏等学术经验，集何氏妇科大成，加之她勤于钻研岐黄之术，博采众长，勇于创新，将何氏女科学术推向新的高峰。

一、整体气化，三因治宜

何老虽精于妇科，但在学术上十分重视天人相应的整体气化观念，强调诊治妇科疾病要有大局观、全科意识、三因治宜。善于在《内经》《伤寒》中的气化运气理论的视野下审视妇科病的病因病机。

何老临证常从医圣的六经辨证着手，常谓仲景六经体系是天人相应、整体观念运用的典范，认为其理论来源于《内经》的阴阳六气标本理论，是伤寒六经理论上和方法上的根源。如《素问·六微旨大论》记载："少阳之上，火气治之，中见厥阴；阳明之上，燥气治之，中见太阴；太阳之上，寒气治之，中见少阴；厥阴之上，风气治之，中见少阳；少阴之上，热气治之，中见太阳；太阴之上，湿气治之，中见阳明，所谓本也。本之下，中之见也，见之下，气之标也。"《素问·至真要大论》也记载："百病之起，有生于本者，有生于标者，有生于中气者，有取本而得者，有取标而得者，有取中气而得者，有取标本而得者，有逆取而得者，有从取而得者。"

何老强调在治疗疾病时，尤其是疑难疾病时，必须准确把握整体，分析自然气候、生活环境对人体的影响，以及个体的禀赋差异等不同，然后因人、因时、因地施方用药，才能取得较好疗效。如何老处方时春季倍柴胡，夏季倍芍药，秋季倍麦冬，冬季倍当归，梅雨季节常酌加一两味芳香化湿中药，如佩兰、砂仁、豆蔻等，此因时制宜也。江南地区与北方不同，其地潮湿，气候炎热。临证用药常酌予清滋与祛痰湿之品。清滋者宜轻省，兼顾护胃气；祛痰湿者宜运化健脾为主，慎用辛香温燥，此乃因地制宜也。形瘦女子多阴虚血热，肥盛之妇多痰涎壅盛。室女经闭多因禀赋不足，血气未充；中年女性月事失调多因所愿不遂，抑郁伤肝；老妇诸病每因脾虚气馁，天癸断绝，故治疗当以因人制宜。

二、阴血为本，阳气为重

何老强调女子以阴血为本，病机常见阴血不足，治法治则上应注意时时固护阴血。然相对于朱丹溪"阳常有余，阴常不足"之论而言，何老更认可张景岳"阳常不足，阴本无余"之观点，强调阳气的重要性，赞同张景岳所说："天之大宝，只此一丸红日；人之大宝，只此一息真阳。"初学者，常困惑于何老为何认为"妇人以血为本"，然临床立法用药时又重视顾护阳气。何老解惑曰："观八卦中震、离、艮三阳卦，皆二阴爻一阳爻；巽、坎、兑三阴卦，皆二阳爻一阴爻，可知少数决定多数，关键的少数往往决定事物的性质。故曰'阴血为本，阳气为重'。"此学术观点对于指导妇产科临床立法选方具有重要意义。

女性的经、孕、产、乳以及带下等生理功能均以阴血为基础、为原料，因此容易耗伤阴血，导致阴血不足，气血相对不平衡的状态。《灵枢·五音五味》云："妇女之生，有余于气，不足于血，以其数脱血也。"明代李时珍在《本草纲目·妇人月水》条中也说："女子，阴类也，以血为主，其血上应太阴，下应海潮。"所以妇科调理，首重血分，采用寒则温之，热则清之，虚则补之，实则泻之，瘀者散之，滞者通之等原则，亦治法的权变。

《素问·上古天真论》提出："女子七岁，肾气盛，齿更发长；二七而天癸至，任脉通、太冲脉盛，月事以时下，故有子；……七七任脉虚，太冲脉衰少，天癸竭，地道不通，故形坏而无子也。"

何老认为妇女一生经历有青春期、育龄期、绝经期等重要的发育阶段，在各时期一系列生理功能都既需要阴血充盈，更离不开充足的阳气来促进完成。从童幼迈入青春发育期时，需要有充盛的肾气，促使天癸至临，任通冲盛，促发初潮的产生，完成人生一大转折；育龄期是妇女生殖系统器官成熟和功能旺盛时期，作为生殖机能标志的月经按时畅下，是靠月经周期中阴阳消长转化来实现的；在绝经期前后，由于肾气渐衰，天癸将绝，冲任虚弱，精血不足，导致机体脏腑气血功能紊乱，月经最终闭止，其主要原因，就是肾精虚衰，命门元气不足，失却温煦功能。阴为阳之基，气为血之帅，所以凡伤阴血，必定随之耗损阳气，阴阳互根显矣。

何老在治疗上强调要把握"阴平阳秘""以平为期"这个原则，推崇《景岳全书·新方八略》"善补阳者，必于阴中求阳，则阳得阴助而生化无穷；善补阴者，必于阳中求阴，则阴得阳升而泉源不竭"。

鉴于江南一带温病学派影响较深，医师常用清热养阴，不善温阳养阳，畏于桂附大辛大温，恐伤阴耗液损血，不敢轻用于妇科的现状，而何老善于温阳、养阳、护阳尤为难能可贵。如果见到素体禀赋阳气虚弱，或感受寒邪，或房劳伤阳者，一旦出现一系列阳气虚、阴寒盛之病证时，可以借鉴李中梓之"气血俱要，而补气在补血之上，阴阳并需，而养阳在滋阴之上"的观点，应当机立断，大胆运用桂、附、姜、辛等温阳药，才不致杯水车薪，隔靴搔痒，药不抵病。

三、肝肾为要，共为先天

何老在妇科治疗中，重视整体观念，强调脏腑功能的协调，认为女子以血为本，肾肝共为先天。

肾藏精、主生殖，为先天之本，妇人经、带、胎、产都与肾有直接的关系。肾为水火之脏，藏真阴而寓元阳，肾中精气只宜固秘，最忌耗泄。故妇科虚证，多责之于肾，治肾多用补法。补肾法包含滋养肾阴、温补肾阳、补益肾气三法。何老用补肾法，常常三法互通，不能截然分开。

肾阳不足，封藏失职，冲任失调可致崩漏、带下病；命门火衰，胞宫失于温煦可致不孕、胎萎不长、堕胎小产、经行泄泻、子肿、产后排尿异常等证，以及常常同时伴见的腰膝酸软、畏寒腹冷、夜尿频多、五更泄泻、性欲减退、脉沉细弱，苔薄白、舌质淡黯等症状宜用温肾三法。如阳虚病势急重，则宜霸道之法，选用附子、肉桂、阳起石等刚健温烈之品，权衡佐以养阴之品；如病势已缓解，则首选王道之法，用巴戟天、淫羊藿、仙茅、鹿角胶、胡芦巴、补骨脂、蛇床子温柔养阳之品；如病势平稳，则选用温润填精之品以收功，如菟丝子、枸杞子、覆盆子、肉苁蓉等味。

肾阴不足，冲任失养可致月经后期、量少、崩漏、闭经、不孕；阴虚阳失潜藏可致绝经前后诸证、子烦，胎萎不长；肝肾阴虚、带脉失约致带下，生风化燥而致阴痒等症，上述病情常伴见头晕耳鸣、颧红、咽干、五心烦热、失眠盗汗、足跟痛、尿短赤、大便干脉细数无力，舌红少苔等症状时，常用滋补肾阴之法。常用地黄、石斛、桑椹子、制首乌、玉竹、黄精、炙龟甲、墨莲草、女贞子等；在滋补肾阴药中常配伍沙苑子、菟丝子、肉苁蓉、覆盆子、补骨脂等填精温润之品；必要时遵循肾气汤之理路，在群阴之中酌加少许刚健温烈之品，如坎中一阳，以使阴得阳助而源泉不竭。

肝藏血，主疏泄，体阴而用阳，具有贮藏血液和调节血量的生理功能，肝经络阴器，与生殖密切相关。妇人以血为本，经、孕、产、乳屡耗其血，故有"肝为女子先天"之称。肝在五运六气中属木主风，肝为风木之脏，内寄相火，其性至刚，极易变动。肝喜条达，不宜郁结，肝郁则病变横生。肝的生理功能失常，不仅引起肝的本脏病变，如肝气、肝火、肝阳、肝风，而且还可扰心、犯肺、乘脾及肾，引起其他脏腑的病变，产生诸多妇科病证。临床所见杂病中，肝病亦居多，故称"肝为五脏六腑之贼"。

只要谨守病机，定能运用自如。何老诊治肝郁气滞、血行不畅、脉络受阻所致的月经先后无定期、痛经、经前乳胀、闭经、不孕、癥瘕、缺乳等病及肝木乘土、气机升降失常所致子悬，常采用疏肝养血之法。

处方首推《局方》逍遥散，用柴胡、薄荷清芳流动以通气滞、解木郁，遂其曲直之性。当归、芍药养肝柔肝；白术、甘草、干姜健脾，共奏调和肝脾、培土疏木之效，何老临证常加《韩氏医通》之青囊丸，用香附、乌药行气解郁、止痛消胀；少腹胀痛甚者加荔枝核、橘核、小茴香散结行滞；乳房胀痛或产后肝郁缺乳者加蒲公英、八月札、青橘叶清解郁热；胀痛结块或癥瘕者加鹿角片、山甲片、猫爪草，通络散结，使气行块散。

若肝郁气盛化火而导致血热妄行之月经先期，量多、崩漏；火载血上可见逆经、乳汁自出；肝热犯胃可见妊娠恶阻等病证，且常伴见头痛目眩、口苦咽干、心烦易怒、脉弦数、舌质红等症，治则宜清宜泻、宜降宜平。古方虽有丹栀逍遥散，但何老嫌柴胡偏于香燥劫阴、当归辛温动血，故常去掉此二味或减量，除选用丹皮凉血泻血分之火，山栀清三焦气分之火外，常配伍桑叶、荷叶、石决明清泻肝热而凉血，白芍、生地炭、墨莲草滋阴柔肝而涵木，绿萼梅舒肝和胃调畅气机。如见月经量多，崩漏者加血见愁、槐花凉血清热而止血；逆经者加白茅根、藕节、牛膝凉血止血，引血下引，使阴血得守，郁火得平，肝木条达而诸证得愈。

肝阴不足、肝阳上亢甚则引动肝风则可见绝经前后诸证、经行头痛、子晕、先兆子痫、产后痉证等。临证常伴见头晕头痛、面红目赤、耳鸣耳聋、失眠多梦，甚则头晕震颤、语言不利、颈项强直、昏不知人、四肢抽搐、脉弦细或细数、舌红绛少苔等，当急进平肝息风之剂。何老认为肝阳有余，必须以重镇之品以潜之，柔静之品以摄之，味取酸收或佐咸降，则阳热得清，升逆得伏。故对痫、痉等重病，当用羚羊钩藤汤、三甲复脉汤以平肝息风，柔肝息风，但对临床常见肝阳上亢较轻者，常用石决明、生龙骨、生牡蛎平肝潜阳，夏枯草、桑叶、钩藤清肝明目；白芍、女贞子、生地、潼蒺藜育阴平肝，使肝阴足，风平阳潜而诸证自平。

肝经郁热乘土，导致湿热下注，伤及带脉而见带下异常，阴痒、阴疮等病证，症见带下色白或黄、量多质稠、秽浊而臭或稀薄而腥，外阴瘙痒，胸闷纳呆，心烦口苦，便干尿少，舌质红苔黄腻，脉滑数或弦数等。治宜清泻肝热、利湿止带。龙胆泻肝汤功专力强，何老临证常加入土茯苓、白毛夏枯草、白毛藤、忍冬藤等以增强清热解毒之功。

四、重视奇经，冲任损伤

何老十分重视奇经八脉与女性生理病理的关系。女子在解剖上有胞宫，生理上有经孕产乳，只有冲任之气通畅，精血充盈，八脉调和，方得经调体健，嗣育有机，故对妇科疾患的辨证用药上当究奇经。其中主要有冲任督带四脉，而冲任与经候关系尤为密切。经水乃冲任之脉所主，冲任者，其脉均起于胞中，冲为十二经脉之海，又称为血海，主要功能是调节十二经脉的气血和全身气血的运行，对已发育的女子来说，能调节月经；任为诸阴之海，且主胞胎，主要功能是联系和调节足三阴经脉间的相互协调，以及全身精、血、津液等阴液的相互作用。冲任二脉间的功能作用不是孤立的，必须相互依存、相互协调、相互统一，如有一方偏盛偏衰，则冲任失调。

冲任损伤是妇科疾病最重要的病机。《诸病源候论》中均以冲任立论妇科疾病。《徐灵胎医书全集·医学源流论》中指出："冲任二脉皆起于胞中，为经络之海，此皆血之所从生，而胎之所由系，明于冲任之故，则本源洞悉，而后所生之病，千条万绪，以可知其所从起。"凡脏腑功能失常、气血失调，均可间接损伤冲任，导致冲任、胞宫损伤；而先天禀赋不足、痰饮、瘀血、金刃手术等，亦可直接影响冲任、胞宫，从而发生妇科疾病。

冲任损伤的主要病机有冲任虚衰、冲任不固、冲任失调、冲任阻滞、热蕴冲任、寒凝冲任和冲气上逆等。胞宫的病机主要有胞宫藏泻失司和胞宫闭阻。

大凡冲任之为病，不外乎两个方面，其一是脏腑失调，气血紊乱，津液代谢失常，延及奇经；其二是各种致病因素直接损伤奇经。

何老认为奇经病变可分虚实二端，虚者脉络失养，治当补养；实者脉络不通，治宜宣通。宗叶氏"奇经之结实者，古人用苦辛芳香以通脉络，其虚者必辛甘温补，佐以疏行脉络，务在气血之调和，病必痊愈"之说，主张以通为原则，虚则通补，实则通宣，通补结合。

在具体治疗上，对于精亏血少，奇经匮乏之证，临床表现月经后期、闭经、月经稀少等，伴见形体消瘦、神疲乏力、头晕耳鸣、纳少诸证，应填精养液，健脾养血，填补奇经。根据证之不同侧重，主方以四物汤、归脾汤、河车大造丸出入，养血滋源，归于血海，充养奇经。补阴之中不忘助阳，常加淫羊藿、巴戟肉、菟丝子、仙茅等，滋养之中，每每加入宣通之品，如制香附、广郁金、益母草、桃仁等。

对于奇经虚寒，下元虚弱之证，临床表现月经不调、痛经、崩漏、不孕等，伴见畏寒肢冷，脊背发凉，腰酸胻楚，精神不振等症，须温肾壮督，补养奇经，方用何氏振元暖宫丸加减，常选用鹿角片、龟甲、巴戟天、肉苁蓉、熟地、紫石英、当归、石楠叶、天冬，月经稀少、闭经，可加丹参、泽兰、鸡血藤之类。

冲任虚寒，瘀血阻滞之月经不调、量少、痛经，须暖宫散寒、养血祛瘀，常用温经汤加减。冲任空虚，阴虚血热之月经先期而至、月经过多、崩漏，方用固经丸出入。对冲任虚损，阴血不能内守所致的崩漏下血，月经过多，淋漏不止，方用胶艾汤加味。

对于气滞血瘀，奇经不畅之痛经、月经先后无定期、量少、闭经、崩漏，伴见精神抑郁、烦躁易怒、胸胁胀痛，须理气活血，何老认为冲任为肝所系，调经肝为先，疏肝经自调，肝气冲和，则血脉流通，方用逍遥散加减。

对于津液输布失常，精不化血，变生痰浊，流注奇经所致的月经稀少、闭经、不孕，伴见形体肥胖，胸胁满闷，神疲倦怠，治宜化湿导滞，疏畅奇经，方用苍附导痰丸及何氏导痰通经汤，常用药物有煅紫石英、石菖蒲、鹿角片、巴戟天、生山楂、姜半夏、胆南星、穿山甲、炙鸡内金、菟丝子、泽兰，以化痰浊、利水湿、通胞络。

总之，何老认为通补奇经，补则应多用血肉有情之品，以填精壮奇经，通则常用芳香辛润之品，以宣闭疏达。

五、重视后天，固护脾胃

健脾气、护胃气是何老学术思想中一个极重要组成部分。何老认为这是受仲景启迪。因为从仲景在六经用药中处处皆能体现出顾护胃气的思想。比如：太阳病之桂枝汤以姜枣和营卫，亦护脾胃；炙甘草调和诸药，亦和胃气；啜粥以滋胃气。阳明病之白虎汤以粳米同煎以护胃气。少阳病之小柴胡汤中姜、枣、参、草皆助胃气之剂。太阴病之建中、理中之助中焦，强脾胃之正法。少阴之炙草、干姜亦温中之剂。厥阴病之乌梅丸蒸之以五斗米，亦顾胃气之法。

脾主运化，为气血生化之源，后天之本，气血是经、带、胎、产、乳等生理活动的物质基础。若素体虚弱，或饮食不节，或劳倦、思虑过度，则可导致脾虚而产生妇科疾病。脾的病机主要是脾气虚弱、脾阳不振。脾虚则气血生化之源不足，冲任失养，血海不能按时满盈，可出现月经后期、月经过少、闭经、产后缺乳等；脾有统摄之功，脾气虚弱，统摄无权，冲任不固，可出现月经过多、经期延长、崩漏、胎漏、产后恶露不绝、乳汁自出等；脾虚血少，胎失所养，则胎萎不长；脾主升，脾气虚，中气下陷，则可见带下病、阴挺等。脾阳虚，不能升清降浊和运化水湿，导致水湿下注冲任，可发生经行泄泻、经行肿胀、带下病、子肿、子满等；若湿聚成痰，痰饮壅滞冲任、胞宫，可导致月经过少、闭经、不孕、癥瘕等；若脾阳不足，损及肾阳，亦可致脾肾阳虚而发生妇科疾病。

何老认为，在患病之初，体尚壮实，强调祛邪即是保胃气，邪气一除，脾气能运，胃气自能通畅。对于久病正衰，主张"大积大聚，衰其大半则止"。在疾病调理上尤重食疗，认为药物多系草木金石，其性本偏，使用稍有不当，不伤阳即伤阴，胃气首当其冲，胃气一绝，危殆立至。故何老处方中，60%以上必用参、术、芪，深俱仲景、东垣之意。

第三章 何氏妇科治法

第一节 调补奇经九法

何氏妇科认为女子在解剖上有胞宫、胞脉、胞络，生理上有经、孕、产、乳，这全赖于脏腑经络功能的正常。因为冲任督带等奇经与胞宫形态上紧密相连，功能上互相影响，病理上直接相关，所以任通冲盛，八脉调和则无病；八脉不和，损伤冲任则妇科百病皆出，故对妇科疾患的辨证用药上当究奇经。奇经病变分为虚实两端：虚者，经脉失养，治当补养；实者，脉络不通，治宜宣通。何老在继承家学基础上，将何氏妇科调补奇经八法的内涵作了适当调整充实，创立调补奇经九法，具体如下。

一、健脾养心，调补奇经

此法多用于气血不足，奇经失养之证。多因饮食劳倦，忧思损伤脾气，化源不足，或大病久病，产后失血伤津。常见于妇科月经后期、闭经、痛经、不孕等多种疾病。伴见全身症状有：头晕目花，面色苍白或萎黄，心悸少寐，神疲气短，纳少便溏，舌淡胖苔薄，脉细弱。

主方归脾汤出入，健脾益气、养血滋源，归于血海，充养奇经，上为乳汁，下为经血。若心血不足，虚热扰心者，加莲子、百合、焦山栀等；若下元不固，经血不摄者，加海螵蛸、紫石英、龙骨、牡蛎等；若子宫虚寒，不能摄精成孕者加紫石英、淫羊藿、石楠叶、蛇床子等。

二、培补先天，填充奇经

此法用于先天不足，肾精亏虚，或多产房劳，下元亏损，或久病及肾，以至精亏血少，奇经失养。常见妇科表现为：初潮偏迟，乃至闭经，月经后期，月经过少，或月经愆期或先期，崩漏，痛经，不孕，胎漏、胎动不安。可兼全身证候有：或伴五迟五软，形体羸瘦，头晕耳鸣，腰酸腿软，胫酸跟痛，尺摇稀疏，发堕枯脆。偏真阴不足者，兼具咽干口燥，尿黄便燥，五心烦热，舌红少苔，脉细数；偏命门火衰者，多兼畏寒喜暖，舌质淡嫩，苔薄白润，脉虚弱。

方以河车大造丸，左归丸、右归丸出入，因草木无情，多隔靴搔痒，故多选血肉有情之品如紫河车、鹿角胶、龟甲胶、淡菜、乌贼骨等，大补先天，培元固本，充养奇经。

三、益气升提，固摄奇经

何老将此法用于带脉失约，冲任不固之证，常见妇科表现：阴挺、崩漏、胎漏、胎动不安、带下等。伴见全身证候有：神疲乏力，面色无华，头晕眼花，腰肩酸楚，尿频清长，舌淡苔薄，脉细弱。多见于先天肾气不足，或多产房劳，或大病久病，或饮食劳倦，或内伤七情所致。

方以补中益气汤、举元煎等加减。若久崩淋漓不止，加赤石脂、禹余粮、乌贼骨以固守奇经；胎漏者加阿胶、鹿角胶等填补奇经，固摄安胎；带下日久者加莲须、芡实、龙骨等束带固任。在辨证基础上加入奇经之药，如金樱子、狗脊、阿胶、乌贼骨等，其固摄作用比单纯调治脏腑有效。

四、温肾壮腰，补养奇经

何老将此法用于奇经虚寒、下元虚弱之证。多由于素体阳虚，或大病久病，或流产、产育过多所致。常见妇科病有不孕、痛经、月经不调、崩漏。伴见全身症状有：面色晦黯，畏寒肢冷，脊背常有冷感，腰酸膝软。失眠健忘，精神不振，小便清长，舌淡脉沉细。

方用何氏女科祖传经验方振元暖宫丸加减。药物常选用鹿角片、巴戟天、淫羊藿、肉苁蓉、胡芦巴、紫石英、杜仲、石楠叶、桑寄生等。若腰骶酸痛，畏寒遇湿加重者，加千年健、钻地风等。

五、理气活血，通达奇经

何老将此法用于气滞血瘀，奇经不畅之证。常见妇科病有：痛经、月经后期、月经量少、崩漏、恶露不绝、闭经、癥瘕之偏实者。常伴见全身症状有：精神抑郁，烦躁易怒，胸胁胀痛等。舌质紫暗，脉涩或弦。多由于七情所伤，气机郁滞，或经期、产后外感风寒湿邪，停滞经络，阻碍气血。

叶天士云："奇经之结实者，古人用苦辛和芳香以通脉络。其虚者，必辛甘温补，佐以流行脉络，务在气血调和，病必痊愈。"气滞者以青囊丸，血瘀者以血竭化癥汤加减，并配合辨证施药。

六、暖宫散寒，温通奇经

何老将此法用于寒湿停滞，郁滞少腹，抟于奇经之证。常见其妇科病有：月经后期、月经量少、痛经、不孕。伴见全身表现有畏寒喜暖，形寒肢冷，或恶心呕吐，或大便溏烂，少腹疼痛，得温痛减。根据其发病为寒湿客于胞络，冲任不畅，血海为之凝滞，此非温通不能解奇经之寒湿，非辛散不能宣脉络之瘀阻，故用辛温芳香之品以散寒温经暖宫，方用少腹逐瘀汤加减。若冲任虚寒较显者，可与温经汤加减调治。

七、化湿导滞，疏畅奇经

何老应用此法治疗津液输布失常，累及奇经者。常见妇科病有：月经稀少、闭经、不孕、带下。伴见全身表现有：形体肥胖，胸胁满闷，呕恶痰多，神疲倦懒，便溏，苔薄脉滑，多由过食肥甘，脾运失常或脾阳不振，运化无力，精不化血，变生痰浊。流注奇经，伤及冲任，阻隔胞宫则为不孕，壅于任带二脉则带下绵绵，此乃本虚标实。故治以化痰利湿行气，畅行奇经，并兼以健运脾胃，杜绝痰湿之流。

方宜五皮饮、二陈汤加减以化痰浊，利水湿，通胞络。在经行之际加温煦胞宫之艾叶、石楠叶、紫石英、狗脊。带下秽浊量多者加椿白皮、扁豆花、鸡冠花等。

八、养血清肝，平降奇经

何老将此法用于冲任之气逆乱之证。常见妇科病有：经行吐衄及经行头痛、恶阻。伴见全身证候有：心烦易怒，夜寐少宁，胸满胁痛，嗳气叹息，口苦咽干，头胀而晕，尿黄便结，舌红苔黄，脉弦数等证，常由于暴怒伤肝或肝郁化火，或血不养肝，肝气上逆而致。

恶阻者以何氏祖传定呕饮加减。常选用煅石决明、桑叶、炒白芍、焦白术、子芩、绿萼梅、砂仁、苏梗、当归身，腰酸者加杜仲、桑寄生。经行吐衄以《傅青主女科》之顺经汤、清海丸加减，常选用桑叶、玄参、麦冬、白芍、旱莲草、竹茹、地骨皮、黄芩、白薇、知母、玉竹、牛膝；经行头痛者，常用何氏定呕饮加藁本、密蒙花、谷精草等。

九、填精调血，通补奇经

何老将此法用于虚实错杂的宫腔粘连。宫腔粘连常见于人流清宫术后或诊刮后，出现月经过少，甚至闭经，内膜菲薄、容受性差，难以受孕，或孕后反复流产。伴见全身症状大多无特异性。或有腰酸骶楚，情绪低落，舌淡红或紫暗，或有瘀点，脉常为细弦。

中医学古籍中并无宫腔粘连的记载，根据其症状，何老可将其归于"月经过少""妇人腹痛""闭经""断续"等范畴，认为宫腔粘连的发病机制主要是：一是宫腔操作使胞宫直接受损，或反复流产致冲任虚衰，奇经亏损；宫腔操作时胞宫、胞脉为金刃所伤，使肾精亏虚，冲任气血不足，经血无以化源，胞脉空虚。二是胞宫受损，邪气入侵，与血相搏，凝结成瘀，内阻胞宫，致冲任不畅，气血瘀滞，经血不通。本病病机要点主要为冲任奇经"瘀"和"虚"。

针对其病机要点，常用紫河车、龟甲、当归等填精养血，补益奇经；丹参、茺蔚子、泽兰等通经调血，通利奇经。共奏填精调血，通补奇经之目的，临床疗效满意。

第二节　扶正解郁三法

女子以肝为先天，因此肝郁是妇科病中最常出现的病机之一，特别以素体虚弱、阴血不足、精神不振之人更为多见，尽管这些人没有明显的七情内伤，但治疗时要注意疏畅气机，扶助正气，解决因郁致虚，因虚增郁的矛盾，就能收到较好的治疗效果。何氏妇科扶正解郁法分为：育阴解郁、扶脾解郁、益肾解郁三种。

一、育阴解郁

肝体阴而用阳，肝郁已久，药用疏泄，治之不愈，或反更甚，系因肝体失去濡润柔和之性。肝体阴不足，一方面促进了肝郁的形成和发展，另外一方面又造成了郁而化火伤阴的病理循环，以芳香辛燥之疏肝解郁剂，只会火上浇油，使病情加重。如王孟英所说"气为血帅……然理气不可徒以香燥，盖郁怒为情志之火，频服香燥，则营阴愈耗矣"。妇科病中有素体阴亏而肝木失其条达，肝气郁滞或久郁化火伤阴者，临床常见经行先期，量多、经前乳胀，胸宇烦闷，或五心烦热、夜寐不安，或大便干结，舌尖红，脉弦细。

何老主张治宜养其肝阴之体，疏其肝木之用。方用：生地、枸杞子、生白芍、地骨皮、麦冬、合欢皮、北沙参、玉竹、八月札、川楝子、绿萼梅、淮小麦。

二、扶脾解郁

郁证之始起自肝经，久郁之变，不伤营阴即犯脾土，《金匮要略》早有"见肝之病，知肝传脾，当先实脾"之训，妇科肝脾同病之证，《傅青主女科》中说"若大便下血过多，精神短少，人愈消瘦，必系肝气不舒，久郁伤脾，脾伤不能统血，又当分别治之"。又有脾胃薄虚之人，略有七情不遂，或机体稍有刺激，则中土倍见损伤，又如产后、流产后机体虚弱，偶有精神不快，或受惊遇恐，即见胃肠功能紊乱，产后抑郁或经前期综合征，上述诸病凡以肠道症状为表现者，皆以脾虚肝郁为多见，何老主张治宜益气扶脾，理气解郁之法。

用药：太子参、白术、麦冬、茯苓、八月札、平地木、扁豆花、半夏、玫瑰花、橘皮、橘络。

三、益肾解郁

肝木肾水，母子相生，乙癸同源，肝的疏泄条达和调节血液的功能须依赖肾水的滋养，肾受五脏六腑之精而藏之，则肾精充足。肝郁之证，久致肝阴亏损，穷则势必及肾，而肝肾不足，水不涵木，肝的正常功能无以得到发挥，往往成为肝郁形成和发展的重要条件。妇女肝肾为冲任之本，肝肾的病变对冲任的影响最为密切，故肾虚肝气不调之证，多见于经闭、不孕及月经前后诸证，治宜益肾解郁之法，益肾主要以填补肾精，滋养肝肾为主。

基本方：熟地、石楠叶、淫羊藿、菟丝子、鹿角片、当归、白芍、路路通、青皮、八月札、生麦芽。

第四章 何氏妇科自拟方、药组

第一节 自拟方

一、何氏定呕饮

组成：石决明18g，桑叶10g，炒白芍15g，焦白术10g，黄芩10g，绿萼梅5g，砂仁5g，苏梗5g，陈皮5g，当归身10g。

功效：清肝和胃，降逆安胎。

主治：妊娠恶阻证，证属肝胃不和之虚阳上越或胃火冲逆者。

加减：呕吐多痰涎者可酌情加用姜半夏、姜竹茹；伴腰酸者加桑寄生炒杜仲、川断。

二、何氏育麟方

组成：黄芪15g，太子参20g，白术10g，当归12g，川芎10g，熟地12g，香附10g，郁金10g，淫羊藿15g，菟丝子30g，覆盆子12g，枸杞12g，肉苁蓉10g，蛇床子6g，鸡血藤15g，怀牛膝15g，甘草3g。

功效：补肾填精，益气养血，调经助孕。

主治：卵巢储备功能下降导致的月经失调、绝经前后诸证及不孕不育等疾病，证属肾虚精亏，气血虚弱，冲任不足者。

加减：脾虚便溏者可加陈皮、山药、扁豆；咽干便燥等肾阴虚表现者，可去黄芪、淫羊藿、蛇床子，加天麦冬、桑椹、女贞子、龟甲等。

三、何氏血竭化癥汤

组成： 血竭（吞服）3~6g，干漆、穿山甲各5g，桃仁6g，参三七（吞服）3g，五灵脂10g，制大黄6~9g，片姜黄10g，制没药6g，炙甘草5g。

功效： 活血散结，破瘀消癥。

主治： 子宫内膜异位症、卵巢囊肿、盆腔炎性疾病、不孕症、产后或人流后腹痛等属于中医痛经、癥瘕、不孕病等血瘀实证类疾病。

加减： 经量多者，行经期去山甲、桃仁，加大小蓟、马齿苋；五灵脂改失笑散；月经过少者去三七，加丹参、皂角刺、三棱、莪术；行经腹痛剧烈者，常以寒凝为主，药用肉桂、吴茱萸、乌药、淡附片等温经散寒止痛；癥瘕者，可加象贝母、昆布、猫爪草、猫人参、半枝莲等软坚散结；带下色黄、少腹疼痛属于肝经湿热者加龙胆草、薏苡仁、蒲公英、蚤休等。

四、何氏振元暖宫丸

组成： 鹿角片10g，淫羊藿15g，菟丝子15g，覆盆子12g，细辛3g，炙露蜂房6g，当归12g，川芎10g，枸杞子12g，巴戟天10g，石楠叶15g，紫石英18g，蛇床子6g，韭菜子10g，紫河车3~6g。

功效： 温肾填精，振元暖宫，调经种子。

主治： 不孕症、崩漏、月经先后无定期、闭经等属肾阳不足之证。

加减： 如脾虚便溏者加党参、干姜、白术。咽干、便燥兼有阴亏血燥者，去鹿角、淫羊藿、紫石英、蛇床子、韭菜子，加天麦冬、生熟地炭、炙龟甲滋润填精，或选用何氏育麟方。

五、何氏加减瓜石汤

组成： 葛根30g，石斛12g，天花粉10g，鸡内金15g，白芥子10g，川牛膝15g，五味子5g。

功效： 滋水育肾，养阴生津，化痰调经。

主治： 多囊卵巢综合征，证属真阴不足，灼液成痰。症见月经先后不定期，甚至闭经，量少色红质稠，咽中有痰，口干喜饮，或有口苦，或面部痤疮，或大便秘结。舌质红绛，苔黄腻，脉弦细滑者。

加减： 面部痤疮、口苦者，加黄芩、黄连；便秘口臭者，加制大黄；血虚失濡，合用四物汤；瘀血阻滞者，加用丹参、泽兰、桃仁、红花。

六、何氏导痰通经汤

组成： 生鸡内金20g，白芥子15g，香附10g，海藻15g，葛根15~30g，丹参15g，当归12g，川芎10g，益母草15~30g。

功效： 涤痰软坚，养血填精，通经助孕。

主治： 痰湿阻滞，胞脉不通之不孕症、多囊卵巢综合征等。

加减： 痰湿较著，形体肥胖者，加用姜半夏、石菖蒲、陈皮、苍术；痰瘀互阻，卵巢较大，排卵障碍者，加用炙甲片、皂角刺、路路通；月经闭止，瘀血较重者，加用马鞭草、月季花、川牛膝、卷柏，严重者合用下瘀血汤；肾精不足，腰膝酸软者，加用五子衍宗丸、制首乌、黄精、紫河车粉等；阴虚血燥者，加用天花粉、石斛、生地、玉竹；胃热炽盛，合用大黄黄连泻心汤；阳虚气馁者，选用参、术、芪、淫羊藿、巴戟天、制附子等。

七、何氏脱花煎

组成： 当归30g，川芎15g，益母草50g，桃仁10g，丹参30g，生蒲黄15g，红花10g，川牛膝30g，车前子30g，焦山楂15g，水蛭6g，炙甘草3g。

功效： 活血破瘀消癥。

主治： 孕早期稽留流产、难产或胎死不下，并有催生之功。

加减： 气虚面色㿠白，少气懒言，少腹隐痛喜按，血色偏淡质稀者，加用党参、黄芪益气养血活血化瘀；瘀热内阻小腹疼痛拒按，恶露紫暗黏稠者，加制大黄、丹皮、赤芍、红藤、马齿苋清热凉血通瘀。

八、何氏益肾健脾安胎方

组成： 黄芪15g，太子参20g，党参15g，炒白术10g，怀山药15g，黄芩

10g，当归身10g，炒白芍15g，熟地12g，砂仁5g，枸杞12g，山萸肉10g，覆盆子12g，巴戟天10g，阿胶珠12g，续断15g，菟丝子30g，桑寄生15g，杜仲15g，甘草3g。

主治： 胎动不安、黄体功能不健者，亦可用于试管婴儿胚胎移植术后助孕治疗，证属脾肾亏虚，冲任失养者。

加减： 大便偏干、咽干、舌质偏红，去巴戟天酌减参、术、芪，加用麦冬、黄精、石斛等。

九、何氏涤净洗剂

组成： 苦参、苦楝皮、南鹤虱、蛇床子、蚤休、白鲜皮各30g。

功效： 清热利湿，杀虫止痒。

主治： 证属湿热下注的滴虫性阴道炎、念珠菌性阴道炎及支原体、衣原体、淋病感染，也可用于湿毒蕴结所致的外阴瘙痒及湿疹。

加减： 带下量多者，可加用墓头回、鸡冠花；外阴干涩者可加用生首乌、生地、玉竹。

十、何氏加味生化汤

组成： 党参15g，黄芪15g，当归12g，川芎10g，麦冬10g，益母草15g，桃仁9g，炮姜6g，焦山楂15g，莲房15g，血余炭15g。

功效： 补气养血，化瘀止血。

主治： 产后恶露不绝（气血亏虚型）。

十一、何氏清瘀生化汤

组成： 制大黄9g，丹皮6g，赤芍10g，红藤30g，当归15g，川芎10g，益母草30g，桃仁6g，炮姜5g，马齿苋10g，莲房15g，炙甘草5g，血余炭10g，黄芪10g。

功效： 清热凉血，化瘀生新。

主治： 产后恶露不绝（瘀热内阻型）。

十二、何氏荡胞生化汤

组成： 当归30g，川芎15g，益母草30g，桃仁10g，生蒲黄10g，五灵脂15g，焦山楂15g，血竭3g，川牛膝30g，炙甘草5g，红藤30g。

功效： 逐瘀荡胞生新。

主治： 产后恶露不绝（胞衣不下型）。

加减： 若乳汁过少，加通草6g，路路通15g；若盗汗、自汗，加煅牡蛎15g；若伴小腹疼痛，加红藤18g，蛇舌草30g。

十三、何氏调中汤

组成： 党参30g，麦冬10g，五味子10g，山萸肉10g，当归12g，川芎10g，益母草30g，熟地炭10g。

功效： 补气化瘀，和营止汗。

主治： 经前期综合征、产后汗出过多等属气血亏虚，营卫不调者。

加减： 脾虚便溏者加怀山药、炒白术、炒白扁豆；腰膝酸软加菟丝子、狗脊。

十四、何氏回阳救逆汤

组成： 附子炭10g，巴戟天10g，麦冬10g，五味子10g，党参30g，黄芪15g，炒白术10g，山萸肉9g，熟地10g，炙甘草5g，龟甲9g。

功效： 益气回阳，养血填精。

主治： 月经过多，甚至崩漏，产后汗出过多等病程日久，导致阴阳两虚者。

加减： 心烦不寐者，加远志、酸枣仁。

十五、何氏生乳汤

组成： 黄芪30g，党参15g，当归30g，川芎10g，麦冬10g，熟地15g，桔梗9g，穿山甲3g，王不留行10g。

功效：补气养血通乳。

主治：产后乳汁过少（气血亏虚型）。

加减：气虚乏力重者，黄芪60g；恶露不净者，加益母草。

十六、何氏通乳方

组成：穿山甲10g，王不留行15g，路路通15g，通草5g，瓜蒌皮10g，鹿角片10g，当归12g，川芎10g，炙甘草5g，漏芦15g。

功效：疏肝理气通乳。

主治：产后乳汁过少（乳络不畅）。

加减：乳房红肿胀痛者加蒲公英、紫花地丁；大便秘结者，加制大黄、枳实。

十七、何氏生新止痛方

组成：黄芪15g，当归15g，益母草30g，失笑散15g，莲房炭15g，狗脊15g，独活6g，麦冬10g，桃仁6g，炮姜5g，鹿角片10g，龟甲10g，甘草5g。

功效：益气活血，化瘀止痛。

主治：产后或经行或围绝经期关节痛、身体疼痛之气虚血亏挟瘀型。

加减：肾虚腰酸者，加杜仲、伸筋草；夜寐欠安者，加夜交藤、五味子。

十八、何氏解表止痛方

组成：黄芪15g，白术10g，防风6g，当归10g，白芷10g，荆芥10g，桂枝5g，白芍10g，甘草5g。

功效：益气固表，祛风止痛。

主治：风寒湿痹型的产后、行经期或围绝经期身体疼痛。

加减：肾虚腰酸加菟丝子、续断、桑寄生；夹杂瘀血者加丹参、鸡血藤；寒湿重者，加钻地风、千年健、海风藤、络石藤。

十九、何氏通便饮

组成： 当归15g，益母草20g，茯苓10g，猪苓10g，泽泻10g，通草5g，麦冬10g，桃仁6g，制大黄10g。

功效： 理气活血通便。

主治： 产后或妇科手术后尿潴留之气滞血瘀型。

加减： 气虚乏力者，加黄芪。

二十、何氏益气导溺汤

组成： 黄芪15g，白术10g，当归15g，通草5g，桔梗10g，猪苓10g，茯苓10g，车前草15g，甘草梢6g。

功效： 益气温阳利水。

主治： 产后或妇科手术后尿潴留、尿路感染等属气血亏虚型。

加减： 阳虚畏寒者，加肉桂；腰酸乏力者，加川牛膝；大便不通者加冬葵子、制大黄。

第二节　药对与方根

虽然中药是组成药方的最小单位，但是古今医家在长期医疗实践中往往以一对药或一组药作为组方的基本单位，这个一对药可称为"药对"，而超过两味的一组药，称为"药对"有些勉强，我们以为不如统一称之为"药组"更为恰当。南京中医药大学黄煌教授提出的"方根"一词与此类似。

药组（药对）是经验总结，其药性、药味或相须相使而增效，或相反相激而见长，或相畏、相杀以减轻毒副作用，以其进行加减组合，具有组方简捷，使用灵活，功效显著等特点，故广为流传，为医界喜用。何老系浙江省何氏女科第四代代表性传人，积累了丰富的临床经验，善于在辨病辨证的基础上恰当选用药组来治疗妇科临床中的各类疾病，取得了满意疗效，兹介绍如下。

一、不孕症

（一）输卵管梗阻性不孕

输卵管梗阻所导致的不孕在临床上最为常见病因，但多病程长，治疗难度大。何老在治疗此病时除了调整患者的阴阳平衡，辨证施治以外，常用的对药如下。

1.鹿角片－穿山甲－蜈蚣

三药均为动物药，血肉有情之品。其中鹿角片性温，具补肾温阳、活血化瘀之力，穿山甲性寒，具破血穿透通络之功，两药配伍一温一寒，既相互制约又互相促进，使补肾活血，化瘀通络的功效大大增强。蜈蚣别名天龙，辛温通络，三药同用，大大增加了搜剔走窜之力，共奏通络助孕之功效。

2.皂角刺－路路通－王不留

皂角刺性温，以败毒消肿见长；路路通性平，以祛湿通络见效；王不留行苦、平，《本经》记载其："主金疮，止血逐痛，出刺，除风痹内寒"。三药同用，通络散结作用增加，适用于输卵管梗阻性不孕的治疗。

3.丹皮－丹参－桃仁

三药皆具有活血化瘀之性，互相配伍应用能使活血化瘀之力更强，可治疗妇人瘀滞、癥瘕、疼痛之瘀证。如子宫肌瘤、子宫内膜异位症，输卵管阻塞等病症。

（二）排卵障碍性不孕

1.菟丝子－覆盆子－枸杞子－桑椹

四子相配，补而不腻，不温不燥，不论肾阴虚、肾阳虚皆可应用，是平补肝肾之佳品。可使肝肾精血充沛，冲任血海充盈，自能摄精成孕。

2.鹿角片－炙龟甲

两药皆血肉有情之品，培补先天之力远胜草木无情之品。鹿角甘平微温，温肾通督，生精止崩。龟甲胶甘咸而平，滋阴通任，益肾健骨。两药合用，阴阳俱补、填精血、养任督，大补精髓。适用于肾阳虚衰，精血亏虚之闭经、不孕、先天性子宫发育不良，形体虚羸，性欲淡漠，或为崩漏复旧阶段。

3. 紫石英－紫河车

紫石英味甘，性温，虽为金石之品，但药性和缓，《本经》载其"补不足，女子风寒在子宫，绝孕十年无子"。紫河车甘咸性温，为血肉有情之品，善于填补先天，正如《本草经疏》所说："人胞乃补阴阳两虚之药，有反本还元之功。"《本草逢原》也说："紫河车禀受精血结孕之余液，得母之气血居多，故能峻补营血"。两药配合使用，可使肝肾不足之排卵障碍所导致的不孕症治愈率大大提高。

二、月经失调

何老在治疗月经先期、月经后期或月经先后无定期的病人时，注重补肾、健脾、调肝，除了前述排卵障碍性不孕中的药组以外，其他常用的药组如下。

1. 制黄精－制首乌－炒玉竹

制首乌，性温味甘，功补肝，益肾，养血，为"七宝美髯丹"之主药，《本草正义》云"首乌，专入肝肾，补养真阴……性则温和，皆与下焦封藏之理符合，故能填益精气，具有阴阳平秘作用。"黄精《本草便读》谓之"此药味甘如饴，性平质润，为补养脾阴之正品。"玉竹，甘，微寒。养阴润燥，生津止渴。《日华子本草》："除烦闷，止渴，润心肺，补五劳七伤，虚损。"三药均为道家服食之品。三药不但能补肝肾、益精髓，调月经，而且还能降血糖、祛膏脂。

2. 合欢花－绿萼梅

绿萼梅，疏肝解郁，和中化痰。何氏妇科喜用本品，以其发于早春料峭之时，淡绿可爱而具升发之气，善清肝热而不伤肝体。合欢花，植物又名夜合，能理气解郁，养心安神，和络止痛。如无合欢花，可代以合欢皮（功效：安五脏、和心志、令人欢乐无忧）。二花合用，清肝调血，解郁安神，两药合用，尤宜用于妇人肝肾阴虚，肝郁火旺之围绝经期综合征、经前综合征、妊娠恶阻等。

3. 姜半夏－陈胆星－化橘红

半夏性温味辛苦，有毒，用姜制则能抑制其毒性，有健脾化湿之功效，善治湿痰；陈皮性温味苦理气化痰；陈胆星性凉味苦，既可制半夏之热，又可化痰清火，三者常配伍应用于治疗痰湿型月经失调、闭经等。

4.鸡内金-白芥子

鸡内金健胃消食化积，张锡纯谓其能"通经闭"，发前人所未发。白芥子善祛皮里膜外之痰，《本草经疏》"能搜剔内外痰结"。古方三子养亲汤、控涎丹均用本品。实验研究表明，白芥子还具有一定的抗雄激素作用，两药合用特别适合于痰湿阻滞型月经失调、多囊卵巢综合征等。

5.乌贼骨-茜草炭

此为《内经》四乌贼骨一蘆茹丸中的两味药。其中乌贼骨性微温味咸，善走血分，《日华子本草》谓其能"疗血崩"；茜草炭性寒味苦，能行血止血，《珍珠囊》称其"去诸死血"，两药配伍，寒温相宜，对血瘀型月经过多及崩漏有效。如肝肾不足，冲任虚损者，嘱病人多吃家禽的蛋类、鲍鱼、淡菜等血肉有情之品。

6.附子炭-炮姜炭

附子被称为"回阳救逆第一品"，其作用为回阳救逆、补火助阳、散寒止痛。炮姜，其性辛热，主要功效为温经止血，温中止痛。两味大辛大热之品，用于脾肾阳虚，不能统血者；另外，本药组对痛经，无论是原发或继发痛经，也有很好疗效，痛经患者可以无明显寒证，但必须排除热证。

7.当归-川芎

即佛手散，妇科临床最为常用方剂之一。当归性温，质润而腻，善养血活血，为血中之气药；川芎性温质燥，能行血散血，为气中之血药，两药相伍，润燥相宜，补而不腻，散而不耗，为妇科调经要药。故适用于凡瘀滞寒凝，胞宫阻塞，滞血难下者。

8.桃仁-红花-益母草

益母草性微寒味微苦，以活血化瘀调经见长，《本草汇言》言其"行血养血，行血而不伤新血，养血而不滞瘀血，诚为血家之圣药也"；桃仁性平味苦，善破血行瘀，润燥通便，《本草逢原》谓其是"血瘀血闭之专药"；红花可活血通经，祛瘀止痛。三药相伍，可相互促进，活血通经，去瘀生新，消肿止痛的力量更强，妇科临床常可用于血滞经少、经闭、痛经诸证。

三、子宫肌瘤、子宫内膜异位症及子宫腺肌症

上述疾病为妇科临床亦属常见器质性疾病，临床表现为月经过多、月经延长、痛经、不孕等，何老常用的药组/对药如下。

1.马齿苋-生贯众

马齿苋性寒无毒，功效清热解毒，散血消肿，《唐本草》言其能"破血癥瘕痕"；贯众味苦性凉，功能解毒化瘀，善治邪热腹痛，能消顽肿。两药合用适用于上述疾病见月经量多延长证属邪热者。

2.半枝莲-猫爪草-猫人参

半枝莲辛平，猫爪草甘温，猫人参苦涩性凉，三药合用具有消肿解毒，活血散瘀之功效，合用治疗子宫肌瘤、子宫腺肌症，疗效增强。

3.元参-牡蛎-浙贝母

此即外科消瘰丸。其中元参泻火解毒，清热凉血，养阴生津；牡蛎软坚散结，平肝潜阳，收敛固涩；浙贝母化痰散结。元参以解毒为主，浙贝以化痰为能，牡蛎以散结为要，三药参合，相互为用，滋阴凉血，泻火解毒，软坚散结，治瘰消肿之力益彰。

四、阴道炎、宫颈炎、盆腔炎

1.苦参-白芷

其中苦参性寒味苦，功效清热燥湿杀虫，善治赤白带下。白芷，辛香温燥、辛散祛风、温燥除湿，且芳香透窍。两药一寒一热，相反相成，适用于妇女带下，具有消肿除胀之功，且能止痛，可疗疮疡痈疽。

2.地肤子-蛇床子

地肤子味苦性寒，《本草原始》称其能"去皮肤中积热，除皮肤外湿痒。"常用于阴部湿痒的治疗；蛇床子味苦性温，《本经》言其"主妇人阴中肿痛"

上药一温一寒，对临床各种类型的阴道炎均可使用。

3.臭椿皮 – 乌贼骨

臭椿皮味苦性凉，功用除热燥湿，乌贼骨味咸微温，功能除湿敛疮，联合使用可治疗赤白带下等，有显效。

4.桑螵蛸 – 海螵蛸

桑螵蛸《本经逢原》"肝肾命门药也"，固肾收涩。海螵蛸，《本经》"主女子漏下赤白经汁，血闭，阴蚀肿瘤"，两药合用能固冲止崩、涩精止泻、缩尿束带，多用于肾虚不固之崩中漏下、带下绵延。亦可应用于活血调经方中，起固摄冲任，防血妄行之效，组成通补兼施之方。

5.苍术 – 黄柏

苍术辛烈温燥，可升可降，功擅祛风胜湿、健脾止泻。黄柏苦寒沉降，能清热燥湿，泻火解毒，善清下焦湿热。二药相伍，一温一寒，相互制约、相互为用，并走于下，清热燥湿，消肿止痛，除湿止带的力量倍增，妇科临床常用于妇人湿热带下之症。

6.红藤 – 败酱草 – 蚤休

红藤，苦平，具解毒消痈，活血止痛功效，系景岳治肠痈"红藤煎"之要药；败酱草，辛苦凉，功能清热解毒，祛瘀排脓，仲景"薏苡附子败酱散"选之治肠痈。蚤休，又名七叶一枝花、重楼，苦辛寒，《本经》谓其"主热气在腹中，癫疾，痈疮，阴蚀，下浊，去蛇毒"，李濒湖引谚语"七叶一枝花，深山是我家，痈疽如遇者，一似手拈拿"，知此草专治痈疡，古今无不推重。何老习将此三味协用，加强解毒化瘀消痈之力，常用于治疗盆腔炎，阴道炎、痛经、月经失调、不孕症等证属下焦湿热瘀滞者。

五、妊娠病

1.生地炭 – 藕节炭 – 仙鹤草

此为何老治疗先兆流产阴道出血的常用药组。生地，甘寒，《本经》谓："主治折跌，绝筋，伤中，逐血痹，填骨髓，长肌肉。作汤除寒热积聚，除痹。"《名医别录》谓:"主治妇人崩中血不止,……胎动下血。"归类于清热凉血药,有一定的化瘀作用,止血而不留瘀。生地炒炭则功专止血,且可防其滋腻碍胃。藕节功效收涩止血,既能收涩,又能化瘀,也有止血而不留瘀的特点;藕节炭则专于收敛止血;仙鹤草性平,功擅止血,又有补虚作用,故又名"脱力草"。此三味药性平和,无论寒热虚实出血症皆可应用。偏寒者可加艾叶炭,偏热者可加旱莲草。对于宫腔内积血暗区较大或存在血栓前状态者,则可以用生地、藕节、仙鹤草配伍,止血中兼有轻微的化瘀作用。

2. 三七 - 白及

三七又称参三七,止血作用甚佳,并能活血化瘀止痛,具有止血不留瘀的特点。白及质黏而涩,收敛止血,消肿生肌。二者相配一散一收,止血而无留瘀之弊,可迅速消散宫内积血暗区。何老将此广泛应用于先兆流产宫腔积血较大者,以及出血而兼有子宫动脉阻力高、血栓前状态等复杂病情。

3. 苏梗 - 陈皮 - 砂仁

此为何老治疗先兆流产兼有恶心呕吐、纳食不馨的常用药对。苏梗,行气宽中安胎;陈皮,行气除胀满,健脾和中;砂仁,芳香醒脾和胃,化湿行气安胎。孕期常见恶心呕吐,故补肾安胎处方中多配伍此三者,可以滋而不腻、补而不滞。又可用于黄体中后期,补肾养血助孕,具有梳理气机、推动受精卵顺利着床的妙用。砂仁价格相对较贵,若恶心较轻微,苔不腻者,可单用苏梗、陈皮配伍。三味药小剂量泡服代茶频饮,用于妊娠恶阻,简、便、廉、验。

4. 当归身 - 炒白芍

当归、芍药配伍见于《金匮要略》之当归芍药散。孕期气血下聚胞宫以养胎元,往往会有小腹隐痛、胀痛不适等症状,个别患者会出现下腹部拘急疼痛。当归、芍药这一药对为治疗妊娠腹痛的核心药物。全当归活血和血,当归身补血为主。安胎、养胎以当归身为首选,但药房往往不区分全当归与当归身。如若无阴道出血者,全当归亦可选用,阴道出血者可改用当归炭。炒白芍养血柔肝缓急、和里止痛。腹痛存在血栓前状态者可赤芍、白芍同用。腹痛宫缩明显伴阴道出血者可改用大剂量生白芍。

5.黄芩-白术

二者配伍首见于《金匮要略》之当归散。因丹溪的推崇，而为后世习用，《金匮要略心典》谓："妊娠之后，最虑湿热伤动胎气。故于芎、归、芍药养血之中，用白术除湿，黄芩除热。丹溪称黄芩、白术为安胎之圣药。夫芩、术非能安胎者，去其湿热而胎自安耳。"何老认同"胎前宜凉，产后宜温"。胎漏阴道出血者，也可改用黄芩炭，其炒炭有止血作用。便秘者可改用生白术。

6.川续断-菟丝子-桑寄生-炒杜仲

此四味补肾安胎药组为《医学衷中参西录》之寿胎丸加减。张锡纯谓"胎在母腹，若果善吸其母之气化，自无下坠之虞。且男女生育，皆赖肾脏作强。菟丝大能补肾，肾旺自能荫胎也。寄生能养血、强筋骨，大能使胎气强壮，故《神农本草经》载其能安胎。"按同气相求之理选用菟丝子、桑寄生为安胎之主药，功效卓著；川续断补肝肾，强筋骨，续伤折，治崩漏，亦为寿胎丸组成之一；杜仲补肝肾，强筋骨，安胎。二者相须为用，与桑寄生、菟丝子共同组成固肾安胎基本药组。

7.阿胶珠-苎麻根

何老常用阿胶珠配伍苎麻根养血安胎。二者也均可作为单方使用。苎麻根凉血止血安胎，主治胎动不安、胎漏下血。既能止血又能清热安胎。胎热不安、胎漏下血，单用即可取效，如《梅师集验方》治妊娠胎动下血腹痛，以单味苎麻根煎汤服用。现今民间仍广泛应用野生苎麻根煎水服用以安胎止血，效果颇佳。阿胶功擅滋阴补血止血，补血作用较佳，为治血虚的要药，且又善于止血，对出血而出现血虚证者，既能止血，又能补血，有标本兼顾之效。阿胶新出产的性偏温燥，久存则其性转平和。对于反复下血不止、众方不效者，嘱咐病家服用陈阿胶，往往立竿见影，此何氏妇科安胎秘法之一。

六、其他

1.太子参-黄芪-白术

益气诸参中，何老最喜用太子参，以其性甘平，益气健脾兼能养阴，避免补气助火之虞；黄芪味甘性温，大补元气，健脾补肺，补气之中兼能升阳，走而不守；白术功专健脾益气。诸药相伍，能走能守，芪外、参内、术中央，一身上下内外之气皆可补益。临床常用于气虚导致的所有妇科疾病。

2.桂枝-白芍

二药为仲景最基本最经典配伍。其中，桂枝辛温，辛能发散，温通卫阳；白芍酸寒，酸能收敛，寒走阴营。二者一散一收，散不太过、收不留邪，共奏调和营卫、燮理阴阳之功，临床适应面极广，可应用于所有营卫不和或阴阳失调引起的妇科疾病。

| 下篇　临证医案 |

　　本章汇总整理了何老诊治经带胎产杂病的精彩病案，如实记录了何老对妇科疑难杂症如不孕不育症、习惯性流产、围绝经期综合征、子宫内膜异位症等疾病的临床诊治过程，并在临证实录资料的基础上，进一步点评、归纳、凝练出何氏妇科的临床经验和辨证思路。

第五章　不孕不育及围 IVF-ET 的中医调治

第一节　不孕不育

夫妇同居且性生活正常，未避孕而未能受孕超过1年者，称不孕症。虽能受孕但因种种原因导致流产、死胎而不能获得存活婴儿的称为不育症。因男性原因导致配偶不孕者，称男性不孕症或男性不育症，习惯称男性不育。

一、中医常用分型及评析

何老常教导初学中医者，不可过多关注西医疾病分类，以西代中，淡化中医辨证；也不宜好高骛远，撇开现代中医教材，单纯从中医经典中寻找不孕症的中医诊治规律。何老告诫大家应认真学好、领会，掌握近、现代中医，尤其是现代中医院校统编教材对于不孕症的辨证分型论治，这是为今后临床打下坚实基础的捷径，这个要求也适用于其他病种。

（一）现代中医教材多把不孕症分四型

1. 肾虚

（1）肾阳虚。婚久不孕，月经后期或先后不定，量少色淡，或月经稀发，闭经，面色晦暗，腰酸腿软，性欲淡漠，小便清长，大便不实，舌淡苔白，脉沉细或沉迟。治宜温肾补气养血、调补冲任。方药以毓麟珠为主，何老临证常加紫河车、肉苁蓉、巴戟天、淫羊藿、石楠叶等。

（2）肾阴虚。婚久不孕，月经先期或先后不定期，量少色鲜，无血块，或月经尚正常，但形体消瘦，腰腿酸软，咽干夜显，五心烦热，午后低热，头昏眼花，心悸失眠，性情急躁，舌质偏红，苔少，脉细数。治宜滋阴养血、调冲益精。方药多选养精种玉汤，何老临证常选加石斛、地骨皮、女贞子、旱莲草等。

2. 肝郁

经期先后不定，经来腹痛，行而不畅，经色暗滞，或有小块，经前乳房胀痛，烦躁易怒，舌质正常或暗红，苔薄白，脉弦。治宜疏肝解郁、养血理脾。方药多选开郁种玉汤，何老临证常权衡合用逍遥散，常加郁金、合欢皮、绿萼梅、路路通等味。

3. 痰湿

形体肥胖，经行延后，甚或闭经，胸闷泛恶，苔白腻，脉滑。治宜燥湿化痰、理气调经。方药以启宫丸加味，何老常加白芥子、石菖蒲、胆南星等味。

4. 血瘀

月经后期，量少，色紫黑，有血块，或痛经，或平时少腹作痛，痛处不移，如刺如绞，舌质紫黯或边有紫点，脉细弦。治以活血化瘀调经。方药以少腹逐瘀汤加减，何老常选加紫丹参、茺蔚子、王不留、制乳没等味。

（二）何老对教材辨证论治的评析

何老认为不孕不育病位主要责之肝、脾、肾，病机常见肾虚、肝郁、痰湿、血瘀，但实际上每每病因交互，病机错杂，证候多样，很难见到病机单纯者，若上述按此四者辨证施治，常力有不逮。

医者要具有出精入细，分明主次的能力，这样才能收到较好疗效，为达此目的，何老提倡：第一、要勤求古训，充分汲取历代名家经验；第二、要借鉴西医，恰当借助现代医学日新月异的科技手段，丰富中医四诊内涵，使四诊更加客观化、微观化，从而提高中医辨证论治的操作性和可重复性。

在勤求古训方面，何老推崇《伤寒杂病论》，是书虽未专论不孕，但其六经辨证法度，确能有效指导临床不孕的诊疗，尤其是《金匮要略》妇人三篇，可师可法。为丰富诊疗手段，何老主张上循《备急千金要方》《妇人大全良方》，上述方书医理古朴，方药丰富，但也存在病机简略，理法欠翔，甚至有方无证等不利于临床应用的缺点，比如，紫石门冬丸等方药如何应用于临床，仍是见仁见智。至《丹溪心法》化繁为简，将不孕分为"肥盛"和"怯瘦"

两型，"若是肥盛妇人……宜行湿燥痰……若是怯瘦性急之人……宜凉血降火……"何老认为丹溪又有矫枉过正的缺陷。

后世医家对本病分型论治探讨，日益清晰丰富，其中，何老尤为重视汲取王肯堂、张景岳、傅山三家论述。何老常谓《证治准绳》善于提炼孙思邈、金元诸家经验，删繁就简，参以己见，其论述被武之望转引于《济阴纲目》；《妇人规》立论公允，广收博纳，可效可法；《傅青主女科》则独具匠心，发前未发，用药纯和，配伍巧妙，剂量老道，故疗效卓著，其养精种玉汤、开郁种玉汤、温土育麟汤、温胞饮先后被收入中医高校规划教材《中医妇科学》，其学术价值、临床效验可见一斑。

在借鉴西医方面，何老强调首先要了解中西差异，西医主要在器的层面，中医则是道器兼有，中西医可以在器的层面结合。现代医学在器的层面不断深入，日新月异，因此，将西医诊病与中医辨病辨证相结合，利用、借鉴现代医学，来丰富中医之器，最终达到器以载道，较单独中医辨证更易获得良效。

二、何老诊治思路探微

（一）求子之道，莫先调经

何老推崇《证治准绳》"胎前之道，始于求子。求子之法，莫先调经。每见妇人之无子者，其经必或前或后，或多或少，或将行作痛，或行后作痛，或紫或黑或淡，或凝而不调，不调则血气乖争，不能成孕矣"之论，善于辨证分期，调经助孕。

经前宜柔润温养，常用肉苁蓉、菟丝子、巴戟天，因经前易兼气郁，治宜在温养基础上，加疏利温通，常加以柴胡、鹿角片、郁金等药；经期顺应子宫泻藏的规律，常加用益母草、茺蔚子、泽兰、路路通等药；经后血去阴亏，侧重养血填精，常用生熟地、女贞子、枸杞、菟丝子，血虚易耗气，故常佐以益气养阴，如生脉饮等味；经间期氤氲萌动，宜在益肾填精基础上，增益活泼灵动之品，常用蛇床子、关防风、制香附、小胡麻等药。此原则适应面极广，尤为适合于排卵障碍所致之不孕。

排卵障碍多表现为月经失调，是不孕症中主要病因之一，包括西医多囊卵巢综合征、卵巢早衰及卵巢储备低下等。

1.多囊卵巢综合征

本病多属虚实夹杂，本虚标实。本虚多分肾虚、脾虚，标实多兼夹痰湿瘀滞，故治疗多在健脾补肾基础上，兼以涤痰、化瘀、理滞，常加用石菖蒲、白芥子、姜半夏、陈胆星、焦山楂、虎杖、丹参等药。

2.卵巢早衰及卵巢储备下降

本病的发病以肾虚为本，肾的阴阳平衡失调为纲，肝脾心肺失调为目。禀赋不足，肾精不足，或加房劳伤肾，或兼嗔怒伤肝，或以忧思伤脾，或为心肾不交，或现肺肾阴虚，至阳衰阴亏，阴阳失衡，天癸受损，冲任虚滞，血海不足，遂致本病。治疗时何老依据上述病机辨证选药，同时继承了何氏妇科重视奇经，善用血肉有情之品的学术特色，常加用紫河车、龟甲胶、鹿角胶等补养奇经，大补先天。

3.黄体功能不健

本病常为脾肾阳虚，气血不足，宜在辨证基础上，加温润补益之品。偏于肾阳虚者，常选巴戟天、肉苁蓉、淫羊藿、鹿角片等温补阳气；偏于气血不足者，常用黄芪、党参、白术、当归等大补气血。

（二）求子之道，化瘀通络

何老强调，妇人以血为本，亦以血为用。情志拂郁，肝气郁滞，易致经络瘀滞；经产之际，将息失宜，或寒湿内侵，易致瘀血停留，胞络不通，因致不孕。正如《金匮要略》所说"妇人之病，因虚、积冷、结气……血寒积结，胞门寒伤，经络凝坚"。

1.输卵管梗阻胞络

输卵管梗阻多发生于盆腔炎性疾病后遗症期，为继发不孕常见病因。每发于人工流产或宫腔其他手术之后，多因摄生不慎，或术中感染，湿毒内侵，胞络瘀滞所致。何老于术后胞络"未病"之时，即与化瘀生新，佐以解毒、利湿，防瘀血停留，外邪内侵；对于胞络已阻者，则强调把握好扶正祛邪的主次关系，在辨证基础上，常用活血化瘀之通络饮，常选王不留行、路路通、皂角刺等味；若久瘀宿疾，则每入蜈蚣、穿山甲、地鳖虫等虫类，入络搜剔。

2.子宫内膜异位症、子宫腺肌病

何老常引《景岳全书·妇人规》所述"瘀血留滞作癥，惟妇人有之"，认为瘀血停留是子宫内膜异位症与子宫腺肌病的病理实质，瘀阻冲任、胞宫，故发为不孕。治疗原则也是要防治结合。"未病"预防方面，需顺应胞宫生理特征，经行、产后适当调血活血，顺应子宫泻而不藏的特征，防止瘀血留滞。"已病"癥瘕之时，则治以活血化瘀。经期加以理气止痛，经后兼以养血填精。可同时中药保留灌肠、针灸等外治法，以提高疗效。

（三）求子之道，以平为期

何老推崇《内经》"谨察阴阳所在而调之，以平为期"之法度。对于现代医学不明原因不孕和免疫性不孕，尤其适合运用《内经》"无问其病，以平为期"的治疗原则。何老认为，不孕之免疫失调因素可归属于中医阴阳失衡，气机升降，正如《儒门事亲》"夫妇人年及二三十者，虽无病而无子，经血如常，或经血不调，乃阴不升，阳不降之故也。"

何老强调导致免疫失调，阴阳失衡，气机失调的中医常见病机有肾虚血瘀、气滞血瘀和湿热痰瘀互结等。临床当区别病情，审证求因，分而治之。大体上讲，抗心磷脂抗体阳性，多属于瘀血为患，治疗上常选用丹参、茺蔚子、泽兰、益母草等；抗精子抗体阳性大多属湿热瘀滞，常用药物有苍术、黄柏、丹参、赤芍等；封闭抗体缺乏大多属脾肾不足，治疗注重健脾补肾，常用药物有党参、黄芪、白术、熟地等因肾主生殖，肾为阴阳之根，故治疗时应时时顾护肾之阴阳，常用菟丝子、枸杞、桑椹、覆盆子等补肾助孕。

（四）求子之道，调神同治

何老对于不孕症的诊治，非常重视男方因素和精神因素。何老常引用《备急千金要方》"凡人无子，当为夫妻俱有五劳七伤，虚羸百病所致"，"女人嗜欲多于丈夫，感病倍于男子，加以慈恋爱憎、嫉妒忧恚，染者坚牢，情不自抑，所以为病根深，疗之难差"之所论，在临证诊治女性不孕时，均及时检查男方，若其无病，则嘱其对女方多加语言宽慰和精神支持；若其有疾，则男女同治，每获得佳效。

三、病案实录

临床上不孕病人每每病机错综复杂，很难见到病机单纯者。这就更需要医者要具有出精入细，主次分明的能力，这样才能收到较好疗效。

（一）输卵管梗阻性不孕

输卵管梗阻性不孕多发生于盆腔炎后遗症期，常为继发性不孕，临床常见小腹一侧或两侧隐痛，劳则复发，腰酸乏力，月经不调等，治疗时应把握好扶正祛邪的主次关系，恰当应用活血化瘀通络之品，常用药物有王不留行、路路通、穿山甲、地鳖虫、红藤、败酱草等。

病案一

陈某，女，31岁，职员。初诊：2008年12月31日。

[**主诉**]继发不孕5年。

[**刻下**]平素偶有下腹不适，劳累后略感腰酸腹坠，经前乳胀，余无明显不适。舌淡红略暗，苔白略腻，脉细弦。

[**妇科检查**]宫颈柱状上皮异位，触之易出血，宫体后位。

[**经孕产史**]平素月经先期3~4天，末次月经2008年12月8日，量中，5天净。2004年孕2个月自然流产后未再孕。

[**辅助检查**]2006年外院HSG提示"双侧炎症，通而欠畅"。2008年1月省中医院输卵管通液提示尚通畅。丈夫精液分析为正常范围。

[**中医诊断**]不孕症。

[**西医诊断**]不孕，输卵管炎。

[**辨证**]气虚夹瘀，胞络不畅。

[**治法**]补益脾肾，化瘀通络。

处方：生黄芪15g，太子参30g，当归12g，川芎10g，赤芍10g，香附10g，淫羊藿15g，菟丝子15g，薏苡仁30g，茯苓15g，泽泻15g，红藤30g，败酱草30g，蚤休10g，三棱、莪术各10g，皂角刺15g，路路通15g，生甘草5g。14剂。

二诊：2009年2月28日。患者2009年1月29日月经来潮，月经先期4天，量中，无痛经。现乳房胀痛，舌淡红苔薄腻，脉略弦。辅助检查回报：支原体、衣原体（－），不孕不育七项等亦正常范围。

处方：柴胡10g，当归12g，川芎10g，赤芍15g，香附10g，淫羊藿15g，菟丝子15g，巴戟天10g，天冬10g，鹿角片10g，郁金10g，青皮6g，路路通10g，生甘草3g。7剂。

三诊： 患者2009年2月24日月经来潮，月经先期4天，量中，经前基础体温上升11天。复诊属经后，诸证类前，脉略细。经后重补。

处方：生黄芪15g，党参15g，焦白术10g，当归身12g，白芍15g，生熟地各10g，枸杞12g，香附10g，郁金10g，淫羊藿15g，菟丝子15g，蛇床子6g，覆盆子12g，砂仁3g，女贞子15g，麦冬10g，石斛12g，太子参20g，黄芩10g，生甘草3g。7剂。

四诊： 2010年6月30日：近日B超发现左卵巢内畸胎瘤，其丈夫染色体异常，患者精神压力较大，已于某生殖中心预约IVF-ET，欲移植前调理。末次月经2010年6月11日。刻下症见神疲乏力，口干寐差，舌淡红苔薄，脉细弦。

处方：太子参20g，生黄芪15g，麦冬10g，五味子6g，菟丝子30g，夜交藤15g，合欢皮12g，当归身12g，丹皮10g，丹参15g，赤白芍各15g，红藤30g，败酱草30g，蚤休9g，淫羊藿15g，巴戟天10g，穿山甲5g，皂角刺10g，路路通15g，生甘草3g。7剂。

五诊： 2010年7月14日。末次月经2010年6月11日，停经35天，略感腰酸腹坠，舌淡红，脉滑尺弱，在移植前收获意外惊喜，7月12日自测尿妊娠阳性，7月13日查血HCG、雌二醇、黄体酮正常范围（HCG 6991IU/L，E_2 201.7pg/ml，P 82nmol/L）。B超提示：宫内早孕。治以脾肾双补，固冲安胎。

处方：太子参20g，生黄芪15g，麦冬10g，五味子6g，菟丝子30g，夜交藤15g，合欢皮12g，归身12g，丹皮10g，丹参15g，赤白芍各15g，红藤30g，败酱草30g，蚤休9g，淫羊藿15g，巴戟天10g，穿山甲5g，皂角刺10g，路路通15g，生甘草3g。7剂。

按语： 患者堕胎之后，摄生不慎，湿邪内侵，瘀血留滞，伤及气血，损伤冲任胞络。湿邪内侵故舌苔见腻；瘀血内阻故见舌暗、脉弦；湿瘀互结，伤及冲任胞络，耗伤气血，故难再受孕。治宜补益气血，祛湿化瘀，通络助孕。首诊方中以党参、黄芪益气，当归、川芎、芍药调血，红藤、败酱草、蚤休解毒，薏苡仁、茯苓、泽泻利湿，三棱、莪术、淡附片化瘀，路路通、皂角刺通络，淫羊藿、菟丝子培元，药味众而有序，旨意多而不乱，紧密切合病机，故能收效。随后的治疗中恰当采用中药周期疗法：经前多气郁，治宜疏利温通，常加以柴胡、鹿角片、郁金、青陈皮、苏梗等药，若挟郁热者，加用蒲公英、绿萼梅等味；经后多血虚，宜着重补益阴血，常用麦冬、生熟地、石斛、枸杞、女贞子等味；经间期氤氲萌动，宜加益肾填精，活泼灵动，常用菟丝子、蛇床子、覆盆子、枸杞、苁蓉、防风等药。四诊时患者神疲焦虑，一派气阴两虚之证，故加用生脉饮等益气养阴，通络安神之品。孕后脾肾双补，固冲安胎。后成功分娩。

本患病情复杂，包含了输卵管炎性梗阻、卵巢畸胎瘤、男方染色体异常等多方面因素。且长期不孕致使其精神压力极大，漫长的诊疗过程让其丧失信心，这些精神因素更降低了其自然受孕的能力。何老对该患的诊疗过程，既准确把握病因病机，恰当组方用药，又极具耐心细致，时时安慰鼓励，这都是取得满意疗效的重要因素。

病案二：继发性不孕，输卵管不全梗阻

黄某，女，26岁，已婚，职员。初诊：2011年9月9日。

[**主诉**] 未避孕1年余未再孕。2008年药流后复经清宫术，末次月经2011年8月3日，平素月经后期3~4天，量偏少。

[**辅助检查**] 2010年12月HSG提示：双输卵管细长，通而不畅。丈夫精液分析正常范围。体型丰满。舌淡胖，苔薄白，脉细略弦。

[**中医诊断**] 不孕症（肾虚挟瘀）。

[**西医诊断**] 继发不孕。

处方：黄芪15g，炒白术10g，太子参15g，当归15g，川芎10g，黄精20g，制首乌15g，淫羊藿15g，菟丝子15g，蛇床子6g，覆盆子15g，皂角刺15g，路路通15g，炒枳壳15g，枸杞15g，香附10g，郁金10g，川牛膝15g，茯苓12g，泽泻10g。7剂。

[**辨证分析**] 患者堕胎不全复经清宫术，湿热之邪乘虚而入，瘀阻胞宫胞脉，损伤冲任，不能摄精成孕。月经后期量少，体丰，舌淡胖，苔薄白，脉细，皆为肾亏气血不充之象。属肾虚瘀阻胞络，虚中夹实之不孕。治宜益气养血补肾，理气化瘀通络。

二诊：2011年9月16日。末次月经9月11日，月经后期1周。已查雌二醇

偏低，FSH正常，甲状腺功能TSH 3.2IU/L，其余TORCH及不孕系列等自身抗体均正常。

处方：前方去太子参、淫羊藿、菟丝子、炒枳壳、茯苓，加丹参10g，泽兰10g，三棱9g，莪术9g，穿山甲5g。10剂。

三诊：2011年10月21日。末次月经2011年9月11日，10月19日查血HCG 6750IU/L，E_2 430pg/ml，P55nmol/L，昨日少量阴道出血，拟收住入院保胎治疗。嘱其避风寒，畅情志，节饮食。

处方：党参15g，黄芪15g，太子参15g，黄芩10g，炒白术10g，川断15g，菟丝子30g，桑寄生15g，炒杜仲15g，阿胶珠12g，苎麻根15g，当归身10g，炒白芍10g，生地炭15g，旱莲草15g，生甘草5g。5剂。

入院后完善入院相关检查，黄体酮针40mg im qd，地屈孕酮片10mg po bid，及中药补肾安胎汤药，每日1剂。前方加减治疗月余腹部闻及胎心，顺利出院。

按语：临床上不孕症的治疗往往证型并不单一，经常虚实夹杂，诊治时亦应理清头绪，或各个击破，或兼而治之。本案肾虚气血不充为本，胞脉瘀滞为标，故治当益肾调理气血，辅以理气化瘀通络。治疗未及2个月而收效。临床尤要注意的是不孕症患者的诊疗应持续到孕12周较稳妥。一则对于输卵管因素不孕者要时时警惕宫外孕风险，二则不孕患者大抵肾气不充，先天不足，孕后易堕。万不可掉以轻心，先喜后泣。本患孕后发现阴道少量出血，黄体酮偏低等先兆流产表现，何老即果断收治入院，中西医结合保胎治疗而收到圆满效果。

（二）多囊卵巢综合征导致的不孕

多囊卵巢综合征，是以长期无排卵、高雄激素和卵巢多囊改变为特征的内分泌综合征。临床表现多样化，具有高度异质性：月经失调、排卵障碍、高雄激素血症或体征，可以有多毛、痤疮、卵巢多囊样改变，肥胖，胰岛素抵抗。多因素相互作用形成恶性循环，覆盖女性一生。目前多以鹿特丹共识作为临床诊断标准。本病是导致女性不孕最为常见病因之一，是妇科研究热点和难点。

何老认为，多囊卵巢综合征所致不孕，散见于中医"不孕""月经失调""闭经""崩漏"等疾病，病机是肾脾不足为本，痰湿瘀血为标，纯虚、纯实罕有，往往虚实混杂，交结多变，然其病机要素不离三端，即痰湿阻滞、血瘀气滞、肾虚脾虚。疾病演变过程或由脾肾不足，痰湿内蕴，形体肥胖，或由肾水不足，虚热内扰，炼液为痰，痰热阻滞。痰阻气机，血瘀内停，痰瘀互结，以致卵巢包膜增厚，冲任不调，胞脉闭塞，经闭不行或淋漓不净，继为不孕。

临床表现：常见婚久不孕，月经失调，或经迟经闭，或淋漓不净。或形体肥胖，或喉中痰多，或须发浓密，或痤疮多发。常有腰膝酸软，倦怠乏力，头晕耳鸣，舌淡齿痕或淡黯或有瘀斑瘀点，苔白腻，脉细滑或兼弦涩。

辅助检查：基础体温呈单相型、超声监测无排卵，性激素符合多囊卵巢综合征表现，或有胰岛素抵抗实验室指征。

辨证：痰湿阻滞，冲任失调，绝脉不通。

治法：涤痰软坚，养血填精，通经助孕。

处方：导痰通经汤（何氏经验方）。

生鸡内金20g，白芥子15g，香附10g，海藻15g，葛根15~30g，丹参15g，当归12g，川芎10g，益母草15~30g。

加减：痰湿较著，形体肥胖者，加用姜半夏、石菖蒲、陈皮、苍术；痰瘀互阻，卵巢较大，排卵障碍者，加用炙甲片、皂角刺、路路通；月经闭止，瘀血较重者，加用马鞭草、月季花、川牛膝、卷柏，严重者合用下瘀血汤；肾精不足，腰膝酸软者，加用五子衍宗丸、首乌、黄精、河车粉等；阴虚血燥者，加用天花粉、石斛、生地、玉竹；胃热炽盛，合用大黄黄连泻心汤；阳虚气馁，选用用参、术、芪、淫羊藿、巴戟天、附子，等。

病案一：继发不孕，多囊卵巢综合征，输卵管不全梗阻

陶某某，女，29岁，衢州人。初诊：2010年4月29日。

[主诉] 继发不孕4年。

[刻下] 无寒热，大小便尚调，纳可，时有腰酸，睡眠一般。舌淡红略暗，苔白腻。脉细滑略弦，尺脉略弱。

[经孕产史] 平素月经稀发，月经周期40天~3月，末次月经2010年3月6日，量中，7天净。孕产史：0-0-1-0，6年前计划外妊娠人流1次。

[辅助检查] 2007年行HSG提示：左侧输卵管通而不畅，右侧通畅。患者丈夫精液分析正常范围。

[**中医诊断**] 不孕症，月经后期。

[**西医诊断**] 继发不孕，多囊卵巢综合征，输卵管不全梗阻。

[**辨证**] 痰湿瘀阻，肾精不足。

[**治法**] 化痰补肾，活血调冲，通络助孕。

处方：葛根15g，当归15g，川芎10g，赤芍15g，香附10g，郁金10g，淫羊藿15g，菟丝子15g，覆盆子12g，蛇床子6g，穿山甲3g，海藻20g，丹参15g，川牛膝15g，益母草30g，桃仁6g，生鸡内金20g，白芥子15g。14剂。

二诊：2010年5月13日。停经2个月余，末次月经2010年3月6日。5月10日查血性激素：E_2 164pg/ml，LH/FSH>2，不孕不育系列、优生优育、术前四项均阴性。舌淡红略暗，苔白腻。脉细滑略弦。

处方：葛根15g，麦冬10g，生熟地各10g，天花粉15g，鲜铁皮石斛6g，当归15g，川芎10g，赤芍15g，香附10g，郁金10g，川牛膝15g，益母草30g，桃仁6g，穿山甲3g，鸡血藤15g，淫羊藿15g，马鞭草15g，月季花6g，茜草10g，卷柏15g。7剂。

三诊：2010年5月27日。2010年5月24日月经来潮，经行4天。量偏少，无痛经。脉细略弦。

处方：当归12g，川芎10g，制黄精20g，制首乌15g，葛根15g，香附10g，郁金10g，川断15g，菟丝子30g，覆盆子12g，丹参15g，小胡麻15g，淫羊藿15g，鸡血藤15g，川牛膝15g，蛇床子6g，生鸡内金20g，白芥子15g，穿山甲3g，皂角刺15g。7剂。

四诊：2010年7月1日。BBT上升13天后月经来潮，末次月经2010年5月24日，今日测血HCG 800.9IU/L。证实怀孕。予补肾安胎，

按语：何老认为，临床上不孕夫妇每每病机错综复杂，虚实相兼，功能性与器质性疾病共存，很难见到病机单纯者。这就需要医者把握主次，兼顾虚实，这样才能收到较好疗效。

本例患者从西医方面分析，是以输卵管不全梗阻和多囊卵巢两种复合病因共同导致的不孕症；从中医方面看，则全部包含了痰湿、肝郁、血瘀、肾虚等四方面能导致因素的病机。故予鸡内金、白芥子、炙甲片、皂角刺、路路通诸味软坚化痰通络；菟丝子、覆盆子、蛇床子、制首乌、黄精等味补肾填精；葛根入阳明经鼓舞胃气上行以生津液，助左路上升；当归、川芎、卷柏、丹参、益母草、虎杖、川牛膝等调血调经，助右路下降。服药后月经来潮渐密，

卵巢排卵，得育麒麟，疗效满意。

病案二：原发不孕，多囊卵巢综合征

李某，女，28岁，已婚，职员。*初诊：2010年7月1日。*

[主诉] 婚1年未孕。

[现病史] 平素月经稀发，周期1~3个月，无痛经。外院诊断为"多囊卵巢综合征"，于2010年1月起服达英-35已3个月。2010年4月服戊酸雌二醇+氯米芬促排，未成功受孕。末次月经2010年5月13日。生育史：0-0-0-0。

[辅助检查] 2009年多次B超提示：双侧卵巢多囊改变。2009年11月测血LH/FSH>3。丈夫精液分析提示：Ⅲ级精子占9%。患者既往体健。

[刻下] 大小便尚调，纳可，时有腰酸，睡眠一般。舌淡红略暗，苔白腻。脉细滑略弦，尺脉略弱。

[治法] 养血补肾，涤痰化瘀，调经助孕。

处方：当归12g，川芎10g，熟地12g，川牛膝15g，郁金10g，枸杞12g，丹参15g，淫羊藿15g，葛根30g，香附10g，益母草30g，刘寄奴10g，覆盆子12g，生鸡内金20g，白芥子15g，菟丝子30g，桃仁6g，河车粉3g，地鳖虫5g。7剂。

二诊：2010年7月8日。经停2个月。

处方：当归15g，川芎10g，制黄精20g，制首乌15g，葛根30g，丹参15g，鸡血藤15g，淫羊藿15g，生鸡内金20g，白芥子15g，卷柏10g，菟丝子30g，覆盆子12g，川续断10g，海藻20g，炙甲片3g，地鳖虫10g，刘寄奴10g，川牛膝15g，益母草30g，虎杖15g。7剂。

三诊：2010年7月15日。经停2个月余。末次月经2010年5月13日。BBT似升。尿妊娠（－）。

处方：葛根30g，鲜铁皮石斛6g，天花粉15g，丹参15g，赤芍15g，生鸡内金20g，白芥子15g，地鳖虫10g，刘寄奴10g，川牛膝15g，鸡血藤15g，虎杖15g，益母草30g，桃仁6g，淫羊藿15g，菟丝子30g，覆盆子12g，月季花5g，马鞭草15g，生甘草5g。7剂。

四诊：2010年7月22日。月经未行，BBT双相。

处方：当归12g，川芎10g，熟地12g，香附10g，鸡血藤15g，川牛膝15g，郁金10g，砂仁5g，虎杖15g，天冬10g，制黄精20g，制首乌15g，丹参15g，

海藻20g，生鸡内金20g，白芥子15g，月季花5g，生甘草5g。7剂。

五诊：2010年7月29日。经停76天，末次月经2010年5月13日。自测尿试验（+）。

处方：生黄芪15g，党参15g，焦白术10g，当归身10g，炒白芍15g，生熟地炭12g，枸杞12g，阿胶珠12g，砂仁5g，绿萼梅5g，川断15g，菟丝子30g，炒杜仲15g，桑寄生15g，苎麻根15g，巴戟天10g，黄芩10g，苏梗5g，陈皮5g，生甘草3g。7剂。

2010年8月5日：停经2个月余，末次月经5月13日，孕37天左右（后期怀孕），已查血HCG 243IU/L，E_2 366pg/ml，P 117nmol/ml，证实怀孕。

按语：多囊卵巢综合征，多因素致病，且易相互作用形成恶性循环，覆盖女性一生，严重影响受孕功能。何老指出，本病治疗必须打破这个恶性循环，而涤痰、化瘀是最常选用，也是最常并用之法，两法同用，可互为犄角、取效更捷。

《素问·上古天真论》奠定了肾气充、天癸至是月经产生的决定因素，傅山更是直接说"经水出诸肾"。根据舌脉诸证，何老认为本患肾虚为本，痰、瘀为标，导致冲任二脉不能相资，胞宫不能行经、胎孕。何老治以海藻、鸡金、白芥子、炙甲片诸味软坚化痰通络；菟丝子、覆盆子、制首乌、黄精等味补肾填精；当归、川芎、卷柏、丹参、益母草、虎杖、川牛膝等调血调经；更加下瘀血汤（因便软，去大黄）加大破瘀通络之力。

服药后月经虽未来潮，但卵巢排卵，得育麒麟，取得满意疗效。

（三）卵巢早衰导致的不孕

卵巢早衰（POF）的定义为妇女在40岁前卵巢功能衰竭，出现闭经。可表现为原发性或继发性闭经，伴有高促性腺激素和低性腺激素的特征。卵巢早衰的临床征象是多样的、程度不同并可有波动。卵巢早衰的后果一是丧失生殖功能；二是长期低雌激素状态可能会增加骨质疏松和冠心病的风险。

本病发病率约为1%~3.8%左右，原发性闭经患者中有10%~28%是POF，继发性闭经患者中有4%~18%为POF。许多患者因为不孕而就诊，在不孕症患者中，其发病率还会再高些。卵巢早衰可由多种原因引起，例如遗传性、酶缺陷、医源性、免疫性以及感染等，但还有很多奥秘有待进一步研究。

本病西医经典的治疗方法是激素替代，可纠正患者的低雌激素的状态，促进第二性征发育，防止内外生殖器萎缩，保持规则的人工月经。对要求生育的患者，缺少有效手段，往往需要赠卵移植，卵巢或卵子冷冻、肾上腺皮质激素治疗效果有限，存在争议。

中医学中没有"卵巢早衰"这个病名，何老根据其临床症状闭经，将其归属于中医"闭经""血枯""血膈"等月经失调的范畴。何老认为本病主要与肾、肝、脾三脏关系密切。肾主生殖，肾气的强与衰决定了月经的行止，所以卵巢功能衰退与肾关系最密切。本病的发生与肝脾也有关。任何情志的变化和过重的压力均可影响肝的疏泄功能，使气机不畅，气血瘀滞、经络不通，血海不能满溢，故出现月经稀发或闭经。脾为气血化生之源，脾虚则气血不足，血海干枯，必然导致月经数月一行，甚则闭经、绝经。何老对卵巢早衰主张辨证治疗，一般将本病分为肾虚血瘀、肝肾阴虚和脾肾不足三型。同时，何老十分重视患者心理疏导，良好睡眠习惯的养成。

病案一：继发性不孕、卵巢早衰、宫腔息肉待排

林某，女，38 岁，已婚，职员。初诊：2009 年 7 月 10 日，晴，小暑后 3 天。

[主诉] 月经量少 2 年，难免流产 1 次。

[现病史] 患者 2008 年 12 月，孕 70 余天难免流产后行清宫术，孕 50 天时曾有微弱心搏，检查发现甲减，后予左甲状腺素钠片治疗。平素月经规则，周期 30 天，经期 7 天，量较少，末次月经 2009 年 6 月 25 日，曾于省妇保就诊某著名专家，该院诊断为卵巢早衰，无法取卵，需赠卵。患者心灰意冷，来何老处就诊咨询。

[刻下] 神情悲伤，乏力困倦，眠差，纳可，便偏干，面少泽，舌淡嫩，脉细滑而缓。患者既往体健，无输血史，无食物、药物过敏史等。

[辅助检查] 2009 年 6 月 29 日查血性激素 FSH 20.3IU/L、E_2<20pg/ml；2009 年 2 月 11 日查血 FSH 13.2IU/L；2009 年 7 月 9 日省妇保测超声：宫腔息肉待查，9mm×5mm×8mm，Em3.7mm，窦卵泡少。2009 年 5 月查封闭抗体一项负值（2.0；-1.2；4.6），双方染色体正常。

[辨证] 脾肾不足，心虚脏燥之月经失调。

[治法] 益肾健脾，养心安神。

处方：生黄芪 15g，太子参 20g，党参 15g，生熟地各 12g，枸杞 15g，萸肉 10g，怀山药 15g，菟丝子 15g，焦白术 10g，五味子 6g，枣仁 12g，远志 6g，

当归12g，川芎10g，川断15g，覆盆子12g，石菖蒲9g，怀牛膝15g，巴戟天10g，淫羊藿15g，炙甘草5g，炒白芍15g，淮小麦30g。7剂。

二诊：2009年7月17日，晴，小暑后10天。精神转佳，便已不干，舌略暗红，脉细滑。

处方：生黄芪15g，太子参20g，党参15g，生熟地各12g，枸杞15g，菟丝子15g，五味子6g，枣仁12g，远志6g，当归12g，川芎10g，覆盆子12g，石菖蒲9g，淫羊藿15g，炙甘草5g，炒白芍15g，淮小麦30g。7剂。

后以上两方加减出入调理。2009年7月26日经准期来潮，量较前增多，血FSH降至正常范围。2009年8月23日测血HCG 136U/L，8月31日超声提示：宫内早孕。

病案二：继发性不孕、卵巢早衰

付某某，女，40岁，职员。初诊：2009年7月7日。

[**主诉**] 月经稀发量少4年，不避孕2年未孕。

[**现病史**] 月经紊乱多年，逐渐加重。2005年开始月经时停，量少。2007年8月服人工周期中意外怀孕，人流后月经时停，量少。2008年4月开始服中药，一度正常来转半年。2008年8月查血E_2<20pg/ml，FSH 26IU/L，外院诊为卵巢早衰，后又见停经。2008年10月开始口服戊酸雌二醇和黄体酮胶囊激素替代治疗，月经能行，量偏少。2009年4月开始停西药，月经能自行来潮，量偏少。患者末次月经2009年6月21日，量极少，色暗。

[**刻下**] 睡眠欠佳，情急易怒，心烦偶悸，腰膝酸软，纳便尚调。舌略红，苔薄，脉细。

[**辨证**] 肝肾不足，阴血两虚之月经失调。

[**治法**] 补益肝肾，养血填精，佐以理滞化瘀。

处方：葛根30g，天花粉25g，鲜石斛6g，怀山药15g，南北沙参各15g，太子参20g，当归12g，川芎10g，赤白芍各15g，生熟地12g，枸杞12g，女贞子15g，怀牛膝15g，川续断15g，菟丝子30g，覆盆子12g，佛手6g，丹参15g，小胡麻15g，香附10g，生甘草3g。7剂。

二诊：2009年10月5日。经转第3天血FSH 12IU/ml。2009年11月17日立冬后10天，诸证同前，调以膏方。

处方：生晒参150g，天麦冬各100g，五味子60g，生熟地各120g，枸杞

150g，女贞子150g，葛根300g，当归150g，川芎60g，炒白芍100g，桑椹子150g，制黄精200g，制首乌150g，香附100g，砂仁50g，川断150g，菟丝子300g，覆盆子150g，炒枣仁150g，远志60g，石菖蒲90g，淫羊藿150g，仙茅150g，鸡血藤150g，怀牛膝150g，丹参150g，明天麻60g，生石决明180g，绿萼梅50g，红枣150g，淮小麦150g，益母草300g，巴戟天150g，炙甘草30g，煎汤取汁。另以：鹿角胶100g，龟甲胶100g，阿胶250g，黄酒500g，冰糖500g，藏红花10g，灵芝孢子粉30g，核桃500g，芝麻500g，收膏切片，每日早晚各2片。

2010年5月10日B超示：宫内早孕（孕囊4.1cm×3.1cm×2.3cm，可及卵黄囊及0.6cm胚芽，宫颈厚2.2cm）。

按语：女性白领多工作勤奋，打算怀孕时往往已年过五七，受孕不易。病案一林某，月经周期虽尚准，但血FSH逐渐上升，虽经中西药调理近1年，未能受孕，近半年血FSH多次在20IU/L以上，浙江省妇幼保健医院B超提示其窦卵泡明显减少，说明其卵巢功能减退，该院辅助生殖专家建议其选择赠卵，因为IVF-ET术取卵需要必要的卵巢储备。患者闻之与丈夫抱头痛哭，1年来多方诊治未果，已经让她心灰意冷，当初来何老处就诊，只为不留遗憾，并未抱多少希望。何老认为患者"困倦，眠差，脉细"符合《伤寒论》"少阴之为病，脉微细，但欲寐"的描述，故证属少阴心肾不足；而"悲伤，便偏干，面少泽，脉缓"说明其兼有脾气虚弱、脏燥失养的一面。故以益肾健脾，养心安神为主要治则贯彻始终。除此之外，何老还给予她精神鼓励和心理疏导。方中萸肉、枸杞、菟丝子、覆盆子填精固摄，巴戟天、淫羊藿、川断、牛膝温阳鼓动，党参、白术、黄芪益气，四物补血，甘草、淮小麦、五味子、枣仁、夜交藤是取《金匮》甘麦大枣汤加味以养心安神，菖蒲、远志豁痰开窍，交通心肾。

对于病案二，何老认为付某某"眠差、情急、心烦偶悸，腰膝酸软，舌略红，苔薄，脉细。"均属肝肾阴血不足的表现，"纳便尚调"说明病变未涉及后天脾胃。故以治宜补益肝肾，养血填精为主要治则贯彻始终，适时佐以理滞化瘀，通达胞络。方中重用葛根，入阳明经以鼓舞胃气上行以生津液，现代研究其异黄酮的含量高达10%，葛根提取物可有效降低因卵巢切除而引起的LH升高，改善去卵巢大鼠阴道和子宫萎缩上有明显效果；石斛滋养肾中真阴、悦脾益胃生津，具有"强阴益精，厚肠胃，补内绝不足"之功效。天花粉降火润燥，滑痰解渴；川牛膝补肾活血以祛瘀通经；方中另以四物汤养血、五子衍宗丸填精，共奏滋水育肾，养阴生津之功效。

林某与付某某虽同为西医诊断为"卵巢早衰"，但何老对她们的中医诊断不同，给予不同治疗方案，"同病异治"，药证合拍，均取得超出患者期望的疗效。这充分体现出何老认证准确，辨证细腻，丝丝入扣的特征。

（四）子宫内膜异位症引起的不孕

子宫内膜异位症是指具有生长功能的子宫内膜组织在子宫腔面以外的部位出现、生长、浸润、反复出血，从而引发疼痛、不孕及结节包块的病症。育龄妇女的发病率10%~15%。

何老根据其临床表现，将其归属于中医"痛经""月经过多""癥瘕""不孕"等病范畴。何老认为瘀血作为本病的主要致病因素，活血化瘀法则是治疗本病的根本大法。本病须根据临床表现、疼痛发生的时间、性质、部位、伴随症状及体征辨别寒热虚实。因本病发生与月经周期有密切关系，治疗时尚须结合月经周期不同时期及不同体质分别论治。一般经前以调气祛瘀为主；经期以活血祛瘀、理气止痛为主；经后益气补肾、活血化瘀为主。同时注意辨病与辨证相结合，配合补肾活血，促排卵助孕或散结消癥治疗。在临床治疗时，可以在口服中药的同时配合外治法，如中药保留灌肠、针灸等以提高疗效。

病案：原发性不孕、子宫内膜异位症、输卵管炎

汪某某，女，28岁，已婚，职员。初诊：2010年3月16日。

[**主诉**]结婚3年未避孕未孕。

[**现病史**]2006年腹腔镜下行双侧内异囊肿剔除术，术后服内美通（孕三烯酮胶囊）3个月，术后未避孕至今未孕。末次月经3月14日，量中，痛经不显。2008年11月HSG提示：双输卵管炎症，基本通畅。妇检无殊。现无寒热，便调，矢气多。舌略红，苔略腻，脉弦滑。

处方：生黄芪15g，焦白术10g，红藤30g，败酱草30g，蚤休9g，丹皮10g，丹参15g，赤芍10g，炒白芍15g，炙甲片6g，皂角刺10g，路路通15g，茯苓12g，泽泻10g，淫羊藿15g，菟丝子30g，巴戟天15g，广木香6g，生甘草5g。7剂。

二诊：2010年3月23日。当日B超提示：右卵巢内异囊肿3.0cm×3.4cm。血CA125 74U/ml，E_2、LH均偏低，不孕系列、TORCH均阴性。辅助检查回报：丈夫精液正常范围，正常精子形态率85%。舌脉同前。

处方：中药上方去巴戟天、广木香，加怀山药15g，薏苡仁30g，三棱、莪术各10g，枸杞12g，生熟地炭各12g，覆盆子12g。7剂。

三诊：2010年4月6日。BBT已上升11天月经将届，鼻塞流涕2天，无发热怕冷。苔薄，寸脉略浮。

处方：当归10g，川芎6g，赤芍15g，白芍1g，丹皮、丹参各15g，红藤30g，败酱草30g，苍耳子10g，辛夷6g，白芷6g，石菖蒲9g，淫羊藿15g，巴戟天15g，马齿苋20g，生贯众30g，猫爪草15g，半枝莲30g，海藻20g，炙甲片6g。7剂。

四诊：2010年4月13日。月经4月11日来潮，量畅，下腹胀，今量已减少。经前BBT上升15天。脉兼虚象。

处方：生黄芪15g，制大黄10g，丹皮15g，赤白芍各15g，生熟地炭12g，萸肉10g，炙龟甲10g，乌贼骨15g，海藻20g，炙甲片6g，夏枯草10g，炙鳖甲10g，红藤30g，败酱草30g，蚤休9g，旱莲草30g，女贞子15g，潼蒺藜15g，桑寄生15g，生甘草5g，淫羊藿15g，巴戟天10g，怀山药15g。14剂。

五诊：2010年5月10日。停经30天，末次月经4月11日，自测尿妊娠试验（＋），下腹略胀，予中西药保胎治疗。

按语：《灵枢·水胀》："肠覃何如？岐伯曰：寒气客于肠外，与卫气相搏，气不得荣，因有所系，癖而内著，恶气乃起，肉乃生。其始生也，大如鸡卵，稍以益大，至其成如怀子之状，久者离岁，按之则坚，推之则移，月事以时下，此其候也。"《妇人大全良方·妇人积年血癥块方论》："妇人积血癥块者，由寒温失节，脏腑气虚，风冷搏在内，饮食不消，与血气相结，渐生肿块，盘牢不移动者是也。皆因血气劳伤，月水往来，经络否涩，恶血不除，结据所生也。"

何老认为，根据以上经典论述以及临床实践，血瘀是子宫内膜异位症的基本病机。瘀阻冲任胞宫，经行不畅，"不通则痛"发为痛经；新血不得归经，或瘀伤脉络，络伤血溢，可致月经过多、延长、漏下；胞脉受阻，两精不能结合成孕，发为不孕；血瘀日久，积结成癥瘕包块。

何老认为，血瘀为本病的关键，但治疗原则以活血化瘀为主，扶正祛邪为辅。同时还须根据临床表现、疼痛发生的时间、性质、部位、伴随在状及体征辨别寒热虚实。何老对本患治疗始终贯彻扶正祛邪并用的原则，方中芪、术、淫羊藿、菟丝子、巴戟天补益脾肾、扶正益气，红藤、败酱、蚤休、丹皮、丹参、赤白芍、炙甲片、皂角刺、路路通、茯苓、泽泻、广木香化瘀通络、理气祛邪，生甘草调和诸药。因本病发生与月经周期有密切关系，治疗时尚须结合月经周期不同阶段分别论治。经前以调气祛瘀为主；经期以活血祛瘀、理气止痛为主；经后益气补肾、活血化瘀为主。仅2个月即取得满意疗效。

（五）免疫性不孕

近来，有关免疫因素导致不孕的研究越来越多。对于抗心磷脂抗体阳性，目前中医主流认识是，瘀血阻滞。抗精子抗体阳性的中医病机，一般认识是肾阴不足为本，瘀血、湿热为标。

何老认为，以上认识反映了目前中医界治疗本病的主流现状，但临床上不能被之束缚住思维，中医的灵魂还是辨证施治、圆机活法。

病案

申某某，女，31岁，职员。初诊：2010年3月22日。

[**主诉**] 未避孕近1年未孕。

[**现病史**] 平素月经尚调，量偏多，平素白带色黄，末次月经3月8日，量偏多，期准，腹疼隐隐。夫妇性生活正常，未避孕近1年未孕。丈夫精液液化不良，活动度可。

[**既往史**] 患者既往体健。无肝炎、结核等传染病史，无食物、药物过敏史等。

[**辅助检查**] 2010年3月15日查宫颈分泌物UU-DNA＞1万，白带常规正常范围；血清抗心磷脂抗体弱阳性、抗精子抗体弱阳性；血性激素正常范围；B超无殊。

[**刻下**] 无寒热，食纳二便尚调，睡眠可，白带略黄，无阴痒，略腰酸。舌淡红，有齿痕，苔薄白，脉缓滑略细弦。

处方：生黄芪15g，党参15g，焦白术10g，生熟地炭各10g，萸肉10g，怀山药15g，忍冬藤30g，川断15g，菟丝子30g，覆盆子15g，砂仁5g，香附10g，炒杜仲15g，炙甘草5g。7剂。

二诊：2010年3月31日。白带色略黄，较前减，余证减轻。

处方：生黄芪15g，焦白术10g，黄柏6g，知母10g，生熟地炭各10g，萸肉10g，丹皮10g，赤白芍各10g，茯苓15g，泽泻10g，车前子10g，忍冬藤30g，川断15g，菟丝子30g，覆盆子15g，炙甘草5g。7剂。

三诊：2010年4月12日。今查血 HCG>5000IU/L，E_2 488pg/ml，P 75nmol/L，证实怀孕。舌同前，脉滑尺弱。

处方：生黄芪15g，太子参30g，麦冬10g，生熟地炭各10g，旱莲草15g，炒桑叶15g，当归身10g，炒白芍15g，川断15g，菟丝子30g，桑寄生15g，苎麻根15g，生甘草3g。

2010年4月18日查血 HCG 36668IU/L，E_2 717pg/ml，P 67.4nmol/L；2010年4月25日血 HCG 77500IU/L，E_2 850pg/ml，P 42.90nmol/L；2010年5月3日B超提示已见孕囊内胚芽心搏。

按语：本患腰酸脉细为肾虚之象；白带略黄为下焦湿热之证；脉弦为瘀滞之兆；纳便可，但舌淡红，有齿痕，脉缓，反映脾虚虽不显，但仍存。故治法补益脾肾为主，佐以理气清热。方中党参、黄芪、白术、甘草健脾益气；生熟地、山萸肉、怀山药、川断、杜仲、菟丝子、覆盆子补肾填精；砂仁、香附调理气机；忍冬藤清热通络。次诊时，除带黄未减，余证尚安，故加用知母、黄柏、茯苓、泽泻、车前子等味以增清利湿热之力，前后两诊，即告受孕，取得捷效。

（六）不明原因不孕

李某某，女，28岁，已婚。初诊：2009年3月4日。

[**主诉**]婚后未避孕3年未孕。

[**现病史**]患者平素月经后期，经期及经后下腹隐痛5年。未避孕，性生活正常，3年未孕，经西医生殖中心检查未发现异常，诊为不明原因不孕。患者19岁月经初潮，经汛逐月落后1周，经量中等，色淡红，质清稀，经期持续1周。经期及经后下腹隐隐坠痛，按之疼痛稍减。平素精神不振，四肢乏力。

[**刻下**]现面色萎黄，舌质稍淡，苔薄白，脉细弱。

[**妇科检查**]外阴及阴道（－），宫颈光、短，子宫后位，稍小于正常，附件（－）。

[**辨证**]阳虚宫寒。

[**治法**]温和气血，补虚止痛。

处方：党参15g，黄芪12g，当归身10g，白芍12g，川芎5g，熟地12g，紫河车（研末吞服）5g，香附10g，艾叶5g。

二诊：2009年3月18日。自述服上方15剂，精神好转，下腹疼痛减轻。

嘱患者坚持服药，每月服15~30剂。治疗3个月，疼痛悉除，诸证基本消除。半年后因月经错后半月前来就诊，经尿妊娠试验检测，结果为阳性。

按语： 患者经汛逐月落后，禀赋不足也。经色淡红，质清稀，下腹隐隐坠痛，按之痛减，是阳虚寒凝之征。脾肾阳虚，胞宫寒冷，以致冲任失养血海空虚，故经行错后，阳虚寒凝，胞脉不利，故经行隐痛，证属阳虚宫寒，血行不畅，故以艾附暖宫丸合圣愈汤加减调理，方中党参、黄芪健脾以益生化之源，四物汤补肝肾而调养冲任，艾叶、紫河车温肾暖肝，填精祛寒，在补养之中，又配用香附行气，李时珍云其得艾叶则治血气、暖子宫，及气病之总司，女科之主帅也，为血中之气药，实取补中有化之义。温养则寒散阳和，气行则经脉通畅，故经行疼痛消失，自当受孕。

（七）男性不育

西医学认为不孕症中男方因素占40%左右，临床上导致男性不育的常见病因有如下几类。

（1）泌尿生殖道感染：男性生殖器官感染致病菌后，炎症的存在会影响性腺的正常分泌及生精功能下降，并使精子的形态改变、活力及存活期下降，从而失去受精能力，导致不育。

（2）阴囊温度增高（如精索静脉曲张）：精索静脉丛扩张，血液回流受阻，局部温度上升，有害物质不能及时排出，致生精障碍，造成少精、精子畸形及活力下降引起不育。

（3）内分泌失调：下丘脑、垂体功能异常，如特发性低促性腺激素性性腺功能减退和高泌乳素血症；甲状腺功能减退等。均可引起促性腺激素分泌异常，影响睾丸功能。

（4）免疫因素：如抗精子抗体阳性等。

（5）先天或后天性泌尿生殖系畸形：常见的有阴茎缺损、尿道严重下裂、睾丸的发育异常，先天性输精管缺如等。

（6）性功能障碍：包括勃起功能障碍、早泄、性欲减退及射精障碍等，是导致不育的重要原因。

（8）遗传异常：常见有（47XXY又称"克氏综合征"），其他还有XXY/46，染色体平衡易位，Y染色体微缺失等。

（9）另外，还有理化等环境因素、不良生活习惯、肿瘤因素等。

　　何老观察，求诊于中医门诊的男性不育者，常表现为少、弱、畸精。男性不育症中医多称为"无子""无嗣"以及"五不男"等。中医认为肾主藏精，主发育与生殖。肾精充盛，则人体生长发育健壮，性功能及生殖功能正常。故不育与肾密切相关，但肝、脾、心等脏腑功能失调均可影响生殖功能，出现精少、精弱、精寒、阳痿、早泄、不育等症。

　　本病常有三型，但何老更强调本病临床上往往病机复杂，上述证型往往相兼互见。

　　①肾精亏损型，可用七子散和庆云散加减治疗，后世五子衍宗丸即来源于此；偏于命门火衰者亦可用右归丸加味，偏于阴虚者，可以杞菊地黄丸；兼夹脾虚者，宜合用理中丸。

　　正如《千金方衍义》："庆云者，庆云龙之征兆。紫石英专温荣血，天雄峻暖精气，佐以覆盆、五味、菟丝温补下元，寄生主治腰痛，天冬能强肾气，石斛强阴益精，白术固津气而利腰脐间血；恐英、雄二味之性过烈，乃以天冬、石斛、寄生濡之，覆盆、五味、菟丝辅之，白术培土以发育万物；扶阳施化之功尽矣。"但七子散和庆云散中的钟乳石天雄等味性味酷烈，易于伤阴，总需慎用。后世五子衍宗则较为平和，便于长期服用。

　　②湿热下注型，宜龙胆泻肝汤加减。

　　③下焦瘀阻者，可选用桃核承气汤、桂枝茯苓丸，或张锡纯之活络效灵丹加减。

病案一：弱畸精症

陈某某，男，34岁，职员。初诊：2014年8月4日。

[**主诉**] 检查发现弱精。

[**现病史**] 妻子欲二胎前调理，患者从事报社编辑工作，不抽烟、不饮酒，体检指标均正常范围，睡眠时间较晚。平时有锻炼，每周蒸桑拿。

[**刻下**] 无明显不适，面色淡白，舌淡红，苔薄，脉细少力。2014年7月21日查精液活率33%，A+B级精子：29%，A级精子：8.69%，精液正常形态3%，支原体、衣原体均阴性，DNA碎片率24%。

[**治法**] 补肾填精，益气养阴。

　　处方：黄芪15g，太子参20g，麦冬10g，生地10g，熟地10g，砂仁（后下）5g，枸杞12g，制首乌12g，菟丝子30g，覆盆子15g，蛇床子10g，淫羊藿15g，车前子10g，怀牛膝15g，红花5g，生甘草5g。14剂。

二诊： 2014年8月18日。便溏不舒，胃脘不适。

处方： 上药去制首乌加五味子6g，茯苓10g，木香6g。续服2个月。

三诊： 2014年10月20日。病如上述，无明显不适。2014年10月8日复查精液常规提示：活动精子22.2%，A+B级精子20.9%，A级精子12.32%。正常形态率3.5%，精子DNA碎片率17%。

处方： 太子参20g，熟地10g，枸杞15g，菟丝子30g，蛇床子10g，淫羊藿15g，车前子10g，红花5g，甘草5g，枳壳10g，蜈蚣2条，女贞子15g，五味子6g，茯苓12g，生地12g，怀山药15g，肉苁蓉10g，仙茅10g，锁阳10g，韭菜子10g。

四诊： 2014年11月3日。妻子已测尿妊娠试验阳性，成功受孕。

按语： 患者编辑职业，虽无烟酒等不良嗜好，也能注意运动，自述无明显不适，属"脉病形不病者"。但因平素工作常到子夜，难免影响阴阳和合，暗耗阴液可知，加之其人每周喜蒸桑拿，更伤气津。舌淡、苔薄、脉细均阴津不足，气液两伤之象。肾肺不足，气阴两伤，肾主生殖，金不生水，影响精子生成发育，故检验结果为弱畸精。嘱其尽量避免蒸桑拿，尽可能早睡。选方用药，以五子衍宗丸加地黄、首乌等补肾填精，生脉散加黄芪益气养阴，淫羊藿、女贞子增损出入以调整阴阳，砂仁、枳壳、木香调畅气机，蜈蚣、蛇床子、红花等以通络化瘀兴阳，诸药合用，共奏补肾填精，益气养阴之效，精子碎片率和精子形态明显改善顺利备孕，精液常规未恢复正常水平，可能与其熬夜的工作性质有关。

病案二：弱精症

陆某某，男，27岁。初诊：2014年10月17日。

[现病史] 妻子于2014年5月30日孕4月因胎停难免流产行清宫术。

[刻下] 常感左脚酸软无力，焦虑状态，思虑较多，夜寐差，常失眠，乏力，二便无殊。舌淡红苔薄润，舌尖略红，脉细，寸略滑数。

[辅助检查] 外周血染色体异常：46，XY，1h+。精液常规示正常范围，正常形态5%（WHO四版标准），DNA碎片率15%。

[治法] 调养心肾，解郁清热。

处方： 太子参20g，五味子6g，枣仁15g，远志6g，菟丝子15g，夜交藤

15g，合欢皮10g，淮小麦30g，丹参15g，泽兰10g，灯心草3g，焦山栀12g，淡豆豉6g，郁金10g，龙齿30g，甘草5g，炒枳壳10g。姜枣自备。14剂。

二诊： 2014年11月14日。服上药后夜寐好转，仍偶有失眠，失眠好转，焦虑缓解，口糜。

处方： 上药去合欢皮，加黄连5g。14剂。

三诊： 服上药加减2个月后，患者自觉夜寐明显好转，焦虑状态缓解，妻子拟本月备孕。

处方： 上药去龙齿、黄连，加车前子10g，蛇床子10g，覆盆子15g，枸杞12g。14剂。

患者2015年1月5日来诊，妻子月经过期未行，查血 HCG 250.2IU/L，E_2：276.8 pg/ml，P 113.6nmol/L，证实怀孕。2015年5月，妻子孕6个月，检查四维彩超示胎儿正常发育，后母子平安，随访无殊。

按语： 患者为医生，平时工作繁忙，压力较大。妻子胎停清宫后，其外周血染色体结果为46,XY,1h+，虽经告知无碍，但仍心理负担巨大，常眠差多梦，加之其精子正常形态为5%（按WHO四版标准属于畸精症），更加辗转难眠，体倦焦虑。查其舌尖略红，脉细，寸略滑数为心肺阴虚，热扰心神之象。何老审因论治，选用栀子豉汤加郁金、丹参、灯心草泻胸中郁热，解其懊恼；甘麦大枣汤加太子参以补心养肺，益其心气；菟丝子补肾；枣仁、远志、五味子、龙齿、夜交藤以安魂定志、交通心肾。二诊时，睡眠改善，但出现口腔溃疡，故加用黄连直折心火。三诊，诸证转安，故去黄连，加以补肾益精之品。经过调理，患者妻子顺利受孕、分娩。

病案三：精索静脉曲张

黄某某，男，37岁。初诊：2012年10月18日。

[主诉] 配合妻子怀孕。

[现病史] 患者从事工厂工程工作，喝酒较多，不抽烟，平素体质尚可，血黏度偏高，外院诊断为精索静脉曲张Ⅱ度，未经手术治疗。外院检查提示解脲支原体<1万cfu/ml，已服抗生素治疗。近期精液分析显示：精液黏度+，A级精子10%，B级精子11%。

[刻下] 略觉体倦，久坐或劳累后，略觉会阴不适。余无明显不适。舌淡红，苔略腻微黄，脉细略弦滑。

[**治法**] 补肾益气，清肝理气，利湿化瘀。

处方：黄芪15g，炒白术10g，黄芩10g，炒枳壳10g，枸杞15g，黄肉10g，炒玉竹20g，怀山药15g，菟丝子30g，蛇床子6g，覆盆子12g，忍冬藤30g，车前子10g，月季花10g，女贞子15g，淫羊藿15g，丹皮、丹参各15g，赤芍15g，生甘草5g，茯苓12g，泽泻10g。14剂。

二诊：2014年7月7日。精液复查：精子活率75.3%，A级精子21%，B级精子43%，正常形态4%，精浆弹性硬蛋白酶定量3000ng/ml。

处方：上方去炒枳壳、制黄精、炒玉竹、怀山药、月季花、女贞子、丹皮、丹参、赤芍，加广木香6g，怀牛膝15g，仙茅10g，五味子6g，红花5g，蛇舌草30g，土茯苓24g。

三诊：2014年8月4日。阴囊左侧近腹股沟处脓肿1周，局部发红，疼痛明显。妻子今已查血HCG 411IU/L，证实怀孕。

[**治法**] 清热利湿，解毒散结。

处方：银花15g，连翘12g，焦山栀15g，忍冬藤30g，土茯苓24g，蚤休9g，蛇舌草30g，制大黄10g，丹皮、丹参各15g，赤芍15g，薏苡仁30g，玄参10g，象贝10g，川牛膝15g，泽泻10g，野菊花15g，生甘草5g。5剂。

四诊：2014年8月8日。服上药5剂后阴囊左侧脓肿渐消，腹股沟淋巴结压痛明显。续以清热利湿，解毒散结为基本原则。

处方：中药上方去蚤休、加海藻15g，昆布10g，苍术10g，黄柏6g，炙鳖甲10g。

上药3剂后腹股沟淋巴红肿痛均减，予停服中药。现妻子已孕3个月，胚胎发育良好。

按语：精索静脉曲张（varicocele，VC）是指精索蔓状静脉丛因各种原因引起回流不畅或因静脉瓣损坏引起血液倒流而形成局部静脉扩张、迂曲、伸长的病理现象。VC是男性不育的一个重要病因。发病率为10%~15%，多见于青壮年，不育男性中发病率为25%~40%。患者可无明显临床症状，也有患者可感到不适，患者的早期症状常见：性欲下降，性功能障碍；阴囊睾丸部位坠胀性隐痛，会向同侧会阴部、腹股沟、腰部等进行放射，在劳累或长时间行走后症状加剧；睾丸萎缩。精索静脉曲张的程度与症状有可能不一致，有些不育病人，是在彩超检查时才发现本病。精索静脉曲张可分为四度。

亚临床型，在休息或者做Valsalva动作（屏气后用力增加腹压）时，没有症状或者看不到曲张静脉，只有做 B 超检查才能发现。

Ⅰ度，只在做 Valsalva 动作时可以触及曲张静脉；

Ⅱ度，平静状态下就能触及曲张的静脉，但是看不到；

Ⅲ度，平静状态下肉眼就可看到阴囊表面曲张的血管团。

本患支原体感染抗生素规范治疗后仍有精液黏稠度高，弱精症，考虑其病因以精索静脉曲张为主。会阴不适，为肝气不舒，肝脉郁滞之象；苔腻略黄，是湿热内蕴；体倦少力，久坐或劳累后出现症状，为气虚常见表现；脉细略弦滑，反映出虚、郁、湿并存的病机特点。综合舌脉证，故立法补肾益气，清肝理气，利湿化瘀。药用菟丝子、枸杞、覆盆子、女贞子、蛇床子、萸肉等补肾填精，黄芪、白术益气，黄芩、忍冬、车前子、茯苓、泽泻清热利湿解毒，月季花、枳壳、丹皮参、赤芍理气化瘀。药用 14 剂，次诊时，精子活力大幅提升，三诊时，女方已经受孕。因其阴囊左侧近腹股沟处脓肿，故不用补肾益气等滋补之品，转以清热利湿，解毒散结为大法，加减调治而收全工。

病案四

王某某，男，41 岁，已婚。初诊：2009 年 4 月 24 日，雨，谷雨后 4 天。

[主诉] 女方未避孕逾 2 年未再孕，伴失眠。

[现病史] 患者已育 1 男孩，近 2 年余未避孕未再孕。平时入睡困难，早醒多年。体型高大肥胖，怕热，舌淡胖，苔白，脉弦滑而大。女方月经失调，同时来诊，此处不录。

[辅助检查] 血压略高，近日 130/90mmHg 左右。查精子活动力欠佳。体检高血脂、脂肪肝。

[既往史] 患者既往体健。有"十二指肠溃疡"史，在服雷尼替丁。无重大疾病史，无食物、药物过敏史等。

处方：生黄芪 15g，当归 15g，川芎 10g，生熟地各 10g，天麦冬各 10g，枸杞 30g，肉苁蓉 15g，丹参 15g，五味子 10g，夜交藤 30g，合欢皮 15g，菟丝子 30g，蛇床子 10g，韭菜子 15g，覆盆子 15g，车前子 15g，红花 6g，蜈蚣 2 条，怀牛膝 15g，淫羊藿 15g，仙茅 10g。14 剂。

二诊：2009 年 6 月 5 日，晴，芒种。患者自诉眠转安，便调。舌淡胖，苔白，脉弦滑。

处方：生黄芪 15g，党参 20g，天冬 10g，五味子 6g，肉苁蓉 10g，生熟地各12g, 淫羊藿15g, 枸杞12g, 桑寄生15g, 杜仲15g, 怀牛膝15g, 菟丝子15g, 覆盆子12g, 韭菜子10g, 蛇床子10g, 夜交藤15g, 合欢皮10g, 石菖蒲9g, 红花6g, 蜈蚣2条。14剂。

三诊： 2009年7月3日, 晴, 小暑前4天。自诉每到夏季易中暑, 中暑则胸闷, 便烂, 舌略青。复查精液检查基本正常范围。

处方：生黄芪30g, 制苍白术各10g, 怀山药30g, 丹参30g, 当归15g, 枸杞15g, 制黄精20g, 制首乌20g, 菟丝子30g, 覆盆子15g, 蛇床子10g, 韭菜子10g, 淫羊藿15g, 仙茅10g, 红花6g, 怀牛膝15g, 蜂房10g。14剂。

四诊： 2009年7月17日, 晴, 小暑后10天。近1周失眠有所反复, 纳佳, 便调, 夏季冷热交替时易中暑, 表现为出冷汗、无力、腹痛。

处方：生黄芪30g, 党参30g, 怀山药30g, 制苍白术各10g, 制黄精20g, 制首乌20g, 枸杞15g, 当归10g, 川芎10g, 丹参15g, 五味子10g, 天冬10g, 菟丝子30g, 覆盆子15g, 夜交藤30g, 合欢皮15g, 枣仁30g, 远志15g, 蛇床子10g, 韭菜子15g, 红花6g, 淫羊藿15g, 石菖蒲9g。14剂。

经过治疗, 患者睡眠和精液质量基本恢复正常, 出于其他因素考虑, 患者夫妇已经选择代孕方式, 经IVF-ET, 成功受孕。

按语： 何老指出, 治疗不育, 应勿拘于不育, 勿忘于不育。伴随不育的其他证候往往可以反映出导致不育的重要病机。临床上就常常见到不育患者伴见失眠, 两者往往互相影响, 胶结难愈。

历代医家认为失眠的病因病机以七情内伤为主要病因, 外邪相干也时常可见, 脏腑涉及心、脾、肝、胆、肾, 其病机总属营卫失和, 阴阳失调。正如《灵枢·大惑论》所云："卫气不得入于阴, 常留于阳。留于阳则阳气满, 阳气满则阳跷盛; 不得入于阴则阴气虚, 故目不瞑矣。"

何老认为本例患者体型高大肥健, 但精液质量不佳, 属于《金匮要略》所说的"夫男子平人, 脉大为劳""骨弱肌肤盛"的表现, 肾虚精不足, 阴阳不和, 则夜寐不安, 如《素问·病能》所说"人有卧而有所不安者, 何也？岐伯曰：脏有所伤及, 精有所之寄, 则安, 故人不能悬其病也。"

针对上述病机, 何老选择五子衍宗丸合肉苁蓉、菟丝子等补肝肾填精血, 二仙温阳, 红花、蜈蚣疏通经络, 静中有动, 补而不滞, 党参、天门冬、五味子益气养阴, 夜交藤、合欢皮、石菖蒲养血化浊交通心肾。共奏佳效。

小暑前后阴雨天多, 湿气较重, 外湿与内痰相合, 阻碍阴阳相交, 故病情反复。何老因时制治宜，加用苍白术化湿，病情随之而解。经过调理，患者失眠顽疾得愈，精液治疗提高，如愿受孕。

经过本案，我们再次感到中医辨证论治的重要性，专科医师要有全科意识，要重视"气化"，因时、因地、因人制宜，才能取得高于他人的疗效。

病案五

胡某某，男，35岁，职员。初诊：2009年9月4日。

[**主诉**] 时作腰酸2年。

[**现病史**] 患者多年前体检发现脂肪肝，近2年较易疲劳，时腰酸，因无特殊症状，故不以为意。患者妻子近2年内流产2次，始觉紧张，之后多次精液分析检查发现：精子密度低，活动率差，活动率32%，Ⅲ级精子占90%，Ⅲ+Ⅱ级精子占24%。夫妇两人均精神较为紧张，辗转找何主任调治。

[**既往史**] 患者既往体健。无输血史，无食物、药物过敏史等。

[**刻下**] 腰酸，体倦，大便尚调，胁下不适，时情志不展，偶心烦太息，舌淡红，苔白，脉略细弦、尺较弱。

处方：柴胡10g，蒲公英30g，制黄精20g，制首乌15g，制玉竹15g，丹参30g，赤芍15g，郁金10g，泽泻10g，焦山楂15g，淫羊藿15g，菟丝子30g，覆盆子15g，炒枳壳15g，当归15g，怀牛膝15g，垂盆草30g，平地木15g。7剂。

二诊：2009年9月18日。患者自觉胁下不适、心烦太息等症明显好转，腰酸体倦同前，舌淡红，苔白，脉细，尺弱。

处方：生黄芪15g，党参20g，焦白术10g，枸杞15g，制黄精20g，制首乌15g，制玉竹15g，丹参15g，赤芍15g，当归15g，炒枳壳15g，蒲公英30g，平地木15g，郁金10g，砂仁3g，马鞭草15g，淫羊藿15g，菟丝子30g，覆盆子15g，车前子10g，泽泻10g。14剂。

三诊：2009年11月20日。诸证再减，且复查精液检查正常范围。

处方：焦白术10g，制黄精20g，制首乌15g，制玉竹15g，枸杞15g，丹参15g，当归15g，淫羊藿15g，仙茅10g，菟丝子30g，蛇床子6g，覆盆子15g，怀牛膝15g，韭菜子10g，红花5g，蜈蚣2条，砂仁3g，郁金10g。14剂。

此后基本以此方为底方加减，其妻再孕后较为顺利，足月分娩。

按语： 何老强调本病临床上往往病机复杂，上述证型往往相兼互见。本例即是肾虚为主，兼见湿、热、瘀，以肾虚、瘀血、湿热三者互见，邪实正虚相兼，病位涉及肾、肝、脾三脏。因此用药上采用补肾填精，活血化瘀，兼清湿热，达到阴阳并调，补中有通，补中有清，而有效地提高治愈率。中药的配伍是在根据病情，在辨证立法的基础上选择合适的药物，药物配伍组方上须遵守"君、臣、佐、使"的原则，分清主次，合理组方。全方以五子衍宗丸等种子类药物补肾填精；以参、术、芪等益气固摄；以蜈蚣、丹参、牛膝、红花、柴胡、郁金等化瘀理气通络；泽泻、公英、垂盆草、平地木等清湿热。药与病合，方随证出，补益而不助邪留寇，治病又不诛伐伤本，因而能够在临床应用中产生满意疗效。

第二节　围 IVF-ET 中医调治

体外受精-胚胎移植（IVF-ET）这一技术为人类生殖的自我调控开创了新纪元，我国开展辅助生殖技术已经30年，其临床妊娠率一直徘徊于30%~50%之间。卵巢反应低下、卵巢过度刺激、卵泡及胚胎质量不佳、子宫内膜容受性低等因素，均可导致移植后胚胎着床困难、早期流产和妊娠失败。因此，如何在有效地促进多卵泡发育的同时，防止卵巢过度刺激综合征；如何在保证卵泡数量的同时，提高卵细胞的质量；如何使子宫内膜与胚胎发育同步化，改善子宫内膜容受性等，已成为目前生殖医学界研究的热点问题。何老以这些问题为切入点，将中医药介入辅助生育技术的治疗过程，极大地提高了临床妊娠率与抱婴率。何老对此小积累了丰富经验。

一、病因病机

何老认为，不孕症多有肾虚、肝郁、血瘀、痰湿等导致肾气不足、冲任气血失调。围IVF-ET者多合并有一些基础疾病，如合并多囊卵巢综合征者多由肾虚、痰湿阻滞或肝郁气滞所致；合并子宫内膜异位症者多由肾虚血瘀、气虚血瘀或气滞血瘀所致；合并输卵管炎、输卵管积水者多由气虚血瘀、湿热瘀结或寒湿凝滞所致；卵巢储备功能下降者多由肾虚精亏所致；IVF-ET反复失败者则多由肝肾亏虚、肝郁气滞所致。垂体降调节时病机多为肾气不足或肾阴亏虚，超排卵时病机为肾阴不足、肾精亏虚、肝气郁滞。移植后主要病机为脾肾两虚。

二、诊治思路

1.术前调理

一般在助孕前3个月开始调理，在卵泡期以滋长肾阴为主，主张补养气血、温肾填精。方用苁蓉菟丝子丸加减；排卵期阴阳转化之际，着重疏肝理气和血，方用逍遥散加减；黄体期阴已转阳，需使真阴充足化阳摄精，肾阳温煦有利黄体的生长，方用参芪寿胎丸化裁。对于子宫内膜发育不良者，常以龟鹿二仙汤、河车大造丸化裁，药用鹿角片、炙龟甲、仙茅、淫羊藿、巴戟天、川断、紫石英、熟地、紫河车等补肾振督，助阳调冲，以改善子宫局部微循环；婚久不孕，肝郁不舒者，用养血疏肝汤为主化裁（柴胡、郁金、香附、青皮等），疏通调和，使气机升降有度，冲任气血流畅，恢复胞宫生机；卵巢储备不足者以滋肾填精为主。

2.术中配合

术中配合的主要治则是滋肾填精，提高胚胎质量，增加子宫内膜容受性。

垂体降调节是控制性超排卵长方案中的重要一环，在临床症状上有其特征性表现，如可见性欲减退、五心烦热等肾阴亏虚症状，尚可见腰膝酸软、眩晕、耳鸣等肾气不足的表现，治疗上注意以滋阴补肾，佐以清心疏肝。常用药物有当归、白芍、熟地、阿胶珠、何首乌、枸杞、柏子仁等。

超排卵时机体的特殊生理状态系源于超排卵药物干扰了机体的内环境，是人为的、相对的虚损性状态，其病位在冲任，病机为肾阴、肾精亏虚难以化卵，阴气失于润泽，阳气无以施化，冲任血少失资，兼见有肝失疏泄，藏泄失衡。此时，适当运用补肾中药具有明显的调经和促排卵作用，采用益肾养阴，以增长雌激素为主，促进卵泡发育。常用药物有生地、熟地、山茱萸、玉竹、天麦冬、肉苁蓉、淫羊藿等。

移植后，在常规维持黄体的基础上，辅以补肾健脾、固冲安胎中药，可提高胚胎的种植率及临床妊娠率。肾主生殖，胞脉系于肾，故有"肾以载胎"之说，脾为后天之本，气血生化之源，胎元之载养全赖于先天之肾气与后天之脾气的相互协调，两者共同维系着正常的妊娠过程。常用药物有黄芪、党参、菟丝子、淫羊藿、杜仲、桑寄生、鹿角片、熟地、覆盆子等。

3.关注基础疾病

选择辅助生育的患者，大部分都伴有基础疾病。如输卵管梗阻、子宫内膜异位症等。由于输卵管积水对胚胎的毒性作用和对子宫内膜容受性的影响，从而降低了IVF-ET的胚胎种植率和临床妊娠率，并增加早期妊娠丢失率。对于这类患者的术前调理，临床常采用补肾化湿通络法。临床常用鹿角片、胡芦巴、黄芪、桂枝、薏苡仁、茯苓、丝瓜络等。

对子宫内膜异位症患者则应本着标本兼治的原则，温肾助阳，兼活血化瘀，调整机体的内环境，临床常用丹参、赤芍、川芎、三棱、莪术、枸杞、生蒲黄、紫石英等。

4.术后加强安胎治疗

通过辅助生殖技术获得妊娠者中的自然流产率据报道约为20%左右，有30%~40%患者在孕早期出现少量阴道出血，个别的可达中量出血，甚至超过经量，B超或可发现宫腔积血。妊娠用药必以安胎为主，养胎之法最宜清淡润和，补宜平补，益气而不助火消阴，养血而不碍胃恋湿，宜清不宜泻，宜凉不宜热。反复出血加藕节、旱莲草、白及粉等；对宫内有积血的患者，可用大黄炭清热化瘀安胎，三七粉化瘀止血安胎等。

三、特色经验

1.中医药对子宫内膜容受性的影响

子宫内膜的容受性是决定胚胎移植的一个重要因素，目前临床多采用超声观察子宫内膜形态、厚度、血流等预测子宫内膜容受性。各种促排卵药可直接或经影响内源激素而干扰子宫内膜的正常发育以及其与胚胎发育的同步性，从而降低子宫内膜的容受性。中药补肾活血调周法能增加子宫内膜厚度，增加子宫内膜穿支血流，降低子宫内膜阻力指数，能有效改善子宫内膜容受性，增加IVF-ET种植成功率。

2.中医药对卵巢低反应（DOR）及卵子质量的影响

临床卵巢低反应患者多为年龄较大女性，多见月经量少、闭经、畏寒肢冷、性欲减退、肢体倦怠、食后腹胀等脾肾两虚之症状，中医病机在于"脾肾亏虚"。肾主生殖，藏精。脾胃为后天之本，气血生化之源，脾气旺盛，周身气血才能充足，向卵巢输注水谷精微，资助并温养卵泡的发育。脾胃运化的水谷精微及气血为营养基础，卵泡才能在肾气及天癸的作用下正常发育成长。先天后天相互滋生，脾旺气血充盛亦可补充先天的不足，促进本来即将闭锁的小卵泡继续发育生长。

补肾健脾调周法能改善卵巢储备功能及年龄因素导致的卵巢功能衰退，创造有利的生殖内环境。此时再接受 IVF-ET，能提高患者对超促排卵药物的敏感性，从而增加获卵数，改善卵子质量，又为胚胎移植营造了一个较理想的内分泌环境，达到受妊之目的。治疗时应养血填精，育肾培源，平调阴阳。对 DOR 患者进行超促排卵前给予 3 个月经周期的周期疗法，可改善卵巢储备功能，为卵泡发育创造良好环境，提高卵巢对促排卵药物的反应性，提高卵细胞数量和质量，增加获卵数，降低周期取消率。

3.中医药对卵巢过度刺激综合征（OHSS）的防治

OHSS 可归类于中医"子肿""臌胀""癥瘕""痰饮"等病症范畴，主要分肾虚、脾虚、阴虚、湿热内阻、气滞血瘀等多个证型。治疗时应以补肾填精，滋养阴血为主，辅以行气利水、健脾和胃、活血化痰等，注意顾护胎元，攻伐不可太过。

4.中医药对不明原因反复移植失败的影响

"女子以肝为先天"，多次移植失败严重影响患者的身心健康，导致患者产生较大的精神压力，临床表现以肾虚、肝郁证较多。肾为生殖之本，也为月经之源，肾气损伤，肾阴亏虚均可引起月经失调。肝气不舒，血脉不畅而也会导致冲任失调，出现月经减少，烦躁易怒之症。此类患者以肝虚为主，而非肝气横逆，故治疗以"滋肝、柔肝"为主。对于免疫因素所致的反复移植失败，在补肾基础上则可针对不同病因或加凉血化瘀，或加益气养血之品。

四、病案实录

病案一：卵巢低反应

吕某某，女，38岁，职员。初诊：2015年7月6日。

[**主诉**] 促排卵失败2次。

[**现病史**] 患者19岁月经未至，服人工周期方来月经，其后一直闭经，患者就诊时腰膝酸软，腹冷畏风，头晕耳鸣，眼眶黧黑，胃纳一般，夜寐尚可，二便调。舌淡苔薄白，脉细沉滑。末次月经2015年7月2日，量中等，色淡暗，无血块及痛经。拟行中药调理后再考虑IVF-ET术。

[**既往史**] 2007~2013年断续人工周期治疗，2013年曾查B超提示：子宫2.9cm×2.5cm×1.2cm。双卵巢左1.6cm×1.0cm×0.6cm，右2.0cm×1.1cm×0.6cm。双侧卵巢窦卵泡分为1~2个。血性激素：FSH 0.23IU/L，LH < 1IU/L，E_2 22.4pg/ml。患者2013年结婚后未避孕2年未孕。2015年浙江省妇产科医院诊断：①原发性不孕，②月经稀发。宫腔镜探查未见异常，后于2015年3月、6月分别促排卵未见优势卵泡排出。

[**西医诊断**] ①原发性不孕症，②卵巢低反应，③闭经。

[**中医诊断**] ①不孕症（肾阳亏虚），②闭经。

处方：黄芪15g，太子参20g，当归15g，川芎10g，熟地12g，枸杞12g，黄精20g，肉苁蓉10g，丹参15g，续断15g，菟丝子30g，覆盆子12g，淫羊藿15g，甘草5g，香附10g，郁金10g，川牛膝15g，鸡血藤30g，蛇床子6g。7剂。

另予戊酸雌二醇（补佳乐）片加地屈孕酮片行人工周期治疗。

二诊：2015年7月13日。患者自诉近日小便频急涩痛，尿常规提示白细胞（+++），诊断急性尿路感染。舌红苔薄脉细。予中药清热利湿通淋。

处方：白茅根30g，黄柏6g，生地15g，知母10g，瞿麦15g，萹蓄15g，丹皮10g，车前草15g，滑石12g，生甘草2g，凤尾草30g，赤芍15g，忍冬藤30g，茯苓10g，泽泻10g，柴胡6g。7剂。

三诊：2015年7月27日。患者自诉服中药后小便明显好转。末次月经7月2日。患者目前偶感小腹及乳房作胀，舌淡苔薄，脉细滑。

处方：当归15g，川芎10g，熟地10g，砂仁5g，丹参15g，香附10g，郁金10g，淫羊藿15g，鸡血藤24g，川牛膝30g，益母草30g，桃仁5g，通草5g，路路通10g，赤芍10g，生甘草5g。7剂。

四诊：2015年8月3日。末次月经7月29日，量中等，色淡红，无腹痛及血块。7月31日开始HMG针促排卵。舌淡红苔薄白，脉细滑。

处方：黄芪15g，太子参20g，当归15g，川芎10g，熟地12g，枸杞12g，黄精20g，肉苁蓉10g，丹参15g，续断15g，菟丝子30g，覆盆子12g，淫羊藿

15g，甘草5g，14剂。

五诊：2015年9月7日。末次月经8月27日，量中等，色淡红。患者8月17日在浙江省妇产科医院行IVF术，取卵13枚，配成6枚（5个优胚，1个普通）。取卵后感小腹胀，偶有胸闷，B超提示卵巢中度刺激。舌淡苔薄脉细。

处方：当归15g，川芎10g，熟地12g，枸杞12g，黄精20g，丹参15g，菟丝子12g，淫羊藿15g，甘草5g，香附10g，郁金10g，川牛膝15g，黄芪15g，茯苓12g，薏苡仁30g，陈皮5g，泽泻10g，蒲公英30g，猫爪草15g，赤芍15g，枳壳15g，红藤30g。14剂。

六诊：2015年10月26日。末次月经10月22日，量中等，无腹痛及血块下。患者服药后腹胀、胸闷已消。舌淡苔薄脉细。

处方：当归15g，川芎10g，枸杞12g，黄精20g，丹参15g，菟丝子12g，甘草5g，香附10g，郁金10g，黄芪15g，陈皮5g，太子参20g，熟地12g，砂仁3g，川断12g，覆盆子12g，怀牛膝15g。14剂。另予人胎盘片2片口服，1日3次。

七诊：2015年11月9日。末次月经10月22日。舌淡苔薄脉细。B超提示子宫大小正常，内膜双层11.2mm。拟11月17日行ET术。

处方：黄芪15g，太子参20g，焦白术10g，黄芩10g，生地炭12g，萸肉10g，制黄精20g，熟地12g，砂仁5g，川断15g，菟丝子30g，杜仲15g，桑寄生15g，苎麻根15g，巴戟天12g，覆盆子12g，生甘草3g，阿胶珠12g。14剂。

患者11月17日于浙江省妇产科医院行ET术，植入冻胚2枚。11月25日查血 HCG 298IU/L，E_2 354pg/ml，P 26nmol/L。12月17日查血 HCG 155990IU/L，E_2 1513pg/ml，P>190nmol/L。12月18日B超：宫内早孕，双孕囊，胚芽及心搏可见。2016年1月19日超声提示：宫内孕，双胎，NT 0.14cm，0.15cm。后续随访胚胎发育正常。孕37周剖宫产2女婴，母女平安。

按语：患者先天禀赋不足，肾阳亏虚，故年过二七天癸未至，月经未潮。肾藏精，主生殖。肾阳亏虚命门火衰，阳虚气弱则生化失期，以至于卵巢、子宫发育不良，即使采用西药人工周期治疗仍见子宫偏小，窦卵泡少，反复促排卵未见优卵。故治疗时以温肾暖宫，调补冲任为主。

方中菟丝子、杜仲、淫羊藿、肉苁蓉等温肾助阳以补益精气，当归、川芎、熟地、枸杞、黄精、覆盆子等滋肾水、养肝血；香附、郁金、川牛膝、鸡血藤等疏肝理气调经，尤其蛇床子一味温肾壮阳，尤其适合肾阳虚之不孕症。

患者IVF入周期后去香附、郁金、川牛膝等理气活血之品，以防过早排卵；取卵后酌加泽泻、枳壳、茯苓、香附、郁金等行气利水以除卵巢过度刺激综合征（OHSS）导致的腹胀、胸闷。ET术前加入人胎盘片血肉有情之品以养胞宫，ET后寿胎丸加入芪参术等健脾补肾以助孕。整个治疗方案围绕IVF-ET过程补肾调冲养卵泡，行气利水除OHSS，补肾填精养胞宫，补肾健脾助着床，循序渐进，调理清晰，实乃治疗卵巢低反应IVF-ET的典型病例。

病案二：移植术后宫角妊娠

涂某某，女，30岁。初诊：2013年8月26日。

[**现病史**] 患者平素月经规则，色正量略少。末次月经2013年8月12日。因"丈夫重度少精症"于2013年8月25日在邵逸夫医院行"ICSI-ET术"，术后予戊酸雌二醇片3mg po bid、阿司匹林肠溶片25mg po qd、黄体酮针40mg im bid治疗。

[**刻下**] 就诊时面色㿠白，形体偏瘦，自述时感腰酸，无阴道出血，胃纳可，二便调，夜寐尚安。舌淡苔薄，脉细滑。予中药补肾养血助孕。

处方：黄芪15g，桑寄生15g，苎麻根24g，菟丝子24g，覆盆子20g，白芍12g，当归9g，川芎6g，白术10g，杜仲15g，狗脊15g，陈皮6g，黄芩10g。7剂。

二诊：9月5日测血HCG 1090IU/L。9月12日复查血HCG 650IU/L，E_2 180.12pg/ml，P 72.84nmol/L，血性激素上升不理想。阴道超声提示：宫腔内偏左侧宫角可见小暗区，大小约6mm×4mm×5mm，未见卵黄囊及胚芽，近右侧宫角见一小暗区，大小约5mm×4mm×4mm，未见卵黄囊及胚芽，与宫腔相连，局部肌层最薄处厚约4mm。患者有宫角妊娠可能且血性激素上升不理想，偶感下腹隐痛，夜寐欠佳，舌淡苔薄，脉弦细。故加用绒促性素针2000U im qod后，予补肾养血配伍益气行气之品。

处方：菟丝子20g，桑寄生20g，太子参15g，砂仁6g，陈皮6g，阿胶珠12g，炒白术15g，党参20g，当归10g，苏梗6g，枳壳9g，炒竹茹10g，黄芪15g，杜仲10g。10剂。

三诊：9月20日复查血HCG 36527.2IU/L，E_2 430pg/ml，P 91.95nmol/L。9月23日阴道超声提示：宫内早孕，双囊双胎（右侧胚囊大小约20mm×11mm×14mm，距浆膜层7mm，卵黄囊3mm，胚芽5mm，原心搏动可见；左侧胚囊大小约

18mm×14mm×11mm，卵黄囊4mm，胚芽5mm，原心搏动可见）。患者自述腹痛好转，无阴道出血，偶感恶心，胃纳欠佳。继续补肾养血，疏肝和胃中药治疗。

2013年10月8日经腹部超声提示：宫内早孕（双绒毛膜囊双羊膜囊双胎，孕约8周+）（右侧胚囊大小约39mm×28mm×23mm，胚芽19mm，原心搏动可见；左侧胚囊38mm×33mm×27mm，胚芽21mm，原心搏动可见）。逐渐减少戊酸雌二醇、黄体酮针用量。10月10日复查血HCG 191752.2IU/L，E_2 1895.87pg/ml，P 114.68nmol/L。

按语： 辅助生育技术的发展，导致双胎妊娠、宫角妊娠、异位妊娠等发生率有了较大幅度的提高。本案患者面色㿠白、形瘦、腰酸等表明气血亏虚，肾气不足之证。故在移植后中药以补肾养血以助孕。移植后第15天血HCG上升不理想，超声提示孕囊偏宫角，且局部肌层仅厚4mm，除了西药加入绒促性素针外，尤其妙在中药以黄芪、党参、太子参补中益气以升阳；枳壳、苏梗、陈皮行气而不伤胎。一补一行，促孕卵直达宫腔。

病案三：重度OHSS妊娠验案

张某，女，33岁。初诊：2015年7月19日。

[**主诉**] 胚胎移植术后37天，腹胀、胸闷加重3天。

[**现病史**] 患者平素月经30~35天一行，末次月经2015年5月25日。6月13日因"原发不孕、双侧输卵管梗阻"于某妇产科医院行胚胎移植术，植入新鲜胚胎2枚。术后即予黄体酮针60mg，每日肌肉注射治疗。移植后1周略感腹胀，移植后12天查血HCG 78IU/L，其后HCG上升良好。患者近3天感腹胀气促加重，故行妇科B超示：宫内早孕、活胎，双卵巢囊性增大（右卵巢大小约7.4cm×6.9cm×5.6cm，左卵巢大小约6.9cm×4.6cm×4.5cm，多房分隔，内回声欠均），盆腔积液43mm，右侧胸腔可见少许胸水。

[**刻下**] 小腹坠胀隐痛、胸闷气促、腰酸，恶心、胃纳差，尿少，大便略干，夜寐不安，舌质红绛少苔，脉细滑数。患者属于脾肾亏虚水湿停聚后耗伤真阴之证，故治拟养阴柔肝补肾安胎。

处方：鲜铁皮石斛12g，生地黄12g，麦冬10g，白芍20g，绿萼梅5g，黄芩10g，蒲公英18g，菟丝子15g，桑寄生15g，杜仲15g，黄芪15g，太子参15g，甘草3g。5剂。

二诊： 2015年7月25日。患者自诉服药后腹胀、胸闷明显好转，二便尚调，口干，舌红苔薄脉细滑。复查超声提示：宫内早孕，双卵巢增大较前减轻，腹水已消。继续拟中药滋肾养阴、健脾安胎。

处方：上方去绿萼梅，加南沙参15g，北沙参15g，玄参10g。

上药服用7剂后患者诸证皆消，B超示，宫内早孕，卵巢过度刺激（胚囊大小约53mm×34mm×25mm，胚芽27mm、原心搏动可见。左卵巢大小约56mm×36mm×35mm，右卵巢大小约51mm×43mm×37mm，内部回声分布正常）。其后随访未见异常，孕37周+6顺产一女婴，母女平安。

按语： 此病案患者鲜胚移植后妊娠，为晚发型OHSS，可归属于中医"胞阻""子肿""子满"等范畴，治疗需注意补肾健脾，佐以调肝。患者促排卵后肾中精气亏耗，无力行气化、推动、温煦职能，以至于妊娠血聚胞宫后出现阴液亏虚、水湿停聚之证，故治疗重以鲜铁皮石斛、生地、麦冬、白芍等养阴柔肝以生阴液，菟丝子、桑寄生、杜仲补肾固胎以治疾病之本，黄芪、太子参既健脾补气利水，又有益气固胎之功。此例OHSS患者腹水、胸水均有，看似需要利水为先，治疗时根据辨证论治，舍病从证，竟有桴鼓之效。

病案四：反复移植失败

赵某某，女，27岁，职员。初诊：2011年6月13日初诊。

[**主诉**] 子宫内膜异位症手术后不孕年余，试管婴儿移植前调理。

[**现病史**] 2011年1月及5月2次试管婴儿胚胎移植术均未成功，现留冻胚3枚。末次月经5月29日，量中，腹痛较甚。2010年3月盆腔内异+盆腔包裹性积液剔除术，术中见双输卵管扭曲、粘连。孕产史：0-0-1-0。舌红，苔薄，脉细。

[**辅助检查**] B超示：双卵巢内异囊肿。

根据既往病史及痛经症状、舌脉表现，当属瘀血内阻之痛经、不孕症，治拟益气扶正，化瘀通络，调经助孕。

处方：黄芪15g，麦冬10g，玄参10g，浙贝10g，丹参15g，赤白芍各15g，红藤30g，败酱草30g，蚤休10g，当归15g，川芎10g，猫爪草15g，猫人参30g，半枝莲15g，焦山楂15g，枸杞15g，香附10g，穿山甲5g，海藻10g，茯苓10g，泽泻15g，三棱10g，莪术10g。7剂。

二诊：2011年6月27日。月经将届。治宜活血化瘀，调经止痛。

处方：红藤30g，败酱草30g，当归15g，川芎10g，丹参15g，猫爪草

15g，半枝莲 15g，香附 10g，穿山甲 5g，三棱 10g，莪术 10g，生蒲黄 30g，乳香 6g，没药 6g，月季花 6g，乌药 5g。7 剂。

三诊： 2011 年 7 月 11 日。末次月经 6 月 29 日，7 天净。治拟益气养血，补肾填精助孕。

处方： 黄芪 15g，太子参 20g，炒白术 10g，当归 12g，川芎 6g，赤白芍各 15g，香附 10g，郁金 10g，熟地 15g，枸杞 15g，黄精 20g，川断 15g，菟丝子 15g，覆盆子 15g，怀牛膝 15g，炙甘草 3g，砂仁 5g。7 剂。如此加减，按周期调治。

四诊： 2011 年 10 月 10 日。停经 40 天。末次月经 8 月 31 日，未行胚胎移植，于 10 月 3 日查血 HCG 4900IU/L。

继服中药益肾安胎 7 剂。

并嘱： 注意腹痛情况，尽早行 B 超检查排除宫外孕可能。2011 年 10 月 16 日 B 超：宫内见 2.3cm×2.1cm×3.9cm 孕囊，内见胚芽约 0.6cm，原始心搏可见；左卵巢内见一大小约 2.8cm×1.8cm×2.7cm 囊性结构，透声欠佳。

按语： 内异合并不孕及输卵管梗阻性不孕的治疗应分清主次，抓住主要矛盾。初诊时以活血化瘀消癥止痛为主，此后根据舌脉、二便等，结合月经周期进行辨证用药。月经前加大化瘀止痛力度，重用生蒲黄行血而不留瘀滞，活血而防止量多。经后期逐渐加强补血益阴养血调经。患者留有冻胚，经间期调理着重益气补肾为主，改善子宫盆腔内环境而以有利于胚胎着床为目的。经此周期用药调理数月，居然自然怀孕，宫内胚芽心搏可见，患者喜出望外。

病案五：移植后反复大量出血

施某某，女，37 岁。初诊：2011 年 6 月 29 日。

[**现病史**] 患者于 2011 年 5 月 18 日因"婚后不孕 10 余年，试管婴儿移植术后 3 天"入院保胎治疗。曾在多家医院行试管婴儿术均未成功。2011 年 5 月 16 日再次胚胎移植（受精方式 ICSI），5 月 29 日血 HCG 176mIU/ml、雌二醇 801 pg/ml、黄体酮 127nmol/L，诊为"早早孕"。6 月 11 日始阴道出血量多色鲜，无明显腰酸腹痛。病房医生予健脾补肾、止血安胎中药，一度血止。6 月 24 日患者移植术后 41 天（停经 53 天），血止 10 天后，腹部意外受压迫后见阴道大量出血，色鲜红。B 超示：先兆流产，孕囊上方不规则液性暗区 23mm×23mm×11mm。6 月 28 日夜里无明显诱因又见阴道多量出血，如月经量，色淡红，无明显腹痛。头昏重，胃纳差，寐欠安。

今日邀何老至病房会诊。诊见患者精神紧张，口唇干燥，舌质红苔薄而干，脉细滑。

[辨证] 肾虚挟热夹瘀。

[治法] 益气养阴滋肾，凉血止血安胎。

处方：黄芪15g，党参15g，太子参30g，南北沙参各15g，麦冬10g，生地炭15g，藕节炭15g，仙鹤草30g，炒丹皮10g，生白芍15g，阿胶珠12g，黄芩10g，炒桑叶10g，旱莲草15g，炒川断15g，菟丝子30g，桑寄生15g，炒杜仲15g，怀山药15g，生甘草3g。7剂。

二诊：2011年7月5日。服7剂复诊，诊时阴道流血已止，无明显腹痛，感腰酸、恶心纳差，精神稍缓。7月3日B超示：先兆流产，胚囊左后方可见大片液性暗区，最厚径1.4cm，范围约占胚囊周径的50%左右。

处方：前方去党参，加银花炭15g，玄参炭10g，蒲公英18g，炒玉竹20g，龙骨15g。

三诊：2011年7月12日。今日阴道又见少量淡红色分泌物，无明显腰酸腹痛。

处方：前方去蒲公英、炒玉竹，加大黄炭6g，黄连5g，绿萼梅5g，苎麻根15g。

四诊：8月2日B超：胚囊右上方见暗区33mm×13mm，胚囊下方见暗区36mm×18mm×8mm，较前已缩小。之后上述方药加减出入。

辨证酌加侧柏叶炭15g，乌贼骨15g，白及粉10g，三七粉3g等止血中药。另嘱服铁皮枫斗颗粒、阿胶及野山参。阴道出血时多时少，出血多时如月经来潮。

五诊：2011年8月25日。8月19日上厕所后排出一小块肉样物，送病检，病理报告为血性蛋白性物质，有少量退变有核细胞散在。8月25日B超示：先兆流产，胚胎顶臀径105mm，胎心搏动正常。原始胎盘位于前壁。胚囊上方可见暗区，范围约62mm×37mm×21mm，胚囊下方偏右可见暗区，范围约100mm×62mm×18mm。诊时仍有阴道少量出血，色鲜红。

处方：党参30g，太子参30g，炒白术10g，黄芩10g，生地炭15g，藕节炭15g，仙鹤草30g，生白芍15g，银花炭15g，龙骨15g，大黄炭6g，麦冬10g，侧柏叶炭15g，乌贼骨15g，炒丹皮10g，赤芍10g，绿萼梅5g，苎麻根15g，生甘草5g。

六诊：2011年9月13日。仍有阴道出血，量少，暗红色。

处方：党参30g，太子参30g，炒白术10g，炒丹皮10g，赤芍10g，白芍15g，乌贼骨15g，黄芩10g，黄连5g，藕节15g，仙鹤草30g，生地炭15g，龙骨15g，大黄炭6g，绿萼梅5g，侧柏叶炭15g，怀山药15g，桑寄生15g，炒川断15g，麦冬10g，三七粉3g，生甘草5g。

一直中药保胎治疗，至10月6日已无明显阴道出血。无明显宫缩。自觉胎动正常。胃纳差。舌苔腻。中药辨证酌加姜半夏10g，茯苓10g。10月12日B超：单活胎、中孕。双顶径5.9cm，股骨长4.0cm。随访顺产一女婴。

按语：近年来接受试管婴儿辅助生殖患者越来越多，胚胎移植术后发生先兆流产病例亦随之增多。此类患者保胎治疗与传统保胎又有区别之处。试管婴儿先兆流产患者入院时大多精神较为紧张，部分患者阴道出血量多，有如月经来潮，且出血持续时间长，反复出血。何老认为，这类患者常为阴虚之质，肾阴不足、阴虚内热、蕴久成瘀。孕早期以清热养阴安胎为先，孕60天后可酌情配伍滋阴降火之知、柏，清热解毒化瘀之制大黄，活血化瘀之赤芍、丹皮、三七以提高疗效。何老通过临床实践，总结出活血化瘀、收敛止血药对——三七粉、白及粉。三七又称人参三七，止血作用甚佳，并能活血化瘀，具有止血不留瘀的特点。白及质黏而涩，收敛止血，消肿生肌。该药对我们现已广泛应用于大面积宫内积血的先兆流产治疗，效果较佳。

胚胎移植后反复大量出血，其原因可能与以下因素有关：①移植后子宫内膜容受性差，子宫内膜发育不同步；②胚胎（冻融胚胎）与母体存在免疫排斥；③移植过程潜在宫腔感染因素。但临床观察发现胚胎移植术后先兆流产其阴道出血量与胚胎发育好坏并无直接比例关系。行试管婴儿术受孕者，尤其是鲜胚移植者雌孕激素水平往往较高。因此我们辨证时不单纯考虑肾虚胎漏，主要还应考虑湿热挟瘀的感染因素。只要中西结合控制其可能存在的宫内感染因素，保胎的成功率要高于低性激素水平者。

病案六：移植后反复生化妊娠

盛某某，女，27岁，已婚，职员。初诊：2011年5月16日。

[**主诉**] 难免流产2次，胚胎移植术后半天。

[**现病史**] 患者末次月经2011年4月18日，4月28日起服戊酸雌二醇（补佳乐）进行子宫内膜胚胎移植准备，今因"不孕症，排卵障碍"在省妇保院行冻胚移植术，植入冻胚6CⅡ×3枚，术后予"黄体酮针、地屈孕酮片"支持

治疗，现无阴道出血，偶有下腹隐痛、伴腰酸，形丰，舌淡苔润，脉细。孕产史0-0-2-0，2010年6月和11月两次移植术后生化妊娠史。

[**实验室和辅助检查**] 暂缺。

[**中医诊断**] 数堕胎（肾虚型）。

[**西医诊断**] 复发性流产，体外受精-胚胎移植术后。

[**辨证分析**] 患者先天不足，或是房事不节耗伤精气，数次堕胎后，肾虚益甚，胞脉不荣，故需经辅助生殖技术方能受孕。

[**治法**] 益气补肾助孕。

处方：寿胎丸合四君子汤加减。菟丝子30g，桑寄生15g，阿胶珠10g，川断10g，党参15g，黄芪20g，炒白术10g，炒白芍10g，炒杜仲12g。5剂。

并嘱其忌辛辣肥厚刺激之品，静心休息。

二诊：患者药后大便欠畅，已感乳胀，下腹隐痛仍有，睡眠欠安。

处方：原方加瓜蒌仁10g，柏子仁10g，酸枣仁10g，再进10剂。

三诊：5月27查血HCG 141.1IU/L，诊为"早早孕"。继用补肾安胎之法，后定期检查血激素上升正常范围，B超：宫内双孕囊。

按语：肾虚型排卵障碍性患者妊娠后流产率较高，常需补肾养胎安胎，加用党参、黄芪等益气之品。该患者移植了三枚胚胎，理论上属于隐性妊娠，中药提前固肾安胎。药用菟丝子补肾益精，桑寄生、川断、杜仲补益肝肾，党参、黄芪、白术健脾益气助孕。

病案七：膜样痛经，原发不孕，移植前调理

陈某某，女，36岁，职员。初诊：2013年12月20日。

[**主诉**] 结婚5年，未避孕未孕4余年。

[**现病史**] 孕产史0-0-0-0，13岁初潮，7天/28±，量中，色黯，伴血块，下膜样物，前腹痛明显，持续2~3小时，膜样物伴血块下后痛减。血型B型，2013年11月在浙江省妇幼保健医院因"原发不孕，双侧输卵管炎，丈夫弱精症"定方案取卵23颗，配成3枚，移植1枚未成功，剩2冻胚。末次月经12月19日，试管婴儿-鲜胚移植未成功，停药后来潮，下腹隐痛，盗汗，舌淡红，脉细。

[**既往史**] 既往体健，康泰克过敏。

[**辅助检查**] 2011年8月29日HSG：左侧输卵管尚通，右侧输卵管通而欠畅，2013年4月抗HCG抗体阴性，2013年9月17日查血性激素提示：FSH

8.57IU/L，LH 4.33IU/L，E$_2$ 35.09pg/ml，PRL 9.84ng/ml。

[治法] 活血化瘀，通经止痛。

处方：当归12g，川芎10g，炒白芍15g，益母草30g，桃仁6g，炮姜5g，焦山楂15g，失笑散（包）15g，淫羊藿15g，乌药6g，延胡索15g，香附10g，郁金10g，怀牛膝15g，甘草5g。

二诊：2013年12月27日。末次月经12月19日，量偏多，第4天腹痛剧烈，下肉样块后缓解，尚未净。

处方：黄芪30g，生地炭15g，萸肉10g，丹皮10g，赤芍15g，炒白芍15g，焦山楂15g，贯众30g，巴戟天10g，红藤30g，败酱草30g，蚤休10g，枸杞15g，淫羊藿15g，阿胶珠12g，甘草5g，砂仁后下5g。

另嘱其查肿瘤指标AFP、CEA、CA125、CA199，经净后查子宫附件B超。

三诊：2014年1月2日。查血CA125 66U/ml，12月27日B超示：子宫小肌瘤（前壁近宫底见一直径约1.0cm低回声团，肌层回声分布均匀，双卵巢正常大小，内部回声未见明显异常）。

处方：黄芪15g，炒白术10g，红藤30g，败酱草30g，蚤休10g，猫爪草15g，猫人参30g，半枝莲30g，赤芍15g，炒白芍15g，薏苡仁30g，茯苓12g，泽泻10g，焦山楂15g，枸杞15g，山萸肉10g，淫羊藿15g，菟丝子30g。

四诊：2014年1月10日。末次月经12月19日，大便偏稀。

处方：上药加木香6g，丹参15g，生蒲黄15g。14剂。

五诊：2014年1月17日。末次月经：2014年1月16日，昨日见少量暗红色出血，下腹隐痛。

处方：当归12g，川芎10g，炒白芍15g，益母草30g，桃仁6g，炮姜5g，焦山楂15g，失笑散（包）15g，淫羊藿15g，乌药6g，延胡索15g，香附10g，郁金10g，甘草5g，花蕊石18g，红藤30g，败酱草30g，茯苓10g，三棱10g，莪术10g。

六诊：2014年1月24日。末次月经：2014年1月16日，量偏少，1月19日始下肉样血块。

处方：黄芪15g，生地炭15g，山萸肉10g，丹皮10g，赤芍15g，炒白芍15g，焦山楂15g，贯众30g，巴戟天10g，红藤30g，败酱草30g，重楼10g，枸杞12g，生甘草5g，砂仁5g，桑寄生15g，潼蒺藜10g，杜仲15g，熟地10g。

七诊：2014年2月7日。末次月经：2014年1月16日，经间期见拉丝白带，且腹痛明显。

处方：黄芪15g，赤芍15g，炒白芍15g，焦山楂15g，贯众30g，巴戟天10g，红藤30g，败酱草30g，枸杞12g，生甘草5g，砂仁5g，熟地15g，丹参15g，生蒲黄15g，三棱10g，莪术10g，当归12g，川芎10g，花蕊石18g，香附10g，茯苓10g，泽泻10g。

八诊：2014年2月14日。末次月经2014年1月16日，正值月经将届。

处方：黄芪15g，赤芍15g，焦山楂15g，贯众30g，红藤30g，败酱草30g，生甘草5g，砂仁5g，熟地15g，丹参15g，生蒲黄15g，三棱10g，莪术10g，当归12g，川芎10g，花蕊石18g，香附10g，茯苓10g，泽泻10g，五味子6g，乌药6g，延胡索15g。

九诊：2014年2月21日。末次月经2014年2月18日，量中，有块，无明显痛经。

处方：黄芪15g，党参15g，炒白术10g，当归12g，炒白芍15g，五味子6g，菟丝子15g，覆盆子15g，枸杞15g，熟地10g，砂仁5g，黄精20g，苁蓉10g，川芎10g，淫羊藿15g，巴戟天10g，香附10g，怀牛膝15g，生甘草3g。

十诊：2014年3月7日。末次月经2014年2月18日，量中，6天净，便溏。

处方：黄芪15g，赤芍15g，炒白芍15g，焦山楂15g，贯众30g，巴戟天10g，红藤30g，败酱草30g，枸杞12g，生甘草5g，砂仁5g，熟地15g，当归12g，香附10g，茯苓10g，太子参20g，五味子6g，黄精20g，菟丝子15g，夜交藤15g。

十一诊：2014年3月14日。月经将届，末次月经2014年2月18日。

处方：黄芪15g，赤芍15g，炒白芍15g，焦山楂15g，巴戟天10g，红藤30g，败酱草30g，生甘草5g，砂仁5g，熟地15g，当归12g，香附10g，茯苓10g，五味子6g，川芎10g，花蕊石18g，益母草30g，桃仁6g，丹参15g，生蒲黄15g，乌药6g，延胡索15g，三棱10g，莪术10g。

十二诊：2014年3月21日。经届未行，末次月经2014年2月18日，已查尿妊娠试验阴性。

处方：柴胡10g，败酱草30g，麦冬10g，丹参15g，赤芍15g，红藤30g，生蒲黄15g，花蕊石18g，益母草30g，桃仁6g，三棱10g，莪术10g，熟地10g，砂仁5g，当归12g，川芎10g，焦山楂15g，香附10g，乌药6g，延胡索15g，生甘草5g。

十三诊：2014年3月28日。末次月经3月22日，痛经，自然周期（IVF-ET术前），定于本月移植。

处方：生黄芪15g，太子参20g，麦冬10g，制黄精20g，枸杞15g，熟地15g，萸肉10g，当归10g，炒白芍15g，川芎10g，川断15g，菟丝子30g，杜仲15g，覆盆子15g，阿胶珠12g，淫羊藿15g，砂仁5g，香附10g，丹参15g，苁蓉10g。7剂。

十四诊：2014年4月4日。末次月经：3月22日，本月自然周期移植，昨日查EM：10.5mm，复查CA125 22U/ml，易汗出。

处方：黄芪10g，太子参20g，麦冬10g，黄精20g，枸杞15g，熟地10g，萸肉10g，生白芍15g，川断15g，菟丝子30g，杜仲15g，覆盆子15g，阿胶珠12g，淫羊藿15g，砂仁5g，生甘草3g，五味子6g，黄连5g，苎麻根15g，桑寄生15g，怀山药12g，黄芩10g，巴戟天10g。

十五诊：2014年4月12日。4月8日移植，8细胞冻胚2枚，4月9日开始用雪诺酮，现少量粉红出血。

处方：黄芪10g，太子参20g，麦冬10g，黄精20g，枸杞15g，熟地10g，萸肉10g，生白芍15g，川断15g，菟丝子30g，杜仲15g，阿胶珠12g，淫羊藿15g，砂仁5g，生甘草3g，五味子6g，苎麻根15g，桑寄生15g，怀山药12g，黄芩10g，巴戟天10g，生地炭15g。

十六诊：2014年4月18日。移植后10天，昨查血HCG 94IU/L，E_2 161pg/ml，P 137nmol/L。

处方：黄芪15g，太子参20g，白术10g，黄芩10g，当归10g，白芍15g，川断15g，菟丝子30g，桑寄生15g，杜仲15g，苎麻根15g，阿胶珠12g，巴戟天10g，枸杞15g，熟地10g，砂仁5g，生甘草3g，怀山药15g。

续予中药及西药补肾安胎支持治疗，患者激素水平上升良好，2014年5月29日省妇保B超示：宫内早孕，胚胎发育正常。（宫腔内见一胎儿，头臀高2.7cm，胎心胎动可及，子宫前壁见一1.6cm×1.7cm×1.2cm低回声，边界清）。2014年6月20日B超：宫内单活胎，大小与孕周相符，NT筛查无殊（宫腔内见一胎儿，胎心胎动可及，头臀高6.1cm，双顶径2.0cm，股骨长0.7cm，NT值0.11cm）。予停服中药。随访2014年12月26日足月剖宫产一男婴。

病案八：反复移植失败

黄某某，女，34岁，已婚，职员。初诊2009年2月2日，立春前2天。

[**主诉**] 体外受精-胚胎移植术（IVF-ET）6次（含1次赠卵）失败。

[**现病史**] 2004~2007年6月共4次取卵，4次IVF-ET术未成功；FSH曾一度偏高，2008年5月早卵泡期E_2 36pg/ml，FSH 9.38IU/L。2008年6月赠卵IVF-ET术未成功。2009年再次行IVF-ET术未成功。2009年起月经量减。平素月经后期欠调。

[**既往史**] 患者2003年前双输卵管切除史。无输血史、食物或药物过敏史等。末次月经2009年2月2日，今日经来量尚少。

[**刻下**] 小腹冷，需护腹，体胖，舌淡红略胖，脉细略弦。

处方：当归15g，川芎10g，红藤30g，败酱草30g，益母草30g，淫羊藿15g，鸡血藤15g，巴戟天12g，丹皮10g，赤白芍各10g，香附10g，怀牛膝15g，生甘草5g。7剂。

二诊：2009年2月9日。末次月经2009年2月2日，量中有块，小腹仍觉冷、腰酸，余无明显不适，舌脉同前。尚留冻胚3枚，但评分差。经后补益温阳为主。

处方：生黄芪15g，党参15g，太子参20g，焦白术10g，炙龟甲10g，鹿角霜15g，生熟地炭各12g，山萸肉10g，枸杞12g，炒杜仲15g，川断15g，菟丝子15g，巴戟天10g，赤白芍各10g，阿胶珠12g，生甘草3g。14剂。

三诊：2009年5月4日。末次月经2009年5月4日，4月22日自然周期取卵2枚，配成2枚，4月25日行ET术，现用药：黄体酮针40mg im bid，戊酸雌二醇片3mg po bid。今晨少量下血，腰酸，腹痛不显，舌淡红，略胖，脉细滑少力。

处方：生黄芪15g，党参30g，太子参20g，焦白术10g，生熟地炭各12g，阿胶珠12g，黄芩10g，藕节炭15g，仙鹤草30g，川断15g，菟丝子30g，桑寄生15g，苎麻根15g，巴戟天10g，旱莲草15g，生甘草3g，炒杜仲15g。5剂。

四诊：2009年5月8日，晴，立夏后3天。第7次ET术后13天，阴道漏红已止，5月7日测血HCG 130IU/L，E_2 185pg/ml，P 68.4nmol/L，舌略红，苔腻厚白，脉细滑。

处方：生黄芪15g，党参30g，焦白术10g，当归身10g，炒白芍15g，川断15g，菟丝子30g，炒杜仲15g，桑寄生15g，枸杞12g，生熟地炭各12g，阿胶珠12g，黄芩10g，巴戟天10g，苎麻根15g，生甘草3g。7剂。

2009年5月20日B超提示：宫内早孕（宫腔下段见孕囊16mm×12mm，胚芽3mm，可见原心搏动）。

按语：本患卵巢功能欠佳，每次超促排卵效果均不理想，取卵数量少，配成受精卵数量少而且欠佳，故多次移植均需重新取卵，月经量日渐减少。患者久慕何老医名，但苦于何老患者众多，一号难求，故曾于门诊其他医师处调理，赠卵移植再次失败，精神压力极大，将何老作为最后的希望。

何老认为患者禀赋不足，加之多次超促排卵，涸泽而渔，重伐肝肾之本；多次取卵、移植以及输卵管切除手术，直接损伤冲任胞宫，湿热内侵，可致经络瘀阻，气机不畅；大量反复应用性激素，可致痰湿郁积，湿邪易伤阳气，又易淤积生热；精神创伤，肝气难舒，气机不展，血行更加不畅。该患本虚标实，寒热错杂，湿瘀互结，病机复杂如斯，治疗自是棘手。

何老立法紧紧抓住虚、瘀、寒、热、湿五端，处方时时顾及月经前、中、后三期，辨证施治，抽丝剥茧，历时3个月，得育麒麟。

具体而言：行经期应因势利导，祛邪为主，补益为辅，处方多采用化瘀活血之益母草、桃仁、丹皮，通络理气之路路通、青皮、香附，清湿热瘀之红藤、败酱，调血养血之四物汤、鸡血藤，补益肝肾之巴戟天、牛膝。经后期补益为主，着重填精养血。处方采用龟鹿二仙填补任督，地黄、山萸肉、枸杞、菟丝子、覆盆子加用温柔养阳之巴戟天、淫羊藿，理气调血之砂仁、香附、川芎。

第六章　月经病

　　月经周期、经期、经量的异常在中西医均常称之为"月经失调"，根据具体表现，中医还可称为月经先期、月经后期、月经过多、月经过少、崩漏、闭经等。西医针对性的术语尚不统一，目前最常见的有3个概念：异常子宫出血（AUB）、月经过多、功能失调性子宫出血（DUB）。

　　由于不同妇科原因导致的阴道出血在各个国家定义不同，妇产科学国际联合会（FIGO）于2011年颁布了一项新的、国际公认的命名分类系统。提出了异常子宫出血（AUB）的定义，即与正常月经的周期频率、规律性、经期长度和经期出血量任何一项不符的，源自子宫腔的异常出血，需排除妊娠和产褥期相关出血。

　　FIGO将异常子宫出血分为两大类9个类型，两大类分别为"与子宫结构异常相关的出血"和"与子宫结构异常无关的出血"，9个类型按照英语首字母缩写为"PALM-COEIN"。包括：子宫内膜息肉所致的子宫异常出血（AUB-P）、子宫腺肌病所致子宫异常出血（AUB-A）、子宫平滑肌瘤所致子宫异常出血（AUB-L）、子宫内膜恶变和不典型增生所致子宫异常出血（AUB-M）、全身凝血相关疾病所致子宫异常出血（AUB-C）、排卵障碍相关的子宫异常出血（AUB-O）、子宫内膜局部异常所致子宫异常出血（AUB-E）、医源性子宫异常出血（AUB-I）和未分类的子宫异常出血（AUB-N）。但DUB应用历史久，仍为部分医师习用，所以本书部分内容仍沿用DUB概念。

　　何老强调，月经病的辨证主要依据月经周期、经期、经量、经色、经质的变化以及伴随月经周期而出现的症状。月经先期、量多、色深红或紫红、质稠者，多属血热。月经先期、量多、色淡、质稀者，多属气虚。月经后期、量少、色黯、小腹冷痛者，多属血寒。月经后期、量少、色淡、质稀者，多属血虚。经行先后不定期、量或多或少、色淡、经行腰酸者，多属肾虚；色黯、腹胀不舒、乳房胀痛者，多属肝郁。月经量多或淋漓不净、血块多、下腹疼痛、血块排出腹痛减轻者，多属血瘀。经前或经期小腹疼痛而拒按者，多属实证。经后小腹隐痛而喜按者，多属虚证。

何老指出，月经病的治疗原则重在治本调经。正如《女科经纶》云："妇人有先病而后致经不调者，有因经不调而后生诸病者。如先因病而后经不调，当先治病，病去则经自调；若因经不调而后生病，当先调经，经调则病自除。"

何老强调女子在不同年龄阶段具有不同的生理与病理特点，少女重在顾护肾气；育龄期重在养肝疏肝；绝经后重在健脾胃。在月经周期的不同阶段，用药也有不同，经期血室正开，宜通因通用，因势利导；经后血室已闭，宜养精血调肝肾；经间之氤氲期，宜助阳活血。

第一节　崩　漏

崩漏是指妇女在非行经期间突然阴道大量出血，或下血淋漓不断者，前者谓"崩中"，后者谓"漏下"。虽然崩与漏的出血情况不尽相同，但其发病机理基本一致。血崩日久，耗气伤血，可变成漏下不止，淋漓不尽，病势日进，也可演变成崩，崩漏在疾病发展过程中可相互转化，所以临床常并称"崩漏"。本病属妇科常见病，常"崩""漏"交替，因果相干，致使病变缠绵难愈，成为妇科的疑难重症。正如《济生方》说："崩漏之病，本乎一证，轻者谓之漏下，甚者谓之崩中。"

本病相当于西医学无排卵型功能失调性子宫出血病。现代中医院校将崩漏限定于西医功能性疾病，把西医生殖器炎症、肿瘤等器质性疾病引起的不规则阴道出血排除在外，但上述器质性疾病如出现不规则出血时，亦可参照本病辨证治疗。

一、病因病机

本病的病因主要由于肾-天癸-冲任-胞宫轴失调，冲任损伤，不能制约经血，胞宫藏泄失常所致。无周期性的阴道出血是崩漏的辨证要点，治疗时应遵循"急则治其标，缓则治其本"的原则，灵活运用塞流、澄源、复旧三法。塞流即是止血，澄源即是求因治本，复旧即是调理善后。塞流、澄源常常是同时进行的，血止之后，应健脾补肾以善其后。塞流、澄源、复旧三者既有分别，又有联系，需结合具体病情灵活运用。

崩漏是可以预防的，重视经期卫生，规范宫腔操作，及早治疗月经过多、经期延长、月经先期等出血倾向的月经病，以防发展成崩漏。其次调节饮食增强营养，最后保持心情舒畅，劳逸结合，饮食均衡。

二、辨证分型

崩漏患者中以青春期、围绝经期者居多。其病因病机多由阴虚血热、肾脾不足、寒凝血瘀等损及冲任，冲任不固，经血非时而下致崩漏。崩漏可认为是同一疾病病程中不同阶段的证候表现，病情或急或缓，临床表现或崩或漏，两者常互相转化，又可互为因果，若得不到及时诊治，可造成失血性贫血、继发感染、继发不孕等严重后果。

1. 脾肾阳虚

血非时而下，量多如崩，或淋漓不断，色淡质稀，神疲体倦，气短懒言，不思饮食，四肢不温，腰膝酸软，或面浮肢肿，大便溏泄，小便清长，舌淡胖，苔薄白，脉沉缓尺弱。

治宜温补脾肾，固冲止血。方选固本止崩汤合固冲汤加减。

何老常选用党参、黄芪、炒白术、升麻、仙鹤草、鹿角片、生熟地炭、炮姜炭、附子炭、艾叶炭等药。

2. 肝肾阴虚

血非时而下，量少或多，淋漓不净，血色鲜红，头晕耳鸣，腰酸膝软，手足心热，颧赤唇红，舌红苔少，脉细弦数。

治宜滋养肝肾，固冲止血。方选左归丸合二至丸加减。

何老常用龟甲、生熟地炭、二至丸、桑叶、丹皮、山萸肉、丹皮、地骨皮、白薇、石斛、天麦冬、南北沙参、五味子、阿胶等味。

3. 血热妄行

血非时而下，量多如崩，或淋漓不断，血色深红，质地黏稠，或夹血块，心烦少寐，渴喜冷饮，头晕面赤，舌红，苔黄，脉滑数。

治宜清热凉血，固冲止血。方选清热固经汤加减。

何老常用制大黄、贯仲、马齿苋、地锦草、大小蓟、蚤休、槐花、地榆、焦山栀、红藤、败酱等味。

4.瘀血阻滞

经血非时而下，量多或少，或淋漓不净，血色紫黯有块，小腹疼痛拒按，舌紫黯或有瘀点，脉涩或弦涩有力。

治宜活血祛瘀，调冲止血。方选失笑散合四乌鲗骨一芦茹丸加三七。

兼气虚者，何师必选参芪失笑散；兼寒凝者，则加用艾叶、附子、炮姜；兼血热者，加用丹皮、地骨皮、水牛角、青蒿、小蓟等；兼血虚者，合用四物汤、阿胶。

需要强调，临床上，上述四型并非泾渭分明，常相兼错杂，故临证需细审明辨。

三、病案实录

病案一

俞某，女，50岁，已婚，家庭主妇。初诊日期：2007年7月26日。

[**主诉**] 月经紊乱1年余，阴道不规则出血近2个月。

[**现病史**] 患者近1年来月经紊乱，经期延长，甚则1整个月淋漓不净，末次月经2007年6月1日，量时多时少。2007年6月17日经未尽，故在外院就诊行诊刮术，病理报告提示：子宫内膜单纯型增生过长。术后阴道少许出血至今未净，经抗炎止血治疗无效，遂来何老处求诊。

[**刻下**] 血下仍多，色暗，头晕乏力，腰酸肢软，小腹隐痛，脉沉涩，舌淡边瘀点，苔薄白。

[**中医诊断**] 气虚挟瘀型崩漏。

[**西医诊断**] 异常子宫出血。

[**治法**] 益气固冲，化瘀止血。

处方：生黄芪15g，党参15g，升麻炭6g，白术10g，龟甲10g，生地炭12g，茜草炭6g，鹿含草30g，血见愁15g，马齿苋20g，制大黄炭6g，生甘草5g，地锦草15g，附子炭5g，阿胶珠12g，化龙骨30g。7剂。

二诊：2007年8月2日。服药4剂后阴道流血明显减少，头晕乏力好转，出血日久致气阴两虚，再宗前法加入滋阴药物。

处方：生黄芪15g，太子参15g，五味子5g，龟甲10g，鹿角霜15g，白芍10g，丹皮10g，生地10g，桑寄生15g，枸杞12g，菟丝子30g，甘草5g。3剂。

服药后阴道流血止，诸证改善，守方巩固。之后间断服中药调经3个月，月经周期基本规律。

按语：患者七七之年，肾气渐衰，冲任亏损，不能制约其经血，故血从胞中非时暴崩而下，且延日不净。遵循中医塞流、澄源、复旧三步疗法，何老结合多年的临床实践认识到在塞流的同时应结合澄源，分清病因则更能提高疗效。更年期妇女功血大都责之于脾肾两脏及冲任两脉的虚损；脾肾两虚，冲任损伤，统摄无权，封藏失司，则见暴崩下血。

该患者首诊时，下血日久量多，故急拟益气化瘀固冲为主。药用党参、黄芪、白术、升麻炭等益气健脾升提；地锦草、鹿含草、血见愁、马齿苋等止血收敛兼以清热；方中尤妙以茜草化瘀止血，制大黄化瘀清热、荡涤血海，生地凉血止血、育阴止崩，附子振奋阳气、阳密乃固，四味有清、有温、有散、有收，有炒炭，合用增强收敛止血之效。二诊时崩漏大减，急证已安，缓则固本，着眼于肾虚气阴两虚之本，故予滋肾益气固冲，养阴清热，药止止血。之后数诊虽药物有所出入，但宗旨均不离健脾补肾固冲，取潜阴敛阳之意，使气血和平，冲任得固，其病渐愈。

病案二

张某，女，39岁，未婚。初诊时间：2011年1月15日。

[**主诉**] 月经紊乱1年，淋漓不净10余天。

[**现病史**] 患者近1年月经先期，20天1行，量多夹块，色暗红，阵下如崩，10天方净。曾用西药激素治疗半年，未见好转。末次月经2011年1月2日，量多1周后转少，至今未净。面色㿠白，大便溏稀，神疲肢倦，腰酸如折，头晕失眠，大便尚调。舌淡，苔薄白，边齿痕，脉细。

[**中医诊断**] 崩漏（脾肾两虚型）。

[**西医诊断**] 异常子宫出血。

[**治法**] 健脾益肾，收摄止血。

处方：炙黄芪30g，炒党参30g，焦白术10g，当归身10g，炒白芍12g，炮姜炭6g，旱莲草15g，山萸肉10g，仙鹤草30g，茜草炭6g，乌贼骨15g，菟丝子12g，炙甘草3g，煅牡蛎18g。10剂。

二诊： 2011年1月25日，上药服用7剂后漏下即止。仍感神疲乏力，头晕失眠。拟膏方健脾育肾，益气培本。

处方： 生黄芪200g，生晒参60g，党参200g，天麦冬100g，生熟地黄各100g，山萸肉100g，焦白术100g，怀山药100g，牡丹皮100g，赤白芍100g，旱莲草150g，女贞子150g，制首乌150g，血见愁150g，藕节150g，仙鹤草300g，明天麻60g，金樱子120g，覆盆子150g，巴戟天150g，菟丝子150g，桑寄生150g，潼白蒺藜各150g，桑椹150g，红枣150g，淮小麦300g，炙甘草60g，化龙骨150g，煅牡蛎150g，砂仁50g，佛手60g，另：鹿角胶100克，龟甲胶100g，阿胶250g，西洋参30g，龙眼肉150g，灵芝孢子粉30g，核桃仁250g，黑芝麻250g，黄酒250g，冰糖250g。收膏，每日早晚各1勺，开水冲服。

患者服后膏方后经行量减，夜寐好转，崩漏得愈。后续3次转经，28~30天一行，经量一般，7天经净，病体渐复。

按语：《妇人大全良方》："夫妇人崩中者，由脏腑伤损，冲脉、任脉血气俱虚故也。"该患者脾肾不足，冲任受损，气血亏虚，固摄乏权。唐容川曰："治崩必治中州。"故重用参芪益气固脱；龙眼肉、焦白术、红枣等补益气血，建中养营；覆盆子、金樱子、巴戟天、桑寄生、潼蒺藜补肾培元，益精生血；天冬、麦冬、白蒺藜皆禀水精之气，滋水润燥，补肺清金，金水相生，以金水为生化之源泉；灵芝归五经，补气血，安心神；血见愁、藕节、仙鹤草等止血生新；化龙骨、煅牡蛎固涩冲任。全方旨在温补、固涩结合，鼓舞中州、补肾培本，气充血摄，冲任得固，崩漏自止。

病案三

刘某，女，48岁，已婚，职员。初诊：2013年1月2日。

[**主诉**] 月经紊乱1年，淋漓未净2个月。

[**现病史**] 患者近1年月经较紊乱，或月经后期半月未至，或月经淋漓不净。末次月经11月20日，淋漓1个月未净，1周前外院行因诊断性刮宫术，病理提示：子宫内膜增生晚期改变，多呈增生反应，少量呈分泌反应。

[**刻下**] 阴道出血仍未尽，量较多，感全身乏力，头晕口干，大便偏干，

畏寒，舌质淡，苔薄，脉细数。血常规提示中度贫血。

[**中医诊断**] 崩漏（阳气不足，阴亏血瘀型）。

[**西医诊断**] ①异常子宫出血；②贫血。

[**治法**] 益气温阳，救阴化瘀。

处方：生黄芪30g，党参30g，茜草炭6g，海螵蛸15g，马齿苋30g，生地炭15g，山茱萸10g，蚤休10g，蛇舌草30g，大黄炭10g，鹿含草30g，附子炭6g，仙鹤草30g，炙龟甲15g，藕节15g，牡丹皮10g，生甘草5g，三七粉（冲服）3g。4剂。

二诊：2013年1月7日。诉阴道出血减，仍未净。

处方：前方去附子炭、三七粉，再进7剂。

三诊：2013年1月14日。患者出血已净4天。

处方：上方去茜草炭、海螵蛸、仙鹤草、藕节，加麦冬15g，黄精15g，当归身10g，炒白芍15g，续服7剂。

按语：患者年届七七，肾气已虚，口干、便干、脉细数皆为阴虚之象。但患者崩漏已久，阴损及阳，故而出现乏力、头晕、畏寒等症。方用附子温经壮阳，阳回则气固，炒炭后制约其辛散之弊，增强其摄血之功；黄芪、党参甘温益气，振奋脾阳，生血摄血；素谓附子功在回阳，弊在耗阴，故以龟甲、生地炭滋阴敛血；崩中下血，必然"经脉中已动之血有不能复还故道者"而瘀滞冲任，故用三七、制大黄祛瘀生新，配合血余炭、仙鹤草化瘀止血，攻中有守，使血止而不留瘀。全方融温阳、益气、救阴、化瘀诸法于一方，共奏甘温助阳，固本止崩之功。出血既止，去炭类等止血药，加用补肾养血之品以顾护正气。

病案四

丁某，女，44岁，已婚，经商。初诊：2009年4月17日。

[**主诉**] 月经紊乱1年。

[**现病史**] 月经平素规则，近1年无明显诱因下月经紊乱，近2个月来每10天即少许流血1天。

[**刻下**] 阴道少许流血，无腹痛及腰酸乏力，眼不欲睁，略头晕。舌淡嫩，脉细弦，面部色斑。婚育史：已婚，1-0-0-1，宫内节育器放置19年。

[**中医诊断**] 崩漏（气阴两虚，湿热瘀滞）。

[**西医诊断**] 异常子宫出血。

[**治法**] 益气养阴，清热化瘀。

处方：生黄芪15g，焦白术10g，太子参30g，制大黄10g，丹皮10g，赤白芍各10g，红藤30g，败酱草30g，生地15g，玄参15g，蚤休10g，旱莲草15g，女贞子15g，怀山药15g，生甘草5g。7剂。

二诊：2009年4月24日。末次月经2009年4月17日，量中，3天净，血块多。眼睛症状明显改善，色斑减轻，异常出血未再作，患者欣悦。但服前方后略感腹胀、大便不畅，头晕，舌淡嫩，齿痕重。

处方：生黄芪15克，太子参30克，制大黄10克，生地15克，玄参15克，旱莲草15克，女贞子15克，红藤30克，败酱草30克，蚤休10克，丹皮10克，生白芍15克，枸杞15克，桑寄生15克，潼蒺藜15克，炙甘草5克。7剂。嘱空腹服。

后随诊阴道漏红已止，腹胀不显，诸证好转。

按语：异常子宫出血是宫内节育器常见副反应，常发生于放置IUD后1年内，尤其是最初3个月内，也见于超期使用者。表现为经量过多、经期延长或经间期点滴出血。出血的原因是IUD的机械性压迫引起子宫内膜和血管内皮细胞损伤，释放大量前列腺素、纤溶酶原激活因子、激肽等物质，使血管渗透性增加，纤溶系统活性增加。

本患者置环避孕达19年，远超使用期限，因此这是导致其不规则阴道流血的主要原因之一，按西医常规，应取环治疗，必要时诊刮。该患月经失调1年，说明仍存在内分泌失调因素。虚实错杂，取效较难。何老依据《内经》"阴虚阳搏谓之崩""阳络伤，血外溢，阴络伤，血内溢"之旨，以及张洁古"阴虚不能镇守包络相火"之论，予旱莲草、女贞子、生地滋养肝肾，填补冲任虚损；依《金匮》"虚寒相搏"之旨以及朱丹溪"崩下由脏腑伤损，冲任二脉血气俱虚"之论，故予生黄芪、焦白术、太子参、怀山药、生甘草健脾益气，固冲止血。宫内环久置直伤胞宫，为冲任瘀血之患，瘀久化热，需散瘀清热利湿为佐，故加制大黄、丹皮、赤白芍、红藤、败酱草、玄参、蚤休，此乃《圣济总录》漏下"盖由血虚气衰，不能约制，又有瘀血在内"之意也。诸药合用，共奏佳效。本案中患者"乏力，眼不欲睁，舌淡"为虚证，何老在组方中取制大黄10g，患者服后"乏力，眼不欲睁"基本消失，而且没有出现腹泻表现，经验独到，甚为感慨。

病案五

潘某，女，34岁，已婚，工人。初诊：2011年1月26日。

[**主诉**] 不规则阴道流血2个月。

[**现病史**] 月经平素正常，末次月经2010年11月24日，量中，5天后减少，淋漓至第10天，量复又增多，至今未净。1月13日B超提示子宫内膜厚0.75cm（单层）。经抗炎缩宫治疗未见效，现感下腹痛，舌暗，苔薄，脉弦涩。置环10年，患者拒绝住院诊刮取环，要求中药治疗。

[**中医诊断**] 崩漏（气虚血瘀型）。

[**西医诊断**] ①异常子宫出血，②子宫内膜炎，③宫内节育环。

[**治法**] 益气化瘀，固冲止血。

处方：生黄芪30g，党参30g，升麻炭6g，附子炭6g，生地炭15g，山萸肉10g，玄参炭10g，焦山楂15g，失笑散（包）30g，马齿苋30g，蚤休10g，焦白术10g，大黄炭6g，丹皮10g，鹿角霜15g，茜草炭6g，乌贼骨12g，鹿含草30g，赤白芍各10g，大小蓟炭各10g。10剂。

服药7剂时阴道出血已全净，2月9日B超复查内膜双层0.5cm。

按语：该病案体现何老丰富的临床辨证用药经验及体察病人痛楚疾苦之医者仁心。患者出血日久，经抗炎缩官治疗未见效，建议住院行诊刮及取环术，患者因恐惧手术，要求中药治疗。这种情况一般医生会建议患者行诊刮术，一则内膜过厚恐有内膜增生过长内膜癌前病变之虑，二则迭经抗炎缩官治疗未见效则说明病情较复杂，不易取效。而老师分析认为患者虽内膜增厚明显，但"月经平素正常"，偶然一次月经紊乱可待治疗后B超复查内膜情况，刮宫治疗虽简单易行，但患者需承受身体的痛苦及精神的恐惧。何老结合西医病因病理特点进行辨证分析，提出益气升提，化瘀固冲止血大法，方中参芪失笑散益气化瘀，附子炭温阳止崩，生地炭、山萸肉、玄参炭育阴止崩，大黄炭、丹皮、蚤休、赤白芍、大小蓟扫除瘀热，乌贼骨、茜草一收一散，诸药协同，7剂而愈，药到病除。

第二节　痛　　经

妇女正值经期或行经前后，出现周期性小腹疼痛，或痛引腰骶，甚则剧痛昏厥者，称为"痛经"，又称"经行腹痛"。《诸病源候论》首立"月水来腹痛候"，认为"妇人月水来腹痛者，由劳伤气血，以至体虚，受风冷之气客于胞络，损伤冲任之脉"。

一、西医概述

痛经是妇科最常见的疾病之一，痛经分两种，即原发性和继发性，前者生殖器官无器质性病变，后者是由盆腔器质性病变所致。而原发性痛经（PD）者占多数，近年国内外对其发病机制的研究不断深入，原发痛经的发病机制牵涉神经、精神、内分泌、饮食、营养等多方面改变，特别是原发痛经子宫肌层血流的特征性改变，同时前列腺素（PG）、催产素（OT）、E_2雌激素与孕激素等多种物质亦参与了痛经的发作。

原发性痛经大多开始于月经来潮或月经来潮前数小时，常为绞痛，痉挛性，持续0.5~2小时。在剧烈腹痛后，转为中等程度阵发性疼痛，可持续12~24小时。经血流出畅通后疼痛渐渐消失，也偶有需要卧床2~3天的患者。疼痛部位多为小腹，严重的可放射到腰骶部或股前内侧。约一半的患者伴有胃肠道和心血管症状，偶有晕厥及虚脱。原发痛经的发病率较高，我国抽样调查显示发病率为33.19%，其中有13.55%严重影响工作。其中，原发痛经占75%。在加拿大，近2011年的流行病学调查中发现：60%的妇女有中到重度原发痛经，其中51%的痛经妇女日常生活受到影响，17%的重度痛经患者因痛经而缺工或缺课。

二、病因病机

痛经的原因较多，何老比较推崇《景岳全书·妇人规》所说："经行腹痛，证有虚实。实者，或因寒滞，或因血滞，或因气滞，或因热滞；虚者，有因血虚，有因气虚。"

何老认为痛经在临床上最多见到的是寒凝血瘀型痛经。此类患者大多病势急重，月经愆期，经行量多，经色暗伴小血块，经前或经行时小腹剧痛，严重时还会出现大汗淋漓，四肢厥冷。部分患者可见到有大小不等的瘀血块及膜状块物，随同经血脱落而出，一旦块物脱落，腹痛遂减，此为膜样痛经，同时，患者常感到小腹发冷，呕恶便溏，舌苔白腻，脉弦紧。何老认为此型痛经辨证要点是"寒""瘀""痛"三字。

三、诊治思路

在诊治方面何老承何氏家传经验，主张温散疏通，理气活血，调经止痛。在具体治疗上，提倡"三步一参"，即经前防、经期治、经后固、西医参。

1.经前防

即以上月行经日期为标准，提前1周开始服药，治以温理气血，鼓舞畅行的药物，此为第一阶段，常用药物有当归、炒白芍、川芎、桂枝、香附、胡芦巴、炒茴香、艾叶、淡吴萸、炒枳壳、炙甘草等。膜样痛经者可加血竭、煅花蕊石、山楂等。

2.经期治

患者在行经期，临床症状较急、重，在治本同时，必须辅以止痛。因此，在采用温经散寒暖宫，或温经活血化膜的同时须佐以止痛药，使阳气四布，阴翳自散，血海得温，膜消而经血畅行此为第二阶段。常在第一阶段的基础上，加重温经散寒之力度，选用附子、干姜、肉桂，止痛药物常选用制乳香、没药、元胡、炒川楝子、广木香、乌药，痛剧者可加制川乌、草乌。

3.经后固

即在月经后，腹痛消失，但小腹部仍有空虚感，常常伴有神疲乏力，腰酸等症。此时选用养血温胞，调和营血的药物，使胞络冲养，气血调达，此为第三阶段，常用药物有炒当归、炒白芍、川芎、狗脊、川断、艾叶、熟地炭、陈皮、透骨草、炙甘草。何老的三步疗法，在临床上对寒凝血瘀型痛经极为有效，其实，对于其他各型痛经，遵循此三法，变通选药用之，均能获取良效。

4.西医参

在用中药治疗的同时需结合西医学检查明确是原发性痛经或继发性痛经。原发性痛经中医辨证论治的效果明显确切，而继发性痛经有部分需要手术干预，比如子宫内膜异位症，巨大卵巢巧克力囊肿，要提倡妇科检查和B超检查，以提高疗效。

四、病案实录

病案一

朱某某，女，31岁，职员。初诊：2009年6月19日，晴，夏至前2天。

[主诉] 痛经10余年。

[现病史] 患者月经初潮14岁，5天/26~27天，末次月经2009年6月1日，月经第1、2天痛经，量多有块，痛时难忍，需服止痛药，得温痛势可缓。月经第3天量畅下后，痛止。平素偏于畏寒，经行加重，舌淡红略胖，苔腻，脉细缓。

[既往史] 患者既往体健。无输血史，无食物、药物过敏史等。2005年宫外孕宫腹腔镜保守手术。未见子宫内膜异位病灶。

[辅助检查] 6月15日B超提示：子宫小肌瘤，大小10mm，子宫内膜双层厚8mm。腹腔镜未见子宫内膜异位病灶。

[中医诊断] 痛经（虚寒挟瘀型）。

[西医诊断] 原发性痛经。

处方：生黄芪15g，党参15g，当归12g，川芎10g，生熟地各10g，枸杞15g，鹿角片10g，龟甲10g，淫羊藿15g，巴戟天15g，杜仲15g，怀牛膝15g，鸡血藤15g，丹皮10g，丹参15g，赤白芍各10g，茯苓15g，泽泻15g。7剂。

二诊：2009年6月26日，晴，夏至后5天。末次月经2009年6月1日，现无乳胀。经前宜温通。

处方：当归15g，川芎10g，赤芍15g，香附10g，淡附片5g，肉桂5g，红花6g，桃仁6g，益母草30g，丹参15g，泽兰10g，乌药6g，炒元胡15g，淫羊藿15g，巴戟天10g，炙甘草5g。7剂。

三诊：2009年7月3日，晴，小暑前4天。末次月经2009年6月28日，本月痛经大减，量中，略腰酸。经后宜补益。

处方：生黄芪15g，党参15g，焦白术10g，当归15g，川芎10g，熟地12g，枸杞12g，阿胶珠12g，艾叶5g，香附10g，川断15g，菟丝子15g，杜仲15g，巴戟天10g，覆盆子15g，淫羊藿15g，小茴香5g，炙甘草5g。7剂。

按语： 何老认为痛在经前、经期之初、中多属实；痛在月经将净或经后多属虚。疼痛剧烈、拒按、掣痛、绞痛、灼痛、刺痛多属实；隐隐作痛、坠痛、喜揉喜按多属虚。痛甚于胀，血块排出则疼痛减轻，或刺痛、持续作痛者多为血瘀；胀甚于痛，时痛时止者多为气滞。绞痛、冷痛，得热痛减多属寒；灼痛得热痛增多为热。痛在两侧少腹病多在肝，痛在腰际病多在肾。痛经的治疗原则，以调理冲任、胞宫气血为主。又须根据不同的证候，或行气，或活血，或散寒，或清热，或补虚，或泻实。

痛经治疗还应选择最佳治疗时机。一般来说，实证者应着重在经前5~10天治疗，用药以疏通气血为主，重在解除气机之郁滞和血脉之瘀阻，使气血流畅，通则不痛；虚证者则着重在行经末期和经后3~7天治疗，以养血益精为主，补精血之不足，使胞宫得以濡养，荣则不痛。

本患有块为瘀、喜暖为寒、舌嫩为虚，故辨其为虚寒夹瘀之痛经，虚实夹杂是其特征，治以温经散寒化瘀止痛，方以大温经汤合艾附暖宫丸加减，故取效甚佳，病入坦途。

病案二：原发性痛经　膜样痛经

汪某，女，20岁，未婚，学生。初诊：2013年2月15日。

[**主诉**] 经行腹痛6年。

[**现病史**] 患者自6年前初潮始经行腹痛，经期第1~3天小腹剧痛，甚则打滚，呕吐，不能坚持上学，量不多，挟有血块及大块内膜组织，痛甚则块下，块下痛稍缓。月经初潮14岁，周期27~30天，经期5~7天。经前1周起乳房胀痛。末次月经2013年1月28日。

[**妇科检查**] 外阴（-），子宫前位，正常大小，活动良好，无触痛，子宫直肠窝未触及痛性结节，双侧附件（-），脉细，舌淡红。

[**辅助检查**] B超未见异常。

[**中医诊断**] 痛经（冲任不足，寒凝胞宫）。

[**西医诊断**] 原发性痛经。

[**辨证分析**] 寒凝胞宫，不通则痛，故见经期小腹痛、痛甚则块下，块下痛稍缓。

[**治法**] 温经散寒，理气止痛调经。

处方：当归15g，川芎10g，香附10g，延胡索10g，党参15g，炒枳壳15g，柴胡6g，玄参10g，赤芍10g，甘草5g。7剂。

另嘱其做妇科B超，测血CA125。平素宜避风寒，忌生冷饮食。

二诊：2013年2月22日。B超提示：双侧卵巢未见明显包块，肿瘤指标均正常。

[**治法**] 温经散寒止痛。

处方：炮姜3g，细辛10g，肉桂（后下）3g，附子3g，当归15g，赤芍30g，三棱15g，莪术15g，制乳没（各）6g，失笑散（包煎）18g，广木香10g，全蝎粉（吞）3g。7剂，每日1剂，煎2次服。在预计来月经之前3日始服。服完本方后接服乌鸡白凤丸1粒，3次/日。

如此治疗3个周期后，均未出现腹痛，2个月后随访未再复发。

按语：治疗痛经时最重要的是选药的精准，方中最有特色的当属细辛的用量，民间有"细辛不过钱，过钱命相连"之说，一般医者用量每在3g以下，然何老认为细辛量太少起不到止痛作用，细辛的毒性成分在汤剂中煎煮时已被挥发，故在入煎剂时其量不必小于其他药物，如仲景诸方中细辛剂量与麻、桂、姜等相似，但需注意中病即止。

第三节 闭 经

一、西医概述

闭经分为原发性和继发性，原发性闭经是指年龄>14岁，第二性征未发育；或者年龄>16岁，第二性征已发育，月经还未来潮。继发性闭经是指正常月经周期建立后，月经停止6个月以上，或按自身原有月经周期停止3个周期以上。妊娠期、哺乳期或更年期的月经停闭属生理现象，不作闭经论，有的少女初潮2年内偶尔出现月经停闭现象，可不予治疗。

按生殖轴病变和功能失调的部位可分为下丘脑性闭经、垂体性闭经、卵巢性闭经、子宫性闭经以及下生殖道发育异常性闭经。WHO将闭经归纳为3种类型。Ⅰ型：无内源性雌激素产生，尿促卵泡素（FSH）水平正常或低下，催乳素（PRL）水平正常，无下丘脑-垂体器质性病变的证据；Ⅱ型：有内源性雌激素产生、FSH及PRL水平正常；Ⅲ型为FSH水平升高，提示卵巢功能衰退或衰竭。

（一）诊断标准

1.病史

包括月经史、婚育史、服药史、子宫手术史、家族史以及发病的可能起因和伴随症状；对原发性闭经者应了解青春期生长和发育进程。

2.体格检查

包括智力、身高、体质量、第二性征发育情况、有无发育畸形，有无甲状腺肿大，有无乳房溢乳，皮肤色泽及毛发分布。对原发性闭经、性征幼稚者还应检查嗅觉有无缺失。

3.妇科检查

内、外生殖器发育情况及有无畸形；已婚妇女可通过检查阴道及宫颈黏液了解体内雌激素的水平。

4.实验室检查

有性生活史的妇女出现闭经，必须首先排除妊娠。

（1）评估雌激素水平以确定闭经程度：①孕激素试验，②雌激素、孕激素试验。

（2）激素水平测定：建议停用雌、孕激素类药物至少2周后行E_2、P、T、FSH、LH、PRL、TSH等激素水平测定，以协助诊断。

（3）染色体检查：高垂体促性腺激素（Gn）性闭经及性分化异常者应进行染色体检查。

5.辅助检查

首选超声检查，以了解盆腔内有无占位性病变、子宫大小、子宫内膜厚度、卵巢大小、卵泡数目及有无卵巢肿瘤。

（1）基础体温测定：了解卵巢排卵功能。

（2）宫腔镜检查：排除宫腔粘连等。

（3）影像学检查：头痛、溢乳或高泌乳素血症患者应进行头颅和（或）蝶鞍的MRI或CT检查，以确定是否存在颅内肿瘤及空蝶鞍综合征等；有明显男性化体征者，还应进行卵巢和肾上腺超声或MRI检查，以排除肿瘤。

（二）治疗原则

1.病因治疗

部分患者去除病因后可恢复月经。

2.雌激素和（或）孕激素治疗

对青春期性幼稚及成人低雌激素血症所致的闭经，应采用雌激素治疗。

3.针对疾病病理、生理紊乱的内分泌治疗

根据闭经的病因及其病理、生理机制，采用有针对性的内分泌药物治疗以纠正体内紊乱的激素水平，从而达到治疗目的。如甲状腺功能减退症补充甲状腺素，高泌乳素血症应用溴隐亭等。

4.诱发排卵

有生育要求者，对于FSH和PRL水平正常的闭经患者，由于患者体内有一定水平的内源性雌激素，可首选枸橼酸氯米芬作为促排卵药物；对于FSH水平升高的闭经患者，由于其卵巢功能衰退，不建议采用促排卵药物治疗。

5.辅助生育治疗

对于有生育要求，规范地诱发排卵后未成功妊娠，或合并输卵管问题的闭经患者，或男方因素不孕者可采用辅助生殖技术治疗。

二、辨证分型

（一）肾虚

1.肾气虚

月经初潮来迟，或月经后期量少，渐至闭经，头晕耳鸣，腰酸腿软，小

便频数，性欲淡漠，舌淡红，苔薄白，脉沉细。治宜补肾益气，养血调经。方用大补元煎加丹参、牛膝。若夜尿频数者，酌加金樱子、覆盆子。

2. 肾阴虚

月经初潮来迟，或月经后期量少，渐至闭经，头晕耳鸣，腰膝酸软，或足跟痛，手足心热，甚则潮热盗汗，心烦少寐，颧红唇赤，舌红，苔少或无苔，脉细数。治宜滋肾益阴，养血调经。方用左归丸。若潮热盗汗者，酌加青蒿、鳖甲、地骨皮；心烦不寐者，酌加柏子仁、丹参、珍珠母，或选用黄连阿胶汤；阴虚肺燥，咳嗽咯血者，酌加白及、仙鹤草、海浮石、青黛、山栀等。

3. 肾阳虚

月经初潮来迟，或月经后期量少，渐至闭经，头晕耳鸣，腰痛如折，畏寒肢冷，小便清长，夜尿多，大便溏薄，面色晦黯，或目眶黯黑，舌淡，苔白，脉沉弱。治宜温肾助阳，养血调经。方用十补丸（《济生方》）或右归丸。

（二）脾虚

月经停闭数月，肢倦神疲，食欲不振，脘腹胀闷，大便溏薄，面色淡黄，舌淡胖有齿痕，苔白腻，脉缓弱。治宜健脾益气，养血调经。方用参苓白术散（《和剂局方》）加当归、牛膝。心脾两虚者，方选归脾汤。

（三）血虚

月经停闭数月，头晕目花，心悸怔忡，少寐多梦，皮肤不润，面色萎黄，舌淡，苔少，脉细。治宜补血养血，活血调经。方用小营煎（《景岳全书》）加鸡内金、鸡血藤。若血虚日久，渐至阴虚血枯经闭者，症见月经停闭，形体羸瘦，骨蒸潮热，或咳嗽唾血，两颧潮红，舌绛苔少，甚或无苔，脉细数。治宜滋肾养血，壮水制火，方用补肾地黄汤（《陈素庵妇科补解》）。

（四）气滞血瘀

月经停闭数月，小腹胀痛拒按；精神抑郁，烦躁易怒，胸胁胀满，嗳气叹息，舌紫黯或有瘀点，脉沉弦或涩而有力。治宜行气活血，祛瘀通络。方用膈下逐瘀汤（《医林改错》）。若烦躁、胁痛者，酌加柴胡、郁金、川楝子等。

（五）寒凝血瘀

月经停闭数月，小腹冷痛拒按，得热则痛缓，形寒肢冷，面色青白，舌紫黯，苔白，脉沉紧。治宜温经散寒，活血调经。方用温经汤。若小腹冷痛较剧者，酌加艾叶、小茴香、制附子。

（六）痰湿阻滞

月经停闭数月，带下量多，色白质稠，形体肥胖，或面浮肢肿，神疲肢倦，头晕目眩，心悸气短，胸脘满闷，舌淡胖，苔白腻，脉滑。治宜豁痰除湿，活血通经。方用丹溪治湿痰方（《丹溪心法》）。若胸脘满闷者，酌加瓜蒌、枳壳；肢体浮肿明显者，酌加益母草、泽泻、泽兰。

三、诊治思路

1.勤求古训，探因求机

《素问·上古天真论》曰："女子七岁，肾气盛，齿更发长；二七而天癸至，任脉通，太冲脉盛，月事以时下，故有子；……七七，任脉虚，太冲脉衰少，天癸竭，地道不通，故形坏而无子也。"确立了肾气充盛，天癸至，任通冲盛是月事以时下的先决条件。病理情况下肾、天癸以及冲任二脉与闭经的发生有着非常直接的密切关系。《素问·腹中论》中记载："病名血枯。此得之年少时，有所大脱血，若醉入房，中气竭，肝伤，故月事衰少不来也。"《金匮要略·妇人杂病脉证并治》进一步指出："妇人之病，因虚、积冷、结气，为诸经水断绝，至有历年，血寒积结胞门。……久则羸瘦，脉虚多寒；三十六病，千变万端……"历代医家认为妇女比男子更容易受到七情过极的伤害而致闭经，如《备急千金要方》明确指出："女人嗜欲多于男子，加以慈恋、爱憎、嫉妒、忧恚，染著坚牢，情不自抑，所以为病根深，疗之难瘥。"在系统整理前人认识的基础上，何老认为闭经常见病因有先天禀赋不足、内伤七情、饮食劳倦、房劳多产等。其病机变化或因于虚——冲任亏虚、血海不足；或因于实——痰、瘀、郁之邪阻滞冲任、胞脉；或因病程迁延日久，虚实错杂。

2.寓通于补，注重滋养

何老认为闭经患者可以从虚、实两个方面论治，虚者，宜补之；实者，宜泻之；虚实夹杂者，宜养血而攻之。人之生，以气血为本，人之病，未有不先伤其气血者。《医学正传》云："月经全藉肾水施化，肾水既乏，则经血日以干涸，……渐而至于闭塞不通。"肝藏血，有血海之称，主全身血液的贮藏与调节。素体血虚，或化源不足，或失血过多，或肾精亏乏，失于滋养，或火旺而肝血暗耗，导致肝血不足，血海空虚，发为闭经。故何老认为闭经患者精血亏虚者多，单纯痰瘀为患者少。痰瘀迁延日久者，亦可耗气伤血，乃至虚实错杂。故临证注重滋肝肾、养心脾，遣方用药以补肝、四物、归脾等滋补精血之剂为主，兼或少佐理气、活血、清心、祛痰之品，寓通于补，补而不滞。何老善于通过调节方中补泻药物的比例，协调脏腑气血、阴阳，再三强调不可一味行血、破血，犯虚虚之戒。

3. 三因制宜，灵活变通

《医学源流论·病同人异论》中对三因制宜治则有详细描述："天下有同此一病，而治此则效，治彼则不效，且不惟无效而反有大害者，何也？则以病同而人异也。夫七情六淫不感不殊，而受感之人各殊。或气体有强弱，质性有阴阳，生长有南北，性情有刚柔，筋骨有坚脆，肢体有劳逸，年力有老少，奉养有膏粱藜藿之殊，心境有忧劳和乐之别。"三因制宜强调患者的体质特点、饮食习惯、所处环境等对辨证施治的影响，是中医整体观与天人相应观的具体体现。何老认为江南地区与北方不同，其地潮湿，其人柔弱。女子形瘦者多热多郁，血少气虚而经闭；身体肥盛之妇，躯脂迫塞，痰涎壅盛，血滞而经不行。因此，临证用药应多清滋与祛痰湿。清滋用药宜轻省，兼顾护胃气；祛痰湿用药宜运化健脾为主，慎用辛香温燥之剂。何老四时用药亦颇具心得，春季倍柴胡，夏季倍芍药，秋季倍麦冬，冬季倍当归。她认为，患者年龄不同，用药亦不同。室女经闭不同于妇人，多因禀赋不足，血气未充，或因所愿不遂，思虑伤心，郁抑伤肝而致。故治疗当以补益精血使冲任得滋，解郁清心使心气下通，经乃行。

4. "病""证"同求，中西合璧

何老常运用中西医结合、辨证与辨病相参合的方法，既从西医"病"的角度考虑，如因多囊卵巢综合征引起的闭经，必用皂角刺、路路通、炙鸡内金、白芥子、石菖蒲等化瘀散结，活血通络；又从中医"证型"的方面分析，如肝肾不足，常用苁蓉菟丝子丸、左归丸、右归丸、柏子仁丸等补益肝肾，气

血虚弱，常用十全大补汤、八珍汤加减；气滞血瘀，用血府逐瘀汤或大黄䗪虫丸等。如此等等，辨病与辨证相结合的方法，使中医治疗疾病既有一定的药物模式可循，又不失中医传统辨证施治的精华所在。

四、病案实录

病案一：闭经、多囊卵巢综合征、胰岛素抵抗

金某某，女，16岁，未婚，学生。初诊：2009年8月27日。

[主诉] 闭经3年。

[现病史] 月经初潮2006年3月，量偏少。末次月经2006年5月，此后无明显诱因下月经闭止，至今未行。体胖（81kg），颈腋下黑棘皮。平素大小便尚调，纳可，时有腰酸，睡眠一般。舌淡红略大，苔白腻。脉细滑略弦，尺脉略弱。

[既往史] 患者既往体健。无肝炎、结核等传染病史，无食物、药物过敏史等。

[辅助检查] 2009年7月29日测：血胆固醇6.87mmol/L，甘油三酯2.24mmol/L，高密度脂蛋白0.76mmol/L，低密度脂蛋白4.5mmol/L。性激素：雌二醇69.7pg/ml，促黄体生成素6.48IU/L，促卵泡生成素3.86IU/L，余正常。空腹胰岛素34.1mmol/L。2009年8月11日B超检查：子宫偏小，大小为4.5cm×3.0cm×2.7cm，内膜双层厚0.4cm，左卵巢大小2.9cm×2.0cm×2.0cm，右卵巢大小4.4cm×2.0cm×2.0cm，内均见细小卵泡回声多枚。

[中医诊断] 闭经（肾虚痰瘀）。

[西医诊断] ①闭经，②胰岛素抵抗，③多囊卵巢综合征。

[辨证分析] 本患肥胖，有黑棘皮，无畏寒怕热，二便尚调，舌体亦大，辨其肾虚痰瘀互结。治宜扶正祛邪并进。同时嘱患者加强运动减重。

处方：当归30g，川芎15g，赤芍15g，香附10g，丹参30g，益母草30g，炙鸡内金20g，白芥子15g，制黄精20g，制首乌15g，川牛膝30g，鸡血藤15g，郁金10g，石菖蒲9g，淫羊藿15g，菟丝子30g，覆盆子12g，地鳖虫10g，刘寄奴10g。7剂。

二诊：2009年8月11日，患者已减肥4kg。便偏稀。近日外感，鼻塞。舌

淡，苔白腻，伴齿痕。

处方：生黄芪15g，葛根30g，苍白术各10g，怀山药15g，姜半夏10g，茯苓15g，川牛膝15g，丹参15g，益母草30g，淫羊藿15g，菟丝子30g，苍耳子10g，辛夷6g，石菖蒲9g，防风6g，广木香6g，泽泻、泽兰各10g，炒当归12g，川芎10g，香附10g，皂角刺10g，炙甲片5g，郁金10g。14剂。

三诊： 2009年8月25日。2009年8月18日起似点滴阴道出血，量少，色暗红，无腹痛。7日净。腹泻每日4~5次。

处方：生黄芪15g，葛根30g，苍白术各10g，怀山药15g，姜半夏10g，陈胆星6g，化橘红6g，茯苓15g，炒当归12g，川芎10g，赤芍15g，香附10g，郁金10g，广木香6g，丹参15g，泽泻、泽兰各10g，淫羊藿15g，菟丝子30g，蛇床子6g，覆盆子12g，炙甲片5g，川牛膝15g，生鸡内金20g，白芥子15g，小胡麻15g。14剂为浓缩水蜜丸，服用1个月。

本方基础上，加减服用半年，患者月经逐渐转调，黑棘皮渐退，体重亦下降15公斤。

按语： PCOS即多囊卵巢综合征，是以长期无排卵、高雄激素和卵巢多囊改变为特征的内分泌综合征。其发病与糖脂代谢紊乱等密切相关，多因素相互作用形成恶性循环，覆盖女性一生。

何老认为根据其临床表现可属"月经后期""闭经""不孕""癥瘕"等病范畴。《素问·上古天真论》论述了月经产生机制涉及肾气-天癸-冲任-胞宫，《诸病源候论》记载"风冷"，《丹溪心法》则论及了痰湿，傅山更是直接说"经水出诸肾"。何老认为本病肾虚为本，痰、瘀、热为标，导致冲任二脉不能相资，胞宫不能行经、胎孕。临床每常见虚实互见、寒热错杂者。

本患肥胖，胰岛素抵抗有黑棘皮，无畏寒怕热，二便尚调，舌体亦大，故何老辨其肾虚痰瘀互结，予二仙、首乌、菟、覆诸味补肾填精；苍附导痰汤加减涤痰化浊；四物、丹参、益母草、虎杖、川牛膝等活血通经，海藻、鸡金、白芥子、甲片诸味软坚化痰通络，重用葛根30g助左路上升，汤丸继进，月经渐至，体重减轻，取得显效。

病案二：闭经、卵巢早衰

付某，女，40岁。初诊：2010年2月23日。

[**主诉**] 月经稀发、量少2年。

[**现病史**] 2008年8月查血E_2<20pg/ml，FSH 26IU/L，当时外院诊断为卵巢早衰。2009年7月7日至2009年10月5日在何老处就诊治疗月经周期好转，2009年10月5日复查血FSH 12IU/L，之后服用膏方调理。现月经量少，色黯红，平素口干少津，带下量少，末次月经2010年2月13日。舌红少津，脉弦细。

[**中医诊断**] 闭经（肝肾阴虚，精亏血少）。

[**西医诊断**] 卵巢储备下降。

[**治法**] 滋肾填精，养血调冲。

处方：葛根30g，太子参15g，天麦冬各10g，怀山药15g，怀牛膝15g，五味子5g，川断15g，菟丝子30g，覆盆子15g，小胡麻15g，当归15g，川芎10g，生熟地各10g，砂仁5g，淫羊藿15g，柏子仁15g，丹参15g，泽兰10g，巴戟天10g，炙甘草5g，枸杞15g。7剂。

二诊：2010年4月13日。至今2个月未行经，末次月经2010年2月13日。自觉乳胀明显，白带量少，舌红苔薄白，脉细弦，二便正常。

处方：上方加鹿角片10g，柴胡10g，蒲公英30g，鸡血藤15g，郁金10g，马鞭草15g，虎杖15g。

三诊：2010年5月10日。患者尿妊娠试验阳性，B超提示宫内早孕。孕囊4.1cm×3.1cm×2.3cm，可及卵黄囊及0.6cm胚芽，闻及原始心搏。

按语：患者先天禀赋不足，肾气亏虚，故天癸虽欲竭而不能持续。《医学正传》云："月经全借肾水施化，肾水既乏，则经血日以干涸。"方中以五子衍宗丸合麦味地黄汤、四物汤加减共奏滋肾填精，养血柔肝之功，少佐柴胡、香附、青皮使肝气调达，以复其疏泄之功。二诊酌加益母草、泽兰、鸡血藤、虎杖等活血通络之品，精血互资，血海充盈，经水如期、受精成孕。

何老善用葛根治疗卵巢早衰或卵巢功能下降，查阅文献：早在秦汉时代，葛根已被广泛用于临床。《神农本草经》将其列为中品，谓其"主治消渴，身大热，呕吐，诸痹，起阴气，解诸毒"。

此外《金匮要略》以葛根汤治疗刚痉证，体现了仲景重视"存津液"的思想。后世医家认为葛根生胃津液有3个途径：一是认为葛根可直接生津液，填充胃阴；二是认为葛根以其升散之性，鼓舞胃气，通过气化以生胃津；三是葛根可通过与芩连配伍达到撤热保津的作用。女子四十阴气自半，何老用葛根之意在于鼓舞胃气，通过气化以生胃津，其性升散，与滋补药味相伍可滋而不腻，阳化阴生，以复阴平阳秘之机。

病案三：闭经、多囊卵巢综合征

余某，女，27岁，已婚，工人。初诊：2009年5月7日。

[**主诉**] 月经闭止5个月。

[**现病史**] 近年来月经稀发，月经时闭止，曾做人工周期治疗，月经按月转，停药后月经又闭止，末次月经2008年12月，形体肥胖，嗜睡乏力。苔薄腻，脉沉细滑。

[**辨证分析**] 痰湿阻络，冲任失调，肥胖之人多痰多湿，痰湿瘀阻经隧，胞脉闭而经不行。

[**中医诊断**] 闭经（痰湿阻滞）。

[**西医诊断**] 继发性闭经。

[**治法**] 化痰调冲。

处方：姜半夏9g，陈胆星6g，石菖蒲6g，炙鸡金10g，当归10g，川芎6g，怀牛膝10g，制香附10g，广郁金9g，泽兰10g，小胡麻10g，淫羊藿15g，肉苁蓉15g，菟丝子30g，卷柏10g。7剂。

二诊：2009年5月14日。月经仍未转，性激素报告E$_2$ 28.4pg/ml，LH 14.6mIU/ml，FSH 6.7mIU/ml，P 1.7nmol/L，T 2.91nmol/L，PRL 13.4ng/ml，TSH 2.3nmol/L；B超检查双卵巢多囊改变，再拟温经化痰。

处方：煅紫石英30g，石菖蒲9g，姜半夏9g，陈胆星6g，当归12g，川芎6g，制香附10g，广郁金9g，大腹皮10g，炙鸡肉金9g，淫羊藿15g，肉苁蓉15g，紫河车（吞）3g，制首乌15g，丹参15g。14剂。

三诊：2009年5月28日。投上方半月后经转，量偏少，3天净，再宗前意，温经化痰，冀以巩固，再次转经，推后15天而至，嘱坚持服药3个月，月经每40~45天届期，诸证有所好转。

按语：闭经之证不外血枯、血滞两类，两案患者均形体肥胖，经来量少，闭经，舌苔白腻脉细滑，属痰湿内阻，"躯脂满经闭"类，治疗以化痰去脂调冲之法而获痊愈。值得一提的是目前在中医界"肾主生殖"，"肾-天癸-冲任-胞宫"生殖轴的理论已得到肯定，肾为先天之本，气血生化之源，肾精不足，天癸乏源，冲任失养，胞宫无以灌溉，经血自然不潮。故在治疗各类闭经中不忘补肾，常加菟丝子、淫羊藿、覆盆子、巴戟天等，但使肾精充足，血海充盈，《景岳全书》云："枯之为义，无血而然故……，欲其不枯，无如养营；

欲以通之，无如充之，但使雪消春水自来，血盈则经脉自至，源泉滚滚，又孰有能阻之者？"此言诚是。

病案四：多囊卵巢综合征

惠某某，女，28岁，未婚，否认性生活史。初诊：2014年8月5日。

[**主诉**] 月经后期10年，闭经10个月。

[**现病史**] 患者未婚，否认性生活史。10年前月经后期致体重骤升，现体重90kg，身高164cm，末次月经2013年10月，一直中药调理，仍未来潮。患者常感咽中有痰，舌淡苔白腻。脉细滑略弦。

处方：苍术10g，炒白术10g，制半夏10g，胆南星6g，化橘红9g，丹参30g，枳实15g，茯苓15g，泽泻10g，泽兰10g，当归15g，川芎10g，葛根30g，鸡血藤30g，赤芍15g，郁金10g，益母草30g，桃仁6g，地鳖虫10g，淫羊藿15g，川牛膝30g，仙茅10g，石楠叶15g，石菖蒲9g。

另嘱其查血性激素、脱氢表雄酮、生化常规、甲状腺功能，并注意控制体重。

二诊：2014年8月12日。经停未行，已查B超示：EM 0.6cm（双层），双卵巢多囊样改变，已查血甲功（–），性激素示：T 2.66nmol/L，LH 9.78IU/L，FSH 4.58IU/L，E_2 47pg/ml。

处方：上药去葛根、仙茅、石楠叶，加苁蓉10g，黄精20g。7剂。

三诊：2014年8月19日。经停未行，上药加鸡内金20g，白芥子15g。7剂。

四诊：2014年8月26日。经停未行，白带量增。上药去炒白术，加制首乌15g。

五诊：2014年9月2日。经停未行。上药去赤芍、肉苁蓉，加菟丝子30g，覆盆子12g。

六诊：2014年9月16日。经停未行，已减肥14斤。上药去苍术，加肉苁蓉10g。

七诊：2014年9月23日。月经未行，便秘，咽中有痰。

处方：枳实15g，茯苓15g，泽泻10g，泽兰10g，当归15g，川芎10g，鸡血藤30g，郁金10g，益母草30g，桃仁6g，淫羊藿15g，川牛膝30g，石菖蒲9g，黄精20g，鸡内金20g，白芥子15g，制首乌15g，菟丝子30g，覆盆子15g，苁蓉10g，瓜蒌皮15g。14剂。

八诊：2014年10月14日。已减肥20斤，经停未行。今查B超：内膜厚0.6cm，双卵巢多囊样改变。

处方：上药去制首乌加地鳖虫10g。14剂。另服戊酸雌二醇片2mg po qd，地屈孕酮片10mg po qd，10日。

九诊：2014年10月28日。月经来潮，末次月经10月26日，量畅未减。

处方：黄芪30g，炒白术10g，失笑散（包）30g，炒白芍15g，赤芍15g，三七粉（吞）1包，焦山楂15g，马齿苋20g，茜草10g，乌贼骨15g，巴戟天10g，石楠叶15g，生地炭15g，山萸肉10g，黄精20g，生甘草3g。

十诊：2014年11月4日。末次月经10月26日，量已少，尚未净。

处方：上药去三七粉，加鹿角霜、臭椿皮、龙骨、牡蛎。14剂。具体为：黄芪30g，炒白术10g，失笑散30g，炒白芍15g，赤芍15g，焦山楂15g，马齿苋20g，茜草炭6g，乌贼骨15g，巴戟天10g，石楠叶15g，生地炭15g，萸肉10g，黄精20g，生甘草3g，鹿角霜10g，臭椿皮10g，龙骨15g，煅牡蛎18g。

十一诊：2014年11月11日。末次月经10月26日，10天始净。

处方：苍术10g，炒白术10g，制半夏10g，胆南星6g，化橘红9g，丹参30g，枳实15g，茯苓15g，泽泻10g，泽兰10g，当归15g，川芎10g，葛根30g，鸡血藤30g，郁金10g，地鳖虫10g，淫羊藿15g，川牛膝30g，仙茅10g，石楠叶15g，石菖蒲9g，海浮石15g，桂枝10g，肉桂5g，香附15g。

十二诊：2014年11月18日。末次月经10月26日，白带量少，色黄。上药去葛根、桂枝、肉桂加黄精20g，覆盆子12g。

十三诊：2014年11月25日。月经届期未行，末次月经10月26日。上药去白术。7剂。

十四诊：2014年12月2日。月经准期来潮，末次月经10月26日，量畅，已净。近日外感，现鼻塞，咽痛、咽中有痰。

[治法] 益气固表、化痰利咽、宣通鼻窍。

处方：黄芪15g，炒白术10g，防风5g，荆芥6g，大力子15g，黄芩10g，辛夷6g，白芷5g，杏仁10g，象贝母10g，化橘红6g，前胡10g，炙枇杷叶15g，茯苓12g，泽泻10g，葛根30g，桔梗6g，银花15g，连翘10g，干芦根15g。

续予中药辨证调理，患者月经周期稳定在40天左右，相对规律，体重减轻，3月底测体重77kg，疗效满意。

按语：何老认为肥人多痰，而多囊卵巢综合征常见痰瘀互结，虚实错杂。

本患体重骤升，体重高达90kg，身高164cm，常感咽中有痰均为痰湿壅滞之象，舌淡苔白腻，脉细滑略弦，均反映其虚实夹杂，但以实为主；痰壅日久，血脉不利，水不利则为血，致痰瘀互结，而以痰为主。故予自始至终应用苍附导痰汤加减涤痰化浊；桃红四物、丹参、益母草、地鳖虫、川牛膝等活血通经；白芥子、鸡内金、石菖蒲诸味化痰通络；出入以补益、鼓动、清润之品。经过调治，患者体重减轻，月经转调，取得显效。

病案五：卵巢早衰

赵某，女，27岁，已婚，公务员。初诊日期：2007年4月10日，清明节后3天。

[**主诉**] 闭经6年余，不孕4年。

[**现病史**] 16岁初潮，月经愆期4~5/15~40天。21岁开始经闭，需服戊酸雌二醇片，黄体酮行人工周期方能来潮。2003年婚后至今4年未孕，平素腰酸明显，劳累后加重，性欲淡漠，带下量少，舌质红，舌体瘦小，少苔，脉弦细数。曾在省妇保检查内分泌 LH 75.64IU/L，FSH 86.8IU/L，E_2 39.1pmol/L，PRL 15.9ng/ml。幼年患有腮腺炎病史。末次月经2007年3月28日（肌注黄体酮后）。

[**西医**] ①卵巢早衰，②继发闭经。

[**中医诊断**] 闭经（肾虚）。

[**治法**] 滋补肝肾，养血通经。

处方：党参15g，太子参30g，天麦冬各10g，生熟地各10g，枸杞15g，肉苁蓉15g，菟丝子30g，当归12g，川芎10g，石菖蒲6g，香附10g，川牛膝15g，葛根30g，鸡血藤15g，丹参15g，泽兰10g，益母草30g，炙甘草5g，14剂水煎服。

二诊：自感下腹坠胀，阴道少许透明白带。2007年4月28日月经来潮，量少，2天净。初诊方去鸡血藤、丹参、泽兰、益母草，加生黄芪15g，五味子6g，淫羊藿15g，炒杜仲15g，炒白芍10g继服。

三诊：经停近2个月，乳房胀痛明显，无腰酸，复查血 FSH 2.95IU/L，LH 7.34IU/L，E_3 74pmol/L，PRL 28.9ng/ml，尿HCG阴性。初诊方去党参、太子参，加柴胡10g，赤芍10g，桃仁10g，青皮6g，路路通15g。

服药3剂后于2007年6月29日月经来潮。2007年7月31日尿妊娠检测阳性。

按语：患者先天禀赋不足，肾气亏虚，故天癸虽至而不能持续。目前属于早发性卵巢功能不全，如《医学正传》所云："月经全借肾水施化，肾水既乏，则经血日以干涸。"

方中以五子衍宗丸合麦味地黄汤、四物汤加减共奏滋肾填精，养血柔肝之功，少佐柴胡、香附、青皮使肝气调达，以复其疏泄之功。精血互资，任通冲盛，经水如期、受精成孕。本例患者幼年曾患流行性腮腺炎，其发病常可合并病毒性卵巢炎，往往被认为是构成特发性卵巢早衰的基础原因。幼女腮腺炎患者中5%因合并卵巢炎而导致卵巢早衰。因此，应该重视腮腺炎等病毒性疾病的预防接种，做到未病先防。

第四节　绝经前后诸证（围绝经期综合征）

围绝经期综合征属于中医"绝经前后诸证"的范畴，散见于"心悸""不寐""眩晕""脏躁""百合病""年老血崩"等古籍病案记载中。1964年，成都中医学院卓雨农教授首次提出"绝经前后诸证"作为中医对应病名，并被中医妇科学界广泛认同。中医学认为女子"七七"之年，天癸衰竭，肾精渐亏，肝血日益不足，阴阳失衡，脏腑失养，功能失调，是本病发生的主要病因病机。近年来中医药治疗围绝经期综合征的独特优势日益显现，受到越来越多病患的欢迎和信赖。

一、西医概述

围绝经期综合征是指女性由于卵巢功能下降而表现出来的一组症状群，该病临床表现主要为月经紊乱，精神、躯体症状，血管舒缩症状，精神神经症状，泌尿生殖道症状，心血管疾病，骨矿含量改变及骨质疏松等诸多方面，严重影响了围绝经期期女性的工作、生活，对其身心健康产生了极其不良的影响。随着社会老龄化的加剧，围绝经期综合征发病率呈不断上升趋势。目前该病发病机制尚未完全明确，研究认为本病的发生主要与激素水平下降密切相关，其次还受到体质、营养、社会环境、文化素养等诸多因素的影响。现代医学常采用激素治疗改善患者的临床症状，但由于激素应用过程中所产生副作用，患者的依从性不理想。其不良反应诸如：不规则阴道流血，肝功能异常，以及对雌激素依赖性肿瘤如乳腺癌、子宫内膜癌的担忧常使得许多患者望而却步。

围绝经期女性在家庭和社会中扮演着重要的角色。随着更年期的到来，她们的生理功能逐渐衰退，给她们的工作和生活带来诸多不便。西医学认为围绝经期综合征与卵巢早衰（POF）密切相关，目前更倾向于称POF为早发性卵巢功能不全（POI），即女性在40岁之前卵巢活动衰退的临床综合征，以月经紊乱（如停经或稀发月经）伴有高促性腺激素和低雌激素为特征。停经或月经稀发4个月，间隔>4周，连续2次FSH>25U/L。亚临床期POI的诊断标准为FSH 15~25U/L，为临床患者的早期识别、早期预警阶段。POI患者常以月经周期改变为先兆，主要表现为停经或月经稀发，也可出现潮热、盗汗、性交不适、阴道干涩、睡眠不佳、情绪改变、注意力不能集中、尿频、性欲低下、乏力等雌激素缺乏症状，与围绝经期综合征类似，因此一并阐述。

二、辨证分型

中医认为本病病机是肾气不足，天癸衰少，以致阴阳平衡失调。根据其临床表现，归属于中医学的"绝经前后诸证"范畴。时值更年，肾气渐衰，天癸将绝，阴阳失衡，脏腑气血功能紊乱是本病的主要病机变化。因此在治疗时，以补肾气、调整阴阳为主要方法。具体用药时又要注意，清热不宜过于苦寒，温阳不宜过于辛热，更不宜擅用攻伐药物。临床辨证时，主要辨别脏腑虚实，抓住肾气虚衰这一共性，同时辨明兼症，分别证型。

1.肝肾阴虚

头晕耳鸣，心烦易怒，烘热，汗出，兼有心悸少寐，健忘，五心烦热，腰膝酸软，月经周期紊乱，经量或多或少，或淋沥不断，色鲜红。舌红苔少，脉弦细数。治宜滋补肝肾，育阴潜阳。处以一贯煎加减（沙参、麦冬、当归、生地、枸杞、川楝子）。

2.心肾不交

心悸怔忡，虚烦不寐，健忘多梦，恐怖易惊，咽干，潮热盗汗，腰酸腿软，小便短赤。舌红苔少，脉细数而弱。治宜滋阴降火，交通心肾。处以天王补心丹（生地黄、人参、丹参、玄参、茯苓、五味子、远志、桔梗、当归身、天门冬、麦门冬、柏子仁、酸枣仁）。

3.脾肾阳虚

月经紊乱，量多色淡，形寒肢冷，倦怠乏力，面色晦暗，面浮肤肿，腰酸膝冷，腹满纳差，大便溏薄。舌质嫩，苔薄白，沉弱。治宜温补脾肾。处以右归丸合理中丸加减（熟地黄、炮附片、肉桂、山药、炙萸肉、菟丝子、鹿角胶、枸杞、当归、盐杜仲）。

4.肾阴阳俱虚

时而畏寒，时而烘热汗出，汗出后必畏寒，头晕耳鸣，腰膝酸软。舌质淡，脉细弱，治宜补肾调冲，燮理阴阳。处以二仙汤合二至丸加减（仙茅、淫羊藿、巴戟天、当归、黄柏、知母、女贞子、旱莲草）。何老治疗本型病患，亦常选用桂枝加龙骨牡蛎汤。兼肝郁者，常用柴胡加龙骨牡蛎汤。

三、病案实录

病案一：围绝经期综合征、糖尿病

马某某，女，50岁，职员。初诊日期：2008年9月26日。

[**主诉**] 烘热伴月经紊乱2个月。

[**现病史**] 末次月经2008年9月25日，量多，色鲜红，痛经（＋）。前末次月经2008年8月12日，持续半个月方止。大便3日1行，既往有糖尿病史，舌红少苔，脉弦细数。

[**辨证**] 肾阴亏虚，肝阳上亢。

[**治法**] 宜滋肾清肝，凉血调冲。

处方：生黄芪15g，太子参30g，麦冬10g，生地炭10g，旱莲草15g，女贞子15g，炒桑叶10g，血见愁15g，藕节15g，仙鹤草30g，生白芍10g，怀山药15g，山萸肉10g，玄参炭10g，茜根炭10g，乌贼骨15g，炙龟甲10g，马齿苋30g，鹿含草30g，14剂水煎服。

二诊：2008年10月10日，服药后烘热次数减少，仍有汗出，腰痛明显，口苦，时觉头晕，月经于10月5日干净。舌红少苔，脉弦细。药已见效，继宗前法治疗。

处方：煅牡蛎（先煎）18g，太子参30g，天冬10g，麦冬10g，五味子6g，丹皮10g，知母6g，生地12g，青蒿6g，炙鳖甲10g，血见愁15g，旱莲草15g，女贞子15g，生白芍10g，炙龟甲10g，黄芩10g，糯稻根20g，瘪桃干10g，稆豆衣15g，14剂水煎服。

上药服后烘热汗出症状明显改善，日发作1至2次，口苦，眩晕症状消失。上方加减调理1个月后，诸证均安。

按语：女子气常有余而血常不足，该患者既往月经量多，经期延长，失血耗精，肾水乏源，肝木失养，肝阳上亢，故烘热汗出，腰酸。本证肾阴先亏，水不涵木，肝阳失潜为标。《素问·阴阳应象大论》云："人年四十而阴气自半也，起居衰矣。"说明绝经前后肾阴不足是本病基本病理变化，故一诊处方生地炭、旱莲草、女贞子、山萸肉、生白芍滋养肝肾之阴，炒桑叶清肝火，炙龟甲滋阴潜阳、藕节、仙鹤草、怀山药、玄参炭、茜根炭、乌贼骨、马齿苋、鹿含草、血见愁凉血止血，生黄芪、太子参、麦冬益气生津，养肺金以助肾水，实乃"虚者补其母"之法也。"壮水之主以制阳光"之意。服7剂症状明显改善。腰酸明显，腰为肾之外府，腰酸是肾亏外府失养症状，故在前方基础上增糯稻根、瘪桃干、稆豆衣、五味子滋阴生津敛汗，煅牡蛎、青蒿、知母清胆火，潜肝阳，此非仅是急则治标义也，何老更是从"肝为五脏之贼"考虑之。正如黄元御所说："风木者，五脏之贼，百病之长。"清胆火，潜肝阳，可防其他脏腑受累，既病防变之义也。

病案二：围绝经期综合征、高血压、子宫肌瘤、脂肪肝

张某，女，48岁，已婚，公务员。初诊日期：2008年11月6日，立冬前1天。

[**主诉**]烘热、汗出3个月。

[**现病史**]烦躁、夜寐欠佳，口苦，全身乏力，易疲劳，二便正常，舌质暗，苔薄白，脉弦细数。月经规律，量少。既往有高血压病史，现血压正常。2008年9月28日B超提示脂肪肝，子宫小肌瘤2.0cm×1.6cm×1.5cm。

[**西医诊断**]①更年期综合征，②子宫肌瘤，③高血压。

[**中医诊断**]绝经前后诸证（肝肾不足，虚火上炎证）。

[**治法**]育阴潜阳，疏泄肝胆。

处方：生黄芪100g，生晒参150g，天冬100g，麦冬100g，五味子60g，炙鳖甲（先煎）100g，丹参150g，丹皮100g，赤芍100g，白芍100g，淮小麦300g，白鲜皮150g，地肤子150g，葛根300g，明天麻60g，潼蒺藜150g，

白蒺藜150g，桑寄生150g，川断150g，炒杜仲150g，制黄精100g，制首乌200g，炒玉竹200g，生地120g，钩藤180g，炒桑叶150g，怀牛膝150g，夏枯草150g，淫羊藿150g，仙茅150g，决明子150g，泽泻100g，炒枳壳150g，茯苓150g，红枣150g，生甘草30g，1料，水煎浓汁。另：龟甲胶100g，阿胶250g，黄酒500g，木糖醇500g，核桃仁150g，芝麻250g，灵芝孢子粉30g，收膏切片，早晚各1片口服。

按语：围绝经期综合征的特点是发病时间在女性绝经前后，临床表现主观感觉症状为主，除生殖激素为绝经期水平外，其余辅助检查及体征一般无明显异常。但有别于精神神经疾病及产生类似症状的器质性疾病。该例患者将近七七之年，天癸将竭，肾阴亏虚，阴不敛阳，肝阳上亢，故烘热、汗出；胆液不能循经，随肝火上溢，故口苦；肾水不能上济于心，心肾失交，故烦躁、夜寐不安。

方中仙茅、淫羊藿、桑寄生、黄精、制首乌等补肾填精以壮水；钩藤、明天麻潜敛上亢之肝阳；桑叶、决明子、苦参、夏枯草、白蒺藜疏泄肝胆；葛根入阳明经升举脾胃清阳之气，生津止渴，补后天以济先天，同时兼有上旺不受邪之义。既往有糖尿病史，故弃冰糖，入木糖醇以矫味。诸药配伍共奏育阴潜阳，平衡阴阳，疏泄肝胆之功。

病案三

章某某，女，41岁，已婚。初诊：2012年9月15日。

[**主诉**] 取环后闭经5个月。

[**现病史**] 患者2年前放置曼月乐一枚，之后出现经量减少，烦躁易怒，痤疮少许，遂今年4月取出曼月乐，之后月经未转。近5个月来阴道干涩，带下极少，心烦健忘、体重增加明显、烘热、汗出、大便稍干、饮食、睡眠均无殊，舌红，苔薄，脉细、微弦。

[**实验室和辅助检查**] 暂缺。

[**中医诊断**] 闭经（肝肾阴虚型）。

[**西医诊断**] 闭经。

[**医嘱**] ①生殖激素；②妇科B超；③中药7剂。

处方：黄精20g，玉竹20g，女贞子15g，旱莲草15g，枸杞15g，山萸肉10g，制首乌15g，柴胡6g，当归15g，川芎6g，菟丝子15g，川断15g，丹皮

10g，炒白芍15g，葛根30g，黄芩10g，生地30g，麦冬15g，玄参10g，郁金10g，五味子5g，瘪桃干15g，淮小麦30g。7剂。

二诊：2012年9月22日。生殖激素提示患者已进入绝经期，B超提示内膜4mm，双侧卵巢已萎缩，未见明显卵泡回声。

患者诉服药后阴道分泌物稍有出现，烘热汗出消失，烦躁易怒亦有改善，口干好转，自觉身体较前轻松，精神较好，上方继服2周。

三诊：2012年9月27日。患者诉带下如锦丝数日，乳房稍有肿胀感，自诉性欲有所提升。

[**医嘱**] ①中药如上继续服2周。②妇科B超：子宫内膜8mm，左卵巢可见一枚1.3cm优势卵泡。

四诊：2012年10月12日。不适症状基本消失，情绪明显改善，带下正常，双乳仍胀，自测BBT未见双向体温，故嘱加服地屈孕酮片1片1日2次连服10日，中药继续投以上方，稍作增减。

五诊：2012年10月26日。患者月经已转，量较放环后明显增多，色鲜，患者自觉体重未继续增加。嘱仍然如前中药滋养肝肾，月经后半期加服地屈孕酮片治疗。

此患者经过了大半年的中西医结合治疗，治疗过程中低雌激素症状均未见反复，期间多次复查妇科B超提示双侧卵巢均能见到2~3枚小卵泡，子宫正常大小，并多次复查基础内分泌，提示LH及FSH均有所下降，患者自觉无明显不适，停药后随访，月经期整。

按语：何老认为，对于围绝经期妇女的治疗，原则上只需调周控制症状即可，以期达到预期绝经年纪。本案例可惜的是在治疗前未作内分泌检查，不能提供性激素情况，根据症状卵巢功能已衰竭，患者年近六七，天癸渐绝，血海枯竭，耗伤营阴，肝血亏虚，肝经郁火，故见烦躁易怒，口干健忘等肝肾阴虚之证，综观脉证，病位在下焦，证属肝肾阴虚型闭经，以疏肝滋肾为治疗大法。

病案四：围绝经期综合征、失眠

陈某，女，48岁。初诊：2016年8月4日。

[**主诉**] 失眠潮热反复发作1年。

[**现病史**] 患者近1年来月经后期，2~3个月1行，时感头晕目眩，上半身

潮热汗出明显，尤以颈部为甚，心烦易怒，夜寐不宁，梦多惊扰，夜间盗汗湿衣。末次月经6月27日，量少，色淡。舌质红，苔根黄，脉细。

[**辨证**] 心脾不足，肝肾阴虚，治拟甘麦大枣汤加味。

处方：太子参20g，麦冬10g，五味子6g，菟丝子15g，夜交藤15g，合欢皮10g，炒白芍15g，淮小麦30g，枸杞15g，制黄精15g，川断15g，紫贝齿18g，灯心草3g，淫羊藿15g，覆盆子12g，郁金10g，百合10g，龙齿15g，炙甘草5g。7剂水煎服。

二诊：2016年8月11日。投甘麦大枣汤化裁，烘热盗汗明显减少，夜寐仍欠安，易醒，难再入睡，项背强紧。8月4日查血生殖激素：FSH 76IU/L，LH 55IU/L，E_2 214pg/ml，P 2.06nmol/L。舌质红苔根薄黄，脉细弦。再宗前意。

处方：太子参20g，麦冬10g，五味子6g，菟丝子15g，夜交藤15g，合欢皮10g，炒白芍15g，淮小麦30g，枸杞15g，制黄精15g，川断15g，紫贝齿18g，灯心草3g，淫羊藿15g，覆盆子12g，百合10g，龙齿15g，炙甘草5g，酸枣仁12g，远志6g，鸡血藤15g，葛根30g，丹参15g。

服药后精神情绪均趋稳定，诸证得以改善。

按语：刘河间谓："天癸既绝，乃属太阴经。"本案陈某，潮热盗汗，心烦易怒，夜寐不宁，易惊易醒，为心脾不足，肝肾阴虚之证。患者年近半百，肾阴亏虚，不能涵养心肝，心肾水火失于交济，心火偏亢，上扰心神，因而夜寐欠安，或难以入睡，或易惊醒，伴坐立不安，心烦易怒。妇女更年期肾气渐衰，气血皆虚，肾气原始于肾，资生于脾。故本案用甘麦大枣汤加味治之。方中五味子上敛心气，下滋肾气；灯心草清心火；龙齿镇惊安神，固精养心；夜交藤、枣仁养心安神。全方养心滋阴安神，为临床治疗心脾不足型围绝经期综合征之良方。

病案五：围绝经期综合征、异常子宫出血

王某，女，49岁。初诊：2008年9月26日。

[**现病史**] 末次月经9月25日，腹胀，无腹痛，伴汗出。前次月经8月12日，经期持续17天，期间服止血片（具体不详）。5月1日查生殖激素：E_2 20pg/ml，LH 13.6IU/L，FSH 41IU/L。餐后2小时血糖偏高。

[**辨证**] 肝肾阴亏虚。

[**治法**] 滋养肝肾，固冲止血。

处方：生黄芪15g，太子参30g，麦冬10g，生地炭12g，旱莲草15g，女贞子15g，炒桑叶15g，血见愁15g，丹皮10g，藕节15g，仙鹤草30g，生白芍15g，怀山药15g，山萸肉10g，玄参炭15g，茜根炭6g，乌贼骨15g，炙龟甲10g，马齿苋20g，鹿含草30g。10剂水煎服。

二诊：2008年10月10日。末次月经9月25日，淋漓至昨日似净。汗出诸证同前。

处方：太子参30g，天麦冬各10g，五味子10g，生地15g，山萸肉10g，旱莲草15g，女贞子15g，化龙骨15g，煅牡蛎30g，丹皮10g，知母10g，青蒿6g，炙鳖甲10g，生白芍15g，黄芩10g，糯稻根20g，瘪桃干10g，橹豆衣15g，怀山药15g，桑寄生15g，淮小麦30g，夜交藤15g，合欢皮10g，炙龟甲10g。14剂水煎服。

三诊：2008年10月27日。末次月经9月25日，淋漓17日方净。大便3日1行，潮热汗出、眠差较前略有改善。

处方：上方去丹皮、黄芩、糯稻根、瘪桃干、橹豆衣、桑寄生，加附子炭6g。14剂水煎服。

四诊：2008年11月21日。潮热出汗明显减少，睡不醒，诸证安，前方微调后再服7剂，后以膏方收功。

按语：何老认为，妇女年届七七，肾气渐衰，天癸将竭，冲任二脉空虚，精血亏乏，脏腑失于濡养，加之素体差异及生活环境、社会因素等的影响，妇女不能适应这个阶段的生理过渡，阴阳二气失衡，脏腑气血不相协调，而出现一系列的证候。故何老提出，本病的病因病机主要责之于肾，肾虚致阴阳失调为致病之本，因而补肾法为治疗之关键，应贯穿于治疗之始终。由于脏腑经络相互联系和影响，因此，围绝经期综合征以肾虚为本，又常见肝、脾、心等脏功能的失调。

临床以肝肾阴虚、心肾阴虚不交为常见，以脾肾阳虚少见。本患素体肾阴不足，水不养木，而见月经失调，潮热出汗，血糖升高诸证，初诊正值经期，急则治标，益气养阴，固冲止血。二诊以麦味地黄汤、二至丸、青蒿鳖甲汤加味滋阴清热，安神除烦。三诊加用附子炭，诸证随之而安。中医教材反复强调糖尿病（消渴）的病机为"阴虚为本，燥热为标"，限制了临床医师的思路，此案可启另一法门。

第五节　经行前后诸证

女性行经前后或经期周期性出现的一系列周期性症状，如头身疼痛、乳房胀痛、肢体浮肿、情志异常、泄泻、发热、口糜等，严重者影响工作和生活质量，称为月经前后诸证，又称经行前后诸证。以上症状既可单独出现，也可多症同见，多于月经前后2~7天或经间期出现，月经来潮后症状即减轻、消失。据统计，月经前后诸证的发生率约为30%~40%，症状严重者约占5%~10%。西医经前期综合征可参照本病辨证施治。

何老认为本病的辨证应根据主症的部位、性质、特点等，参考月经的期、量、色、质，结合全身表现及舌脉，综合分析。治疗应审因论治，重在补肾、健脾、疏肝理气、活血祛瘀，使脏腑功能平衡，阴阳气血互济。治疗应分两步，平时辨证施治以治本，经前、经期辨证基础上随症加减以控制症状。

一、经行发热

女性每值经期或经行前后出现以发热为主的病症，称为经行发热。

何老认为经行发热主要是气血营卫失调所致，可分为阴虚、肝郁、血瘀，往往寒热虚实夹杂，治疗时要考虑到妇人经前、经期阴血相对不足的特点，清热不宜过用寒凉，祛瘀不可太过，以免克伐正气，重伤气血，故治以调气血、和营卫为主。

（一）辨证分型

1.阴虚

经期或经后午后发热，五心烦热，咽干口燥，两颧潮红，经量少，色鲜红。舌红，少苔，脉细数。治法：滋阴清热，凉血调经。方药以蒿芩地丹四物汤加减。

2.肝郁

经前或经期发热，头晕目眩，口苦咽干，烦躁易怒，乳房、胸胁、少腹胀痛，经期提前，经量或多或少，经色深红。舌红，苔微腻，脉弦数。治法：

疏肝解郁，清热调经。方药以丹栀逍遥散加减。

3.血瘀

经前或经期发热，午寒午热，小腹疼痛拒按，经行不畅，经色紫黯，夹有血块。舌质红，舌紫黯或舌边有瘀点，脉沉弦或沉涩有力。治法：活血化瘀，清热调经。方药以血府逐瘀汤加减。

（二）病案实录

章某，女，41岁，职员。初诊：2009年7月31日，阴，立秋前7天。

[**主诉**] 经前发热1年，痛经半年。

[**现病史**] 近1年来无明显诱因下出现经前1天发热高达39℃，经行即热退，近半年出现痛经，经前乳房胀痛。平素月经尚规则，末次月经2009年7月26日，量多有块，经期第一天痛经，量不多，今日近止。婚育史：已婚，0-0-1-0，10年前孕5个月流产，后不孕。

[**辅助检查**] B超提示：子宫小肌瘤。

[**刻下**] 无明显畏寒发热，情急易怒，纳可，有痰，二便尚调，舌略红，舌体胖有齿痕，苔腻，脉弦细微滑。

处方：柴胡10g，蒲公英30g，当归15g，川芎10g，赤芍15g，香附10g，天冬10g，淫羊藿15g，丹参各10g，枸杞15g，生熟地炭各10g，旱莲草15g，女贞子15g，昆布10g，海藻20g，穿山甲3g，皂角刺15g。7剂。

二诊：何老在前方基础上，加减调理，患者肝气渐舒，气机渐展，8月24日月经如期而至，经前发热、痛经未作，血块减少。随防半年未见复发。

按语：患者素性抑郁，加之久不受孕，更是郁郁寡欢，以致肝郁血瘀，故经前乳房胀痛，月经有块，脉弦；肝郁克脾，脾虚生痰，故舌体胖有齿痕；肝郁日久化热，经行之际，冲气旺盛，冲气挟肝火上逆，故经前发热，经血下行，冲气平复，发热不药自止。

本病治疗颇费心思，苦寒清热可能伤及正气，补益阴血又恐瘀血气滞加重，正如王清任所说"认为虚热，愈补愈瘀；认为实火，愈凉愈凝"。何老顺应肝体阴用阳之性，仿"血府逐瘀汤"之意，以柴胡、香附疏肝理气，淫羊藿、枸杞暖肝，共助肝用；四物调血，二至、天冬养阴，共养肝体；丹参、昆布、海藻、甲片、皂角刺活血化瘀，涤痰通络。诸药合用，共奏佳效。

二、经行头痛

女性每值经前、经期或经后出现头痛，称为经行头痛。

（一）辨证分型

何老认为经行头痛可分为风阳上扰、瘀血阻络、血虚失养三型，但常常虚实夹杂，治疗上又当区分经前经后，经前宜疏通，经后宜补益。

1.风阳上扰

经行头痛，或痛及巅顶，头晕目眩，月经色鲜，烦躁易怒，口苦咽干，手足心热。舌质红，苔少，脉弦细数。治宜滋阴潜阳，平肝止痛。方药以天麻钩藤饮加减治疗。

2.瘀血阻络

经前、经期头痛，痛如锥刺，经行不畅，经色紫黯有块，舌紫黯或尖边有瘀点，脉细涩或弦涩。治宜活血化瘀，通窍止痛。方药以通窍活血汤或桃红四物加减治疗。

3.血虚失养

经期或经后，头部绵绵作痛，头晕眼花，月经量少，色淡质稀，心悸少寐，神疲乏力。舌淡苔薄，脉虚细。治宜养血益气，通络止痛。方药以八珍汤加味治疗。

（二）病案实录

涂某，女，39岁。初诊：2009年6月26日，晴，夏至后5天。

[**主诉**] 经前头痛多年。

[**现病史**] 末次月经2009年6月22日，期准，周期28天，每于经前头痛侧头刺胀痛3天，需要服止痛药。

[**辅助检查**] 子宫附件超声：子宫内膜双层厚度0.5cm，右卵巢囊性结构2.3cm×2.0cm×2.1cm。

[**既往史**] 患者既往体健。无重大疾病史，无食物、药物过敏史等。

[**刻下**] 本次月经量少，有块，经前头痛，经前有乳胀。舌淡嫩略紫，苔

薄白，脉细。

处方：生黄芪15g，太子参20g，当归15g，川芎10g，赤白芍各15g，天冬10g，怀牛膝15g，川断15g，菟丝子15g，覆盆子15g，女贞子15g，制首乌15g，制黄精20g，香附10g，炙甘草5g。7剂。

另予人胎盘片，早晚各2片，口服。

二诊：2009年7月3日，晴，小暑前4天。末次月经2009年6月22日，近日见透明拉丝白带，下腹胀，舌淡红嫩略紫。查B超提示：子宫内膜双层0.9cm，子宫后壁小钙化斑，小肌瘤可能，右卵巢囊性结构，大小2.6cm×2.2cm×2.0cm。

处方：生黄芪10g，太子参30g，当归12g，川芎10g，赤白芍各15g，枸杞12g，天冬10g，穿山甲6g，皂角刺10g，路路通15g，香附10g，生熟地各12g，女贞子15g，菟丝子15g，覆盆子15g，蛇床子10g，淫羊藿15g，生甘草3g。7剂。

三诊：2009年7月10日，晴，小暑后3天。患者近日无明显乳胀，胃中不适，舌淡略暗，苔薄。7月5日超声提示：子宫内膜双层11mm，优势卵泡已排。

处方：生黄芪10g，太子参30g，焦白术10g，当归身15g，炒白芍15g，生熟地各12g，枸杞15g，砂仁3g，女贞子15g，菟丝子15g，覆盆子15g，淫羊藿15g，巴戟天10g，黄芩10g，制黄精20g，天冬10g，怀牛膝15g，绿萼梅6g，生甘草3g。7剂。

四诊：2009年7月17日，晴，小暑后10天。末次月经2009年6月22日，月经将至，头部微感不适，舌淡嫩略紫，苔薄白，脉细弦。

处方：丹参15g，泽兰10g，全蝎粉3g，当归12g，川芎10g，防风5g，川牛膝15g，熟地12g，砂仁3g，香附10g，鸡血藤15g，益母草30g，红花5g，桃仁6g，蔓荆子12g，僵蚕6g，地龙6g。7剂。

服上药后，头部不适感减轻，至月经来潮未加重。后随访至今，患者未再经前头痛。

按语：本例患头痛病史较长，虚实夹杂，其中"月经有块，经前侧头刺胀痛，舌略紫，经前脉弦，B超提示后壁小钙化斑，小肌瘤可能，右卵巢囊肿"均为血瘀之证。而"月经量少，舌淡嫩，经后脉细"又是血虚精亏的表现。

针对病机，何老采取调周法，经后期予人胎盘、菟丝子、覆盆子、女贞子、天冬、首乌、巴戟天等填精，党参、黄芪、当归、川芎、芍药养血，牛膝川断、香附补中有利。经前期桃红四物加丹参、泽兰、鸡血藤、益母草、香附、川牛膝活血通经，通中有补，更加全蝎、僵蚕、地龙三味，叶天士所谓"久病入络"，取虫类走窜善行，入络搜剔，能引其他活血诸药直达病所之功，若无此三味则难免有隔靴搔痒之憾。诸药共伍能除深伏之风痰瘀血，多年顽疾得愈。

三、经行腹泻

女性每值经前或经期，大便泄泻，而经净自止者，称为经行腹泻。

（一）辨证分型

何老认为经行腹泻主要与脾、肾虚损有关，可分为脾气虚、肾阳虚，亦有肝旺脾虚，症见虚实夹杂者，治疗上主要以温肾健脾，祛湿止泻为主，调肝理气为辅。

1. 脾气虚

经前或经期，大便泄泻，脘腹胀满，神疲肢倦，面浮肢肿，食欲不振，口淡无味、头重目眩，经行量多，色淡质稀，平时带下量多，色白质黏。舌淡胖，齿痕，苔白腻，脉濡缓。治宜健脾益气，祛湿止泻。方以参苓白术散加减。

2. 肾阳虚

经前或经期，大便泄泻，清稀如水，晨起尤甚，腰酸腿软，畏寒肢冷，头晕耳鸣，小便清长，月经量少，色淡黯，平时带下量多，质稀。舌淡，苔白滑，脉沉迟无力。治宜温补肾阳，健脾止泻。方以四神丸合健固汤加减。

3. 肝旺脾虚

经前即开始腹泻，经期加重，肠鸣腹痛，大便泄泻，泻必腹痛，泻后痛缓，不久腹痛又作，再次腹泻，如此反复直至经净缓解，伴有胸胁胀痛，乳房胀痛，情急易怒。舌质淡，苔薄白，脉沉弦或弦缓。治宜补脾柔肝，祛湿止泻，方以痛泻药方加减。

（二）病案实录

胡某，女，36岁。初诊：2009年10月7日。

[主诉] 经行腹泻5年。

[**现病史**] 2004剖宫产术后每值月经经期腹泻水糊样便，每日3~4次不等，需服婴儿米糊方能止泻。末次月经2009年9月24日，面色无华，平素自觉腰酸，神疲乏力，夜寐欠佳，舌淡、苔薄白，脉缓。

[**西医诊断**] 慢性腹泻。

[**中医诊断**] 经行腹泻（脾肾两虚型）。

[**治法**] 温肾健脾，祛湿止泻。方以参苓白术散合四神丸加减。

处方：炙黄芪15g，炒党参15g，焦白术10g，怀山药30g，炒补骨脂15g，肉桂5g，川黄连5g，煨诃子肉15g，煨肉蔻炭6g，炒白芍15g，红枣15g，芡实15g，车前子（包煎）10g，茯苓10g，广木香6g，五味子6g，防风6g，陈皮5g，甘草5g。7剂。

二诊：2010年10月14日。服药后腰酸明显好转，睡眠欠佳。

处方：前方去煨诃子肉、茯苓、肉桂、川黄连，加用炮姜5g，炒当归身10g，菟丝子30g。7剂。

三诊：2010年10月21日。现夜寐转安，今日月经来潮，腹泻明显好转，日2次。

处方：首诊方去肉桂、茯苓、川黄连，加炮姜5g，附子炭5g，升麻炭6g。7剂。

按语：该患者经行腹泻始于剖宫产术后，何老认为此乃元气大伤，脾肾两虚之证。每值经期腹泻加重，气血亏虚，故面色无华，平素自觉腰酸，神疲乏力，夜寐欠佳，舌淡、苔薄白，脉缓。湿者，脾虚故也，然久更伤肾，肾阳受损不能温养脾胃之虚，阳气虚不能化湿，水湿内停下注肠间，乘经期发作，故首诊以温肾健脾，祛湿止泻立法。

首诊方炮姜、附子炭、升麻炭以升阳举陷以固其本，如此湿祛而脾肾健，阳气升故泻止。炙黄芪、炒党参、焦白术、怀山药健脾益气，炒补骨脂、肉桂、芡实温补肾阳，煨诃子肉、煨肉蔻炭、车前子、茯苓、广木香祛湿止泻。二诊加菟丝子、炮姜以助温补脾肾之阳。故三诊患者症状明显好转。

第六节　月经过少

凡月经周期正常，经量明显减少，或行经时间不足2天，甚或点滴即净者均诊断为月经过少。月经过少的病因病机包括虚实两类：虚证，是精亏血少，冲任气血不足，或肾虚、血虚；实证，属痰湿、血瘀等各种病因导致气血不畅。但何老认为临床所见，本病以精亏血少为多，或虚中兼瘀，或虚中兼痰，单纯血瘀痰湿者较少。故临证遣方多以补虚是根本。正如《证治准绳》云："经水涩少，为虚为涩，虚则补之，涩则濡之。"

一、西医病因

1.先天性因素

由于染色体异常引起性腺发育异常，如子宫发育不全、幼稚子宫或缺乏有功能的子宫内膜等，均可导致月经过少乃至闭经。

2.创伤性因素

子宫内膜遭到破坏，或宫腔粘连，最常见于计划生育手术，如人流术、药物流产后刮宫、中期引产或足月产后刮宫，诊刮术等导致月经量减少甚至闭经。

3.感染性因素

如子宫内膜结核可破坏内膜，导致子宫内膜疤痕、粘连，出现月经过少或闭经。结核累及卵巢者，可破坏卵巢组织，使卵泡数量减少，性激素合成不足，造成月经过少或闭经。

4.内分泌性因素

最常见于早发性卵巢功能不全的患者。甲状腺功能低下或肾上腺皮质增生症患者亦可表现为月经过少或闭经。

5.全身性因素

营养不良、慢性消耗性疾病、精神抑郁、情绪波动、作息不规律等均可干扰性腺轴功能，出现月经过少甚至闭经。

二、辨证分型

1.肾虚

月经量少，色暗质稀，腰膝酸软，性欲较低，尿频，带下较少等，舌淡苔薄脉沉细。治宜补肾填精。方用归肾丸加减。

2.血虚

月经过少，色淡质稀，面色无华，头晕心悸，舌淡苔薄，脉细弱。治宜益气养血调经。方用滋血汤加减。

3.痰湿

月经过少，色淡，质黏如痰，形丰体胖，胸闷泛恶，咽中有痰，吐之不出，吞之不下，或带多腻。舌淡，苔白腻，脉滑。治宜化痰调经。亦用苍附导痰丸加减。

4.血瘀

经行量少，色紫黑夹血块，经前乳胀明显，下腹刺痛拒按，舌黯脉涩，重按有力。治宜活血化瘀通经。

何老强调，临证时往往见数证集于一身，亦可出现无明显证候可辨者，故以上证型只作参考，临证遣方要有常有变。

三、病案实录

病案一

王某，女，25岁，未婚，学生。初诊：2013年2月21日。

[**主诉**] 月经量少半年。

[**现病史**] 患者平素月经规则，1月1行，经前有轻微乳胀。半年前无明显诱因下出现月经量减少，日用卫生巾1~2片，色淡红，3天即净。否认节食减肥及精神创伤史，否认药物服用史，否认性生活史。平素感腰酸乏力，畏寒怕冷，胃纳欠佳，面色无华，大便偏稀，遇冷易泄泻。末次月经2013年1月29日，量仍极少，2天即净。舌淡红，苔薄白，脉细缓。

[**辅助检查**] 外院多次排卵期B超检查均提示子宫及卵巢大小正常，内膜厚薄正常，有正常排卵。

[**中医诊断**] 月经过少（脾肾两虚型）。

[**西医诊断**] 月经失调。

[治法] 温肾健脾，养血填精。

处方：当归30g，黄芪30g，鹿角片10g，巴戟天15g，淫羊藿15g，党参15g，香附10g，菟丝子15g，鸡血藤15g，川断15g，补骨脂15g，川芎10g，丹参10g，炒白芍15g，焦白术10g，怀山药30g，紫河车粉（吞服）3g，砂仁（后下）3g。7剂。另忌生冷饮食。

二诊： 2013年2月27日。患者自诉畏冷好转，今日月经来潮。

处方：予益母草、桃仁、红花、月季花、三棱、莪术等药味加减鼓舞气血畅下，嘱经净后续服第一方。

三诊： 2013年3月5日。患者自诉月经量较前明显增多，量大时日用卫生经4~5片，5天净，色鲜红。

处方：效不更方，平时继以首诊方养血补肾调经；经期予二诊方活血化瘀。如此加减调理3个月后停药，随访半年，月经量正常。

按语： 患者腰酸怕冷，大便稀薄，面色欠华，疲乏无力，乃先天不足，后天失养，脾肾两虚，经血亏虚，故见月经量少。治宜补肾填精，健脾养血调经。何老的月经周期疗法，对于没有器质性疾病的月经量少患者疗效颇佳。治疗月经量少分两阶段，平时注重补肾养血益精，即治本，月经期则以活血化瘀为主，即治标，标本兼治则药到病除。思路清晰，次第明确，疗效显著，值得临床推广。

病案二

洪某，女，20岁，未婚，学生。初诊：2014年6月3日。

[主诉] 月经量少1年余，经间期出血2次。

[现病史] 患者平素月经规则，量中，无血块及痛经。近1年来因学习压力稍大，月经量渐少，色暗，夹血块，4~5天净。经间期曾有少许阴道出血2次。经前乳胀明显，经时偶有下腹刺痛，伴情绪暴躁，脱发。夜寐欠安，二便尚调。末次月经2014年5月17日，量色同前。

[中医诊断] 月经过少（肾虚肝旺夹瘀型）。

[西医诊断] 月经失调。

[治法] 滋肾养血，疏肝化瘀。

处方：当归12g，川芎10g，炒白芍15g，黄精20g，枸杞15g，菟丝子15g，覆盆子15g，淫羊藿15g，黄芩10g，香附10g，熟地15g，鹿角片10g，制首乌10g，丹参15g，代代花6g，合欢花6g，橘叶10g，珍珠母30g，路路通15g，生甘草5g，赤芍15g，乌药10g。7剂。

二诊：2014年6月10日。药后便溏，夜寐好转，昨日见少量出血，乳胀不显。

处方：当归12g，川芎10g，赤芍15g，熟地10g，砂仁5g，香附10g，郁金10g，淫羊藿15g，川牛膝15g，益母草30g，通草5g，路路通15g，红花5g，丹参15g，怀山药15g，生甘草5g，木香5g，代代花6g，合欢花6g，橘叶10g，珍珠母30g。7剂。

三诊：2014年6月17日。末次月经6月12日，量仍偏少，月经第3天测血 E_2 30pg/ml，FSH 5.89IU/L，LH 2.69IU/L，P 4.32nmol/L。脱发减少，情绪好转。

处方：太子参20g，当归12g，川芎10g，炒白芍15g，黄精20g，枸杞15g，菟丝子15g，覆盆子15g，淫羊藿15g，熟地15g，鹿角片10g，制首乌10g，代代花6g，合欢花6g，橘叶10g，珍珠母30g，路路通15g，怀山药30g，补骨脂15g，绿萼梅6g，阿胶珠（烊化）6g，紫河车粉（吞服）3g。7剂。

四诊：2014年6月24日。效不更方守上方出入。

五诊：2014年7月1日。末次月经6月12日，经间期无阴道出血，面色精神均好转，夜寐转宁，饭后稍感腹胀，双乳微胀，锦丝状白带已有。

处方：前方加鸡内金20g，白芥子15g，炒枳壳10g。

经期加用香附、路路通、三棱、莪术、鸡血藤、乌药等疏肝理气通络之品并嘱患者服红糖水。如此治疗3个月后，患者月经量逐渐增加，经间期出血已无，脱发消失，情绪好转，巩固半年后，随访至今未再复发。

按语：何老认为月经量少主要责之肾虚，对于生育期年龄女性而言，往往兼有肝郁气滞，正如刘完素在《素问病机气宜保命集·妇人胎产论》所述："天癸既行，皆从厥阴论之。"临证时常见兼杂证有肝郁、血瘀、痰湿等。本患肾虚血少为本，故全部治疗过程中均以滋肾养血为法。经前见肝郁气滞，故辅以疏肝理气；经期量少夹块，是属血瘀，故因势利导，兼以化瘀通络；经后血去，营亏，气亦不足，故兼以益气养血。法随机转，方随法立，故能取得较为满意疗效。

病案三：宫腔粘连

倪某某，女，38岁，已婚，职员。初诊：2015年8月3日。

[**主诉**] 难免流产清宫术后月经量少2年。

[**现病史**] 患者2年前因停经50余天胚胎停止发育行清宫术，术后月经量逐渐减少，近半年甚至点滴即净，月经周期尚规则。自诉近半年出现口干、易怒、阴道分泌物减少，色斑增多，夜寐欠安，大便易干结，舌黯红苔薄脉细。近2年断续求医问诊，不规则服用中药调经及西药人工周期治疗，月经量无明显改善。

[**辅助检查**] 外院多次阴道B超提示黄体期内膜薄（具体不详）。

[**中医诊断**] 月经过少（肾虚血瘀型）。

[**西医诊断**] ①月经失调，②宫腔粘连（待确诊）。

[**治法**] 滋肾养血，化瘀通经。

处方：当归10g，炒白芍15g，黄精20g，枸杞15g，丹皮10g，菟丝子15g，覆盆子10g，熟地15g，鹿角片10g，石斛12g，代代花6g，生地15g，橘叶10g，珍珠母30g，阿胶珠（烊化）6g，丹参15g，香附10g，红花6g，麦冬15g，桑椹15g，紫河车粉（吞服）3g。7剂。

同时嘱患者行子宫三维超声检查：子宫形态稍失常，双层内膜6.8mm，双侧壁内聚，宫腔下段稍缩窄，提示宫腔粘连不排除。

二诊： 此患者服上方至月经来潮后，月经量无明显增加，何老考虑患者宫腔粘连可能，建议患者经净后行宫腔镜探查术。宫腔镜下提示宫腔中度粘连（肌性），行分离后予人工周期治疗（戊酸雌二醇片2mg po qd+地屈孕酮片10mg po bid周期序贯疗法），同时配合中药如下。

处方：红藤30g，败酱草30g，蛇舌草30g，当归15g，三棱15g，莪术15g，炒白芍15g，黄精20g，枸杞15g，丹皮10g，菟丝子15g，覆盆子10g，熟地15g，鹿角片10g，石斛12g，生地15g，橘叶10g，丹参15g，香附10g，红花6g，麦冬15g，桑椹15g，紫河车粉（吞服）3g。7剂。

此患者经过中西医结合治疗后，月经量明显增多，经净后复查宫腔镜，提示内膜分布均匀，色粉，厚度正常。继续中医治疗3个月后，患者成功妊娠，于2017年初顺利产下一足月胎儿。

按语： 育龄期妇女，有宫腔操作史者若出现明显的月经量少，首先需排除子宫局部器质性疾病，最常见的为宫腔粘连，可行子宫三维B超或子宫输卵管碘油造影等辅助检查了解子宫形态，然而仍有很大比例的宫腔粘连无法确诊，需借助进一步宫腔镜检查明确诊断。

宫腔粘连的高复发率也是长期困扰广大妇科工作者的一大难题，何老认为，中药可有效刺激宫腔残存内膜增生，改善子宫内膜局部血液循环，提高宫腔粘连分离术后内膜修复能力,预防炎症反应,减少纤维组织增生,从而起到预防粘连复发的目的,何老的临床经验证明,中医中药应尽早介入到宫腔粘连手术的前中后三个阶段,中西医结合疗法,比单纯的西医人工周期治疗疗效显著,起到事半功倍的作用。

第七节 月经先期

月经先期是指月经周期提前7天以上,甚至10余日一行,连续两个周期以上者。其主要病机为冲任不固,经血失于制约,月经提前而至。《傅青主女科》云:"夫同是先期之来,何以分虚实之异?先期者火气之冲,多寡者水气之验。故先期而来多者,火热而水有余也;先期而来少者,火热而水不足也。倘一见先期之来,俱以为有余之热,但泄火而不补水,或水火两泄之,有不更增其病者乎。"由此可见,临证时辨明虚实才是治疗本病的关键。

一、西医病因

1.黄体功能不足

正常的月经周期依赖于正常的排卵,若下丘脑–垂体–卵巢生殖轴的功能正常,则能出现正常的排卵周期。在初潮后5年内仍有1/3的周期出现黄体不足,从而出现月经周期缩短,提前来潮。育龄期妇女,在过度劳累、应激等刺激下,出现卵子质量的下降甚或卵泡萎缩或卵泡未破裂黄素化,导致黄体功能不足月经提前。

2.卵巢功能下降

女性随着年龄的增长,卵巢功能逐渐下降,会出现提早排卵,卵泡期缩短,从而出现月经周期的缩短。当卵巢的储备不足时亦能导致黄体功能不足,出现黄体期的缩短,月经提前。

二、辨证分型

1.脾肾气虚

月经提前,或量多,或量少,色淡,疲乏无力,面色少华,腰膝酸软,头晕耳鸣，舌淡胖有齿痕，苔白，脉缓。

治宜补脾益肾，固冲调经。方用何氏育麟方。若兼心悸失眠者，酌加养心安神药如远志、柏子仁、枣仁、茯神等；若兼夜尿频数者，酌加益智仁、金樱子等固肾缩尿之品；烦躁易怒者，酌加疏肝理气药如郁金、合欢花等。

2.阴虚血热

月经提前而至。表现为手足心热，口干咽燥，夜热盗汗，大便干结，舌红苔薄脉细数。治宜养阴清热，滋肾调经，方用两地汤加减。

3.肝郁肾虚

月经提前，经色紫红有块，经前乳胀，烦躁易怒，舌红苔薄，脉弦细。治宜清肝解郁，凉血调经。方用逍遥散加减。

三、病案实录

病案一：青春期异常子宫出血

洪某，女，14岁，学生。初诊：2014年11月21日。

[**主诉**] 月经提前已3个月。

[**现病史**] 患者2013年8月初潮，量中，7天净，此后月经尚准期。2014年8月开始出现月经先期，1月两潮，量中，有块。末次月经2014年11月16日，量中如常，尚未净，前次月经10月16日，量中，7天净。形瘦，大便干燥，易口糜，夏天时喜食冷饮。舌质偏红苔薄脉细数。

[**中医诊断**] 月经先期（血热型）。

[**西医诊断**] 月经失调。

[**治法**] 清热降火，凉血调经。

处方：旱莲草15g，女贞子15g，太子参20g，生地炭15g，山萸肉10g，黄芩10g，生白芍15g，地骨皮15g，丹皮10g，桑叶10g，砂仁5g，青蒿10g，黄柏6g，熟地10g，黄精20g。7剂。

二诊：2014年11月28日。末次月经11月16日，量色同前，5天净，服药后大便稍稀，无其他不适，拉丝状白带已出现。

处方：旱莲草15g，女贞子15g，生地炭15g，山萸肉10g，黄芩10g，生白芍15g，地骨皮15g，桑叶10g，丹皮10g，砂仁5g，炒白术10g，黄柏6g，知母10g，怀山药30g，甘草5g，党参30g。7剂。

三诊：2014年12月5日。月经未行，双乳似有胀感。

处方：旱莲草15g，女贞子15g，山萸肉10g，黄芩10g，生白芍15g，地骨皮15g，桑叶10g，丹皮10g，砂仁5g，炒白术10g，黄柏6g，知母10g，怀山药15g，党参30g，甘草5g，黄芪15g，熟地炭12g，木香6g。7剂。

四诊：2014年12月12日。双乳胀明显，月经将届。

处方：山萸肉10g，黄芩10g，生白芍15g，地骨皮15g，丹皮10g，砂仁5g，炒白术10g，黄柏6g，知母10g，怀山药15g，甘草5g，黄芪15g，熟地15g，木香6g，橘叶10g，路路通15g。7剂。

嘱患者月经正式来潮后，停服中药3天，服红糖水及益母草颗粒。

五诊：2014年12月19日。末次月经12月17日，准期，腹痛1晚，大便溏泄。

处方：旱莲草15g，女贞子15g，山萸肉10g，黄芩10g，生白芍15g，地骨皮15g，桑叶10g，丹皮10g，砂仁5g，炒白术10g，黄柏6g，知母10g，怀山药30g，党参30g，补骨脂15g，甘草5g，黄芪15g，木香6g。7剂。

六诊：2014年12月26日。月经7天净，服药期间，口糜未发，二便调。

在上方基础上适当进行加减，总治则不变，经期活血温经通络，如此治疗3个月，患者月经周期基本正常，巩固2个月后，未再复诊。

按语：何老认为少女月经先期者，多为肾-天癸-胞宫轴未发育健全，在初潮5年内出现月经先期者均无需干预其内分泌轴，治疗时根据辨证选方调整月经周期及经量，以防发生变证。患者为少女，肾精充沛，经水先期且量中，何老认为是肾中火旺而水不虚所致，火旺则血热经早，水不虚，则经量适中，此为有余为主之病，以"损有余"为治疗原则。结合患者"形瘦，大便干燥，易口糜，夏天时喜食冷饮"的症状可知内火偏旺，"舌质偏红苔薄，脉细数"进一步印证内火偏旺。《傅青主女科·调经》述：经早量多为水火有余，选用清经散；经早量少，为水少火有余，立两地汤，（水火）过于有余则子宫太热，……过者损之，谓非既济之道乎！然而或不可任其有余，而水断不可使之不足，治之法但少清其热，不必泄其水也。

本案例病机处于清经散两地汤之间，即水不少，火有余。何老治以两方合用为底，清热降火，养阴调经。考虑其内火已久，阴血恐有暗耗，故加以二至丸清补肝肾之阴，行滋阴凉血之功，使热清不伤阴血；再加砂仁、太子参健脾和胃，防凉药伤及中土，共奏佳效。

病案二

金某，女，31岁，已婚，职员。初诊：2014年8月19日。

[**主诉**] 月经紊乱4年余，孕前调理。

[**现病史**] 患者既往月经尚准，28~30天一潮，量色正常。近4年月经欠规则，时而1月两次来潮，时而每月来潮，8~10天净，不定期服用中药，症状无明显好转。

[**刻下**] 结婚半年，现要求孕前调理。平素工作压力较大，易失眠，口干，烦躁易怒，偶有盗汗，二便调。舌质红苔薄，脉细微弦。末次月经2014年8月1日，量中，8天净。

[**中医诊断**] 月经先期（肾虚血热型）。

[**西医诊断**] 月经失调。

[**治法**] 养阴清热，滋肾填精。

[**医嘱**] ①测甲状腺功能、不孕系列、TORCH、AMH，基础生殖激素。②自我情志疏导，规律作息，劳逸结合，忌食辛辣刺激食品。

处方：太子参20g，黄芪15g，麦冬10g，生地12g，山萸肉10g，黄精20g，熟地15g，菟丝子10g，覆盆子15g，杜仲15g，生白芍15g，生甘草5g，丹皮10g，地骨皮30g，桑椹15g，石斛12g，龟甲12g，青蒿10g，郁金10g，代代花5g，制鳖甲6g。7剂。

二诊：2014年8月26日。月经未提前而至，烦躁明显好转，盗汗消失，轻微头痛，似有来潮之势。

处方：柴胡10g，当归12g，川芎10g，郁金10g，防风5g，蔓荆子10g，鸡血藤15g，川牛膝15g，丹参15g，泽兰10g，益母草30g，桃仁6g，通草5g，路路通15g，生甘草3g。7剂。

三诊：2014年9月2日。末次月经8月31日，准期，量畅，腰酸如折。

处方：太子参20g，黄芪15g，麦冬10g，生地12g，山萸肉10g，黄精20g，熟地15g，菟丝子10g，覆盆子15g，杜仲15g，生白芍15g，生甘草5g，丹皮10g，地骨皮30g，桑椹15g，石斛12g，龟甲12g，青蒿10g，郁金10g，代代花5g，制鳖甲6g，怀牛膝15g，川断12g。7剂。

四诊: 2014年9月9日。月经量多4天,昨日始净。睡眠二便均正常,已查血E$_2$ 36.6pg/ml,FSH 5.91IU/L,LH 1.39IU/L,AMH 2.1ng/ml。

处方: 太子参20g,黄芪15g,麦冬10g,生地12g,山萸肉10g,黄精20g,熟地15g,菟丝子10g,覆盆子15g,杜仲15g,生白芍15g,生甘草5g,丹皮10g,地骨皮30g,桑椹15g,石斛12g,龟甲12g,青蒿10g,郁金10g,代代花5g,制鳖甲6g,怀牛膝15g,川断12g。14剂。

五诊: 2014年9月23日。末次月经8月31日,带下量多,双乳微胀,已试孕,余无殊。

处方: 太子参20g,黄芪15g,麦冬10g,生地12g,山萸肉10g,黄精20g,熟地15g,菟丝子10g,覆盆子15g,杜仲15g,生白芍15g,生甘草5g,丹皮10g,地骨皮30g,桑椹15g,石斛12g,川断12g,杜仲15g,桑寄生30g。7剂。

嘱月经来潮时停服3天,经时服红糖益母草颗粒。

六诊: 2014年10月14日。末次月经9月30日,准期,量较前稍少,余无殊。

继续予中药按周期辨证调理,患者11月1日亦准期来潮。调理3个月后顺利妊娠,期间未行安胎治疗。

按语: 何老认为育龄期妇女出现月经先期者,首先考虑是否存在诱因,这些诱因是否可以消除,消除诱因后月经周期是否可以恢复正常,若已造成肾-天癸-胞宫轴功能的下降,则在解除诱因的同时,需要及时中药干预,在未造成不可逆的功能下降时及时挽救,以期顺利调经种子。

此例患者既往经水素调,近期因工作压力,情急易怒,耗损肝肾精血,阴虚内热,热扰血海,迫血妄行,故月经先期而至,《傅青主女科》曰:"先期而来者,火热而水不足也。"《景岳全书·妇人规》亦云:"先期而至,虽曰有火,若虚而挟火,则所重在虚……或补中气,或固命门,皆不宜过用寒凉也。"故方中以地骨皮、丹皮、生地黄、麦冬等清热凉血,亦有覆盆子、菟丝子、熟地、黄精等滋补肝肾,郁金、代代花等清肝解郁调经,地骨皮、青蒿、鳖甲、龟甲补肾清虚热,肾精充盛,肝气舒达,热清血宁,则经自如期。

病案三: 卵巢低反应

沈某,女,39岁,已婚,教师。初诊: 2015年3月31日。

[**主诉**] 月经先期2年,胚胎移植前调理。

[现病史] 患者5年前丧子，近2年准备行胚胎移植术，先后3次取卵，共获卵2枚，均授精失败。生殖中心告知卵子质量欠佳，卵巢低反应，获卵困难。患者近2年月经渐先期，20~23天一行，末次月经3月15日，量中，7天净，色淡，疲乏无力，面色无华，失眠多梦，情绪低落，性欲下降，二便调。舌淡苔薄，脉细。

[中医诊断] 月经先期（脾肾两虚型）。

[西医诊断] ①月经失调，②卵巢低反应。

处方：黄芪30g，太子参20g，炒白术10g，熟地15g，萸肉10g，龟甲10g，乌贼骨15g，桑椹15g，阿胶珠12g，黄精20g，生白芍15g，远志5g，炒枣仁15g，珍珠母30g，菟丝子15g，怀山药30g，生甘草5g。7剂。

二诊：2015年4月7日。药后稍有矢气，疲乏无力好转，睡眠好转，面色转佳。性欲稍好转。

处方：上方黄芪改15g，加砂仁5g，陈皮5g，绿萼梅6g。7剂。

三诊：2015年4月14日。末次月经4月12日，准期来潮，量多，下腹隐痛。

处方：上方去陈皮，加艾叶炭5g，鹿含草30g，生地榆30g，炮姜5g，三七粉3g，连服3剂。继服下方10剂。黄芪15g，太子参20g，炒白术10g，熟地15g，山萸肉10g，龟甲10g，乌贼骨15g，桑椹15g，阿胶珠12g，黄精20g，生白芍15g，远志5g，炒枣仁15g，珍珠母30g，菟丝子15g，怀山药30g，生甘草5g，砂仁3g，绿萼梅6g，陈皮6g，马齿苋30g，贯众15g，鹿含草30g。

基础生殖激素提示E$_2$ 26.6pg/ml，FSH 15.21IU/L，LH 6.39IU/L。

四诊：2015年4月28日。末次月经7天净，一度急性肠胃炎，近日外感尚未清，现鼻塞、咽痛、咽中有痰。

处方：荆芥6g，防风5g，黄芩10g，桑叶10g，苍术10g，茯苓12g，化橘红6g，杏仁10g，象贝母10g，牛蒡子12g，辛夷6g，白芷5g，石菖蒲6g，前胡10g，炙枇杷叶15g，炙款冬花10g，炙紫菀10g，焦山栀12g，连翘10g，银花15g，生甘草5g。

五诊：2015年5月5日。末次月经4月12日，经净后未见出血，肠胃已和，外感已清。

如此治疗半年，期间月经周期基本规则，量中如常，多次复查基础内分泌提示FSH均在10IU/L左右浮动，患者再次生殖中心取卵，获卵2枚，均授精成功,移植一次后妊娠,随访胎儿发育正常。

按语: 内分泌失调、盆腔炎、宫内节育器等都可致月经提前,应当明确患者病因病机,辨证施治。本病案中,患者基础生殖激素提示其卵巢储备下降,外院生殖中心在辅助生殖的取卵周期中,获卵少,质量欠佳,提示其卵巢低反应,生育能力下降。《素问·上古天真论》云:"女子五七,阳明脉衰,面始焦,发始堕。六七,三阳脉衰于上,面皆焦,发始白。"该患者年逾五七,此时阳明脉衰于上,肾气渐乏于下,天癸不充,冲任二脉不足,难于成孕。结合本案患者神疲无力、经血色淡、性欲低下,舌淡苔薄脉细,辨为脾肾两虚型。方予以熟地、山萸肉、黄精等滋阴固涩之药以补肾益精,疗冲任虚损;以鹿角片、龟甲、阿胶珠等血肉有情之品补养奇经,填精益髓;以黄芪、太子参、炒白术益气健脾,固冲摄血。全方共奏补肾健脾,调补冲任之效。

第八节 月经后期

月经周期延后7天以上,甚至3~5个月一行称为月经后期。其主要病因病机为是精血不足或邪气阻滞,血海不能按时满溢,遂致月经后期。《女科撮要》曰:"其过期而至者,有因脾经血虚,有因肝经血少,有因气虚血弱。"《邯郸遗稿》云:"经水过期而来,有血虚、血寒、血滞、血热。过期而来,并色淡者,此痰多血少也,肥人过期是气虚夹痰也。"由此可见,月经后期的分型主要有肾虚、血虚、血寒、气滞、痰湿。本病类似于西医之稀发排卵。

一、辨证分型

1.肾虚

先天肾气不足,或房事不节,损伤肾气,肾虚冲任不足,血海不能按时满溢,遂经行错后。表现为经行后期,量少,色淡质稀,腰酸腿软,头晕耳鸣,或面部色斑,舌淡黯苔薄,脉细。治宜补肾益气,养血调经。方选何氏育麟方。

2.血虚

产育过多,多次失血,病后体虚失摄,饮食较少,气血生化不足,营血衰少，冲任不足，血海不能按时满溢，遂致月经后期。表现为量少色淡，头晕眼花，心悸失眠，面色萎黄，少气乏力，舌淡苔薄，脉细。治宜补气养血调经。方选归脾汤。

3.血寒

素体阳虚或久病伤阳，或感受寒邪，脏腑失于温养，寒邪搏于冲任，冲任不足，血行迟滞，血海不能按时满溢，遂致经行错后。表现为经行错后，量少，色淡或色黯，下腹隐痛，得热则缓，畏寒肢冷，舌淡苔薄，脉细。治宜温经散寒，养血调经。方选《金匮要略》之温经汤。

4.气滞

素来抑郁，情志不舒，气机不畅，气血运行迟滞，血海不能按时满溢，遂致月经后期。表现为经期错后，量少，色黯或有血块，下腹胀痛，精神抑郁，经前乳胀，舌淡苔薄，脉细弦。治宜理气行滞，活血调经。方用乌药汤。

5.痰湿

素体肥胖或近期体重明显增加，或劳逸过度，饮食不节，损伤脾气，脾失健运，痰湿内生，痰湿下注冲任，气血运行缓慢，血海不能按时满溢。表现为经期错后，量少，色淡，体丰，气短困重，带下较多或较少，舌淡胖或伴有齿痕，苔白腻，脉细滑。治宜燥湿化痰，活血通经。方用苍附导痰汤。

二、病案实录

病案：多囊卵巢综合征

胡某，女，22岁，未婚，学生。初诊：2014年11月24日。

[**主诉**] 月经后期2年。

[**现病史**] 患者未婚，否认性生活史。初潮12岁，既往月经周期尚准，30天左右一潮，5天净。近2年月经后期甚至半年来潮1次，量中，末次月经9月20日，量色同前，体重近2年增加10斤，感乏力，喜食甜腻，舌淡苔白薄腻，大便稀，一日2行，有糖尿病家族史。

[**中医诊断**] 月经后期（痰湿型）。

[**西医诊断**] ①月经失调，②PCOS（待确诊）。

处方：柴胡10g，当归15g，川芎10g，砂仁5g，香附10g，郁金10g，丹参15g，鸡血藤15g，川牛膝15g，菟丝子30g，鸡内金20g，白芥子15g，茯苓12g，泽泻10g，泽兰10g，益母草30g，红花5g，地鳖虫10g，党参15g，薏苡仁30g，甘草5g。7剂。

并嘱其查外周血染色体、性激素、甲状腺功能；嘱调整饮食，加强运动，控制体重；并测基础体温。

二诊： 2014年12月1日。月经未转，基础体温未升，带下较少，减重3斤，寐差，大便可，舌淡苔薄脉细。测血E_2 48.16pg/ml，FSH 6.14IU/L，LH 28.23IU/L，P 2.45nmol/L，TSH 0.27IU/L，血清胰岛素水平正常。

处方：上药去益母草。7剂。

三诊： 2014年12月8日。月经仍未行，近日自觉白带量增多，基础体温单相。

处方：上药加石楠叶15g，覆盆子12g。7剂。

四诊： 2014年12月19日。月经3个月未行，BBT单相。

嘱其行腹部B超。腹部B超示：双层内膜厚0.8cm，双侧卵巢增大，小卵泡偏多。上方继服14剂。

五诊： 2015年1月2日。月经仍未行，BBT单相。

处方：上方去柴胡、红花、仙茅、石楠叶，加苏木15g，附子6g，苁蓉10g，制黄精20g，枳实15g，泽兰10g。14剂。

六诊： 2015年1月16日。月经未转，近日带下如水样，体重已减6斤。上方继服14剂。

七诊： 2015年1月30日。昨日经转，经前基础体温高温10天，经停4月来潮，量中，夜寐稍差，舌淡白苔微腻。

处方：葛根30g，苍术10g，香附10g，郁金10g，当归12g，川芎10g，胆南星6g，化橘红9g，石菖蒲9g，茯苓15g，泽泻10g，赤芍15g，枸杞12g，川断15g，菟丝子15g，丹参15g，鹿角片10g，泽兰10g，木香6g，川牛膝15g，地鳖虫15g，荆芥6，防风6g。14剂。

八诊： 2015年2月13日。近日白带量增，大便正常。B超见成熟卵泡直径1.8cm。

处方：上药去木香，加仙茅10g，鸡血藤15g。14剂。

九诊： 2015年3月6日。末次月经2月26日，量多，7天净。上方继服14剂。

十诊：2015年3月20日。

处方：上药加益母草30g，桃仁6g，仙茅10g。14剂。

十一诊：2015年4月2日。末次月经3月28日，准期，量多3天，腹痛1天，BBT上升6天来潮。

处方：葛根30g，苍术10g，香附10g，郁金10g，当归12g，川芎10g，胆南星6g，化橘红9g，石菖蒲9g，茯苓15g，泽泻10g，赤芍15g，枸杞12g，川断15g，菟丝子15g，丹参15g，鹿角片10g，泽兰10g，木香6g，川牛膝15g，地鳖虫15g，荆芥6，防风6g。14剂。

十二诊：2015年4月17日。舌淡苔薄，脉细，无明显不适主诉，现月经中期，BBT未升。

处方：上药去木香、苍术，加小胡麻15g，石楠叶15g。7剂。

十三诊：2015年4月24日。BBT已升5天。

处方：葛根30g，香附10g，郁金10g，当归12g，川芎10g，茯苓15g，泽泻10g，赤芍15g，枸杞12g，川断15g，菟丝子15g，丹参15g，鹿角片10g，泽兰10g，川牛膝15g，柴胡10g，茜草10g，益母草30g，桃仁6g，通草5g，路路通15g，甘草5g。7剂。

患者4月30日月经准期来潮。停药随访1年，月经规律。

按语：PCOS是临床常见病、多发病、疑难病，西医治疗以激素为主，青春期少女以调整月经周期为主，可选择达英-35或雌孕激素人工周期治疗；育龄期妇女有生育要求者则促排卵助孕治疗；育龄期无生育要求妇女仍以调周为主，同时积极预防各种远期并发症及多种代谢病。临床中有不少患者出现排卵障碍后，体重在短时间内增加明显，而同时期的妇科B超未提示卵巢增大，小卵泡增多，也无多毛、痤疮等高雄激素血症的表现，未达到多囊卵巢综合征诊断标准。对于此类患者何老主张积极治疗，调经促排卵，以免病情渐著。

该患者月经后期伴排卵障碍，虽无妊娠要求，亦无高雄等其他多囊卵巢综合征表现，但体重2年内增加10斤，自觉异常而求治。患者感乏力，喜甜腻，大便稀，苔白薄腻，证属脾虚痰湿型。患者素体脾虚，所谓"脾为生痰之源"，嗜甜腻助湿，痰湿内聚，痰滞胞宫，痰瘀互结，胞脉痹阻，故月经后期。治疗时先予茯苓、党参、薏苡仁、砂仁健脾化痰、鸡内金、白芥子涤痰散结通络，当归、丹参、川芎、郁金、川牛膝、益母草、鸡血藤、香附、红花、柴胡等活血鼓动之品促排卵，菟丝子、肉苁蓉、制黄精等补肾填精以滋养先天。方中重用葛根益气升阳，如此消补兼施，瘀化痰消，胞脉疏畅，故获疗效。

第九节　月经先后无定期

月经周期时或提前时或延后7天以上，连续3个周期以上者为月经先后不定期。本病可发生于有排卵的月经周期，也可发生于无排卵型月经周期，若为无排卵型月经先后不定期者，往往容易发展成崩漏。月经先后不定期的主要机理是冲任气血不调，血海蓄溢失常，故出现月经周期不规律，时前时后。

一、西医病因

1.卵巢功能下降

女性在40岁后出现卵巢功能下降，卵子质量下降，逐渐出现排卵不规律，时前时后，故见月经周期不规律。若在40岁之前出现卵巢功能下降可诊断为早发性卵巢功能不全。

2.排卵异常

可发生于任何年龄女性，青春期少女性腺发育不健全，初潮后1~5年才能建立排卵周期，卵泡有发育，但缓慢或不规律，故可出现月经周期的先后不定期。围绝经期妇女卵巢储备低，卵泡发育缓慢，不充分，或退化不规则，造成黄体功能的不健全，故可出现月经周期不规律。育龄期妇女可因内外环境的某种刺激，如过度劳累，恐惧、悲伤等精神刺激、流产或手术等因素，可导致排卵不规律，可前可后，故出现月经先后不定期。

二、辨证分型

1.肾虚

经行或先或后，量少，色淡，质稀，头晕耳鸣，腰酸腿软，小便频数，舌淡，苔薄，脉沉细。治宜补肾益气，养血调经。方用固阴煎。

若肝郁肾虚者，症见月经先后无定期，经量或多或少，平时腰痛膝酸，经前乳房胀痛，心烦易怒，舌黯红，苔白，脉弦细。治宜补肾舒肝，方用定经汤。

2.脾虚

症见经行或先或后，量多，色淡质稀，神倦乏力，脘腹胀满，纳呆食少，舌淡，苔薄，脉缓。治宜补脾益气，养血调经。方用归脾汤。

3.肝郁

症见经行或先或后，经量或多或少，色黯红，有血块，或经行不畅，胸胁、乳房、少腹胀痛，精神郁闷，时欲太息，嗳气食少，舌质正常，苔薄，脉弦。治宜疏肝解郁，和血调经。方用逍遥散。

三、病案实录

傅某某，女，44岁，职员。*初诊：2010年3月23日。*

[**主诉**] 月经紊乱1年。

[**现病史**] 2009年3月开始月经先后不定期，7/15~40，量时多时少。末次月经3月18日，量少。前次月经2月17日，量多如崩，9天净。婚育史：1-0-1-1，17年前顺产1女，体健。

[**既往史**] 既往慢性肾炎病史，中药治疗2年。2010年3月2日尿常规：隐血50个RBC/μL，镜下红细胞6~8/HP。腰酸，偶有头晕耳鸣，乏力，情绪低落，睡眠欠佳，食纳二便尚可，舌淡红，苔白，脉细尺弱。

[**中医诊断**] 月经先后不定期（脾肾两虚型）。

[**西医诊断**] 月经失调。

处方：生黄芪15g，焦白术10g，炙龟甲10g，党参30g，生熟地炭各10g，萸肉10g，怀山药30g，川断15g，菟丝子15g，炒杜仲15g，覆盆子10g，枸杞15g，当归身10g，炒白芍15g，砂仁5g，香附10g，五味子6g，夜交藤30g，郁金10g，代代花5g，柴胡10g。7剂。

[**分析**] 禀赋不足，六七肾气渐衰，天癸渐乏，肾虚气化不利、封藏失司，精微不固，故尿中见隐血，肾虚天癸不足，冲任欠充，封藏不利，故血海蓄溢失常，月经紊乱，非时而下。治宜补肾固冲，益气养血。

二诊：2010年4月6日。末次月经3月30日，量中，5日净。夜寐欠安，乳微胀，舌淡红，苔白，脉细微弦尺弱。

处方：上方去党参、生熟地炭、杜仲、覆盆子、枸杞、当归身，加生熟地各12g，黄柏6g，知母10g，合欢皮10g，阿胶珠12g。7剂。

三诊：2010年5月18日。月经将届。末次月经4月29日，月经期准，量中，6日净。5月18日复查尿常规正常范围：隐血5个RBC（±）/μL。镜下红细胞0~1个HP。舌淡红苔白，脉细尺弱。

四诊：2010年6月1日。末次月经5月27日，准期，量中，今日已少。

按语：何老认为，本例患者已过"六七"三阳脉衰于上，肾气渐衰，天癸欠充之时，加之既往有慢性肾病，结合患者腰酸，耳鸣，纳差等症状，属"脾肾两虚，气不摄血"之证。正如《景岳全书·妇人规》里指出"凡欲念不遂，沉思积郁，心脾气结，致伤冲任之源，而致肾气日消，轻则或早或迟，重则渐成枯闭"，主张治疗以心脾肾为主。

《傅青主女科·调经》云"经水出诸肾"，肝为肾之子，肝郁则肾亦郁，肾虚而气必不宣，前后之或断或续。月经先后不定，病因不一，但总以肝郁脾虚肾亏占多数，故方中重用黄芪、党参、白术、山药等补气健脾摄血，熟地炭、杜仲、菟丝子、覆盆子等补充肾中精气，香附、郁金、柴胡、代代花等疏肝理气，调和肝脾，当归身、白芍养血，夜交藤安神交通心肾，全方重在补气健脾固肾。

第十节　月经过多

月经周期正常，经量明显多于正常者称为月经过多。经碱性正铁血红蛋白法测定，每周期失血量多于80ml者，诊断为月经过多。月经过多的主要病机为冲任不固，经血失于制约而致月经量过多。月经过多的治疗需注意经时和平时的不同，平时注重治本调经，经时以固冲止血为主，同时标本兼治。

一、西医病因

1.有排卵型功能失调性子宫出血

此类患者有规律排卵，发病因素主要与以下几个因素有关：①子宫内膜不同前列腺素（PG）之间比例失衡：月经过多患者子宫内膜生成PGE_2 /PGF_{2a}的比值增高，导致血管扩张，血小板聚集功能受到抑制，从而引起月经量的增多。②子宫内膜纤溶系统功能亢进，引起止血的血栓不稳定或再通，导致月经量多。③内膜出血相关因子基因表达过强等因素，亦可导致月经量过多。

2.子宫内膜息肉

子宫内膜由于某种因素导致局部血管和结缔组织增生形成息肉样赘生物，突入子宫腔内，大小、数目、形态不等，部分子宫内膜息肉患者可出现月经量增加，经期延长或经间期出血。

3.子宫平滑肌瘤及子宫腺肌瘤

子宫平滑肌瘤可发生于子宫各个部位，如肌壁间肌瘤、浆膜下肌瘤和黏膜下肌瘤。若肌瘤导致宫腔形态异常，子宫收缩不平衡，经时血窦无法正常关闭，可致经量过多。子宫腺肌瘤可导致子宫肌层呈弥漫性增长，主要表现为经量增多，经期延长及进行性痛经。

4.子宫内膜炎

当各种细菌、病原微生物及病毒等导致子宫内膜炎后，子宫内膜的功能将受到破坏，常可出现月经过多、经期延长、痛经、经间期出血等，严重者可导致不孕。

5.宫内节育器

宫内节育器可导致子宫内膜呈非感染性炎症反应，可出现月经过多，经期延长，白带增多和性质异常等子宫内膜炎症的表现。

二、辨证分型

1.气虚

素体虚弱或饮食不节或劳倦过度或久病伤脾，导致中气不足，冲任不固，血失统摄而致月经过多。表现为经行量多，色淡质稀，疲乏无力，少气懒言，面色无华，舌淡苔薄脉缓。治宜补气升提，固冲止血。方用归脾汤。

2.血热

素体阳盛，或喜食辛燥，或感受热邪，或情志不舒，肝气郁结，郁久化热，热扰冲任，迫血妄行，以致经行量多。表现为月经量多，色红质稠，口渴喜冷饮，口干舌燥，心烦多梦，舌红苔薄脉细数。治宜清热凉血，固冲止血调经。方用保阴煎。

3.血瘀

素体抑郁或疏于运动，气血运行受阻，气滞而致血行不畅；或经期产后余血未尽，感受外邪或房事不禁，导致瘀血内停。瘀阻冲任，血不归经，以致经行量多。表现为量多，色黯，质稠，行经时偶有腹痛或平素下腹胀痛，经前乳胀，舌黯或有瘀点。治宜活血化瘀，固冲止血。方用失笑散加味。

三、病案实录

林某，女，40岁，已婚。初诊：2015年4月14日。

[**主诉**] 月经量多，痛经，经期延长1年。

[**现病史**] 患者1年前人流后出现月经量逐月增多，伴经期延长，淋漓10天净，伴腰酸、下腹痛。顺产2次，大孩19岁，小孩5岁，人流6次。子宫附件B超示：子宫腺肌症，后壁肌层明显增厚，宫腔线受压迫前移。外院就诊多次，均被告知需行子宫切除术，患者拒绝，遂求助于何老。末次月经3月20日，准期，量多3~4天，日换卫生巾10余条，经行腹痛明显，伴感晕头痛，感乏力，面色萎黄，舌黯，苔薄，边瘀点，脉弦细。

[**中医诊断**] 月经过多（气虚型）。

[**西医诊断**] ①异常子宫出血，②子宫腺肌症。

处方：黄芪30g，太子参20g，生晒参3g，炒白术10g，失笑散15g（包），焦山楂15g，马齿苋20g，贯众30g，茯苓12g，泽泻10g，猫爪草15g，猫人参30g，半枝莲30g，三七粉（吞）3g，山萸肉10g，枸杞12g，巴戟天10g，甘草5g。7剂。

二诊：2015年4月21日。末次月经4月17日，准期，量较前明显减少，经行腹痛头痛大减。

处方：上药去失笑散、茯苓、泽泻、三七粉、枸杞、甘草，加海藻20g，龟甲10g，乌贼骨15g，臭椿皮10g，制大黄10g。7剂。

三诊： 2015年4月28日。末次月经量中，9天净。

处方：上药去龟甲、乌贼骨、臭椿皮，加制首乌15g，桑椹15g，薏苡仁30g。7剂。

四诊： 2015年5月5日。无经间期腹痛。

处方：太子参20g，黄芪15g，炒白术10g，焦山楂15g，赤芍15g，白芍15g，马齿苋20g，贯众30g，猫爪草15g，猫人参30g，半枝莲30g，山萸肉10g，巴戟天10g，海藻20g，枸杞15g，制首乌15g，桑椹15g，薏苡仁30g，生地炭15g，穿山甲5g。

五诊： 2015年5月12日。月经将届。

处方：守经期方加减。

六诊： 2015年5月19日。末次月经5月15日，量多，浑身酸痛1天，第二天少，现未净。

处方：续前方，去三七粉加鹿含草30g。7剂。

依前法加减调理3个月，患者经量、期恢复正常，痛经消失，取得满意疗效。

按语： 何老认为，月经过多可分为功能性及器质性。功能性月经量多者，往往因气虚、血热或血瘀等体质导致冲任不固，经血失于制约而致量多；器质性量多者如子宫肌瘤、子宫腺肌瘤、子宫内膜炎症、子宫内膜息肉、宫内节育器等导致月经过多时，若疾病未得到有效控制，患者可继发出现贫血、宫缩乏力等气虚、血虚、血热、血瘀等功能性疾病，从而加剧止血功能的下降，故两种类型的月经过多是可以相互交错，相互转变的，故在临证时，止血是第一要务，同时辨证论治，审证求因，从根本上治疗月经过多之症。中医中药治疗月经过多有独特疗效，何老认为气虚是根本病机，故在遣方用药时，大队补气药是必用之品，补气同时可清热可化瘀，疗效显著，很多患者因此避免了一次手术治疗。

本例患者堕胎后，且房劳多产，损伤脾肾之气，女子以肾为本，以血为用。《金匮要略》云：“五脏六腑之血，全赖脾气统摄。”脾为后天之本，主统血，脾气虚弱，统摄无权，冲任不固，肾气不充，封藏失司，故见经量过多。患者素有癥瘕，望诊见舌黯、苔薄、边瘀点，此乃血瘀之象，故治当加用化瘀止血之药。

方以生晒参、太子参、黄芪、炒白术、茯苓补气健脾，固冲摄血，失笑散、三七粉化瘀止血，山萸肉、枸杞、巴戟天补肾填精，全方共奏补肾健脾，活血化瘀之效。

第十一节　经期延长

月经周期正常，经期超过7天以上，甚或2周方净者。经期延长的主要发病病机为冲任不固，经血失于制约而导致淋漓不净。

一、西医病因

1.生殖内分泌因素

可能是卵泡发育、排卵或黄体功能不同程度的不健全。可能由于新一周期的卵泡发育过缓，分泌雌孕激素不足，内膜修复不良；或黄体萎缩不全，血雌孕激素不能迅速下降，内膜无法在短时间内同步剥脱，从而出现经期延长，淋漓不断。

2.子宫疤痕

剖宫产的广泛应用，使子宫下段疤痕憩室有较高的发生率，疤痕憩室是经期延长的重要病因。疤痕憩室修补手术有一定疗效。

3.子宫内膜息肉

子宫内膜由于某种因素导致局部血管和结缔组织增生形成息肉样赘生物，突入子宫腔内，大小、数目、形态不等，部分子宫内膜息肉患者可出现月经量增加，经期延长或经间期出血，严重者可影响受孕。

4.子宫腺肌瘤

流产、刮宫等宫腔操作造成子宫内膜侵入肌层，使子宫肌层呈弥漫性增长，主要表现为经量增多，经期延长及进行性加重痛经。

5.子宫内膜炎感染

感染病原微生物导致子宫内膜炎症后，子宫内膜的功能将受到影响，常可出现月经过多、经期延长、痛经、经间期出血等月经病。

6.宫内节育器

宫内节育器可刺激子宫内膜局部出现非感染性炎症或增加阴道内病原微生物子上行感染机会，导致内膜出现炎症反应，常表现为经期延长，经量过多，经行腹痛。

二、辨证分型

1.气虚

素体虚弱或劳累过度或忧思过度，损伤脾气，中气不足，气不摄血，故可出现经血失于制约而致经期延长。表现为量多，色淡，质稀，神疲乏力，气短懒言，面色苍白或无华，舌淡苔薄脉细缓。治宜补气升提固冲摄血调经。方用举元煎。

2.虚热

素体阴虚，或病久伤阴，产多乳众，或阴血暗耗，血热内生，热扰冲任，冲任不固，经血失于制约而致经期延长。表现为经行时间延长，量少，色鲜，咽干口燥，潮热颧红，手足心热，大便燥结，舌红苔少脉细数。治宜养阴清热，凉血调经。方用两地汤合二至丸。

3.血瘀

素性抑郁，或大怒伤肝，肝气郁结，肝血凝滞，气滞血瘀；或经行产后摄生不慎，外邪乘虚而入，客于胞内，邪与血相搏，久而成瘀；或平素运动过少，经脉运行受阻，气血运行减慢，久而成瘀，瘀阻冲任，经血失于制约而致淋漓不净。表现为量或多或少，色紫黯有块，或小腹疼痛拒按，舌紫黯或有瘀点，脉细。治宜活血化瘀，固冲止血调经。方用蒲灰散（《陈素庵妇科补解》）。

三、病案实录

病案一：子宫内膜息肉术后、宫颈内异灶、子宫内膜炎

王某，女，38岁，已婚，外企职员。初诊：2014年11月18日。

[主诉] 经期延长4年。

[现病史] 患者12年前曾因"子宫内膜息肉"行宫腔镜下息肉切除术，4年前因子宫颈上皮非典型增生（CINIII级）行LEEP术，术后患者经前少量出血5天，月经量多2天，持续12天始净。末次月经11月10日，起初少量出血，6天后月经量增多2天，刻下出血已减少，未净，下腹隐痛或伴肛坠感，口干咽燥，烦躁易怒，大便偏干，偶有盗汗，舌红苔薄，脉细数。

[中医诊断] 经期延长（阴虚内热型）。

[西医诊断] 异常子宫出血（①子宫内膜息肉？②子宫内膜炎？③宫颈炎？）。

处方：黄芪15g，炒白术10g，补骨脂10g，炒白芍30g，三七粉（吞）3g，丹皮10g，龟甲10g，巴戟天10g，茜草炭6g，乌贼骨15g，马齿苋20g，贯众30g，蛇舌草30g，甘草3g，鹿含草30g，大蓟炭10g，小蓟炭10g，女贞子15g，旱莲草30g，生地15g，玄参15g。7剂。

二诊：2014年11月25日。末次月经12天始净，下腹疼痛好转，大便通畅，情绪平稳，口干好转。

处方：黄芪15g，炒白术10g，红藤30g，败酱草30g，蚤休9g，生地炭15g，山萸肉10g，蛇舌草30g，薏苡仁30g，茯苓12g，泽泻10g，丹皮10g，赤芍15g，炒白芍15g，乌贼骨15g，龟甲10g，巴戟天10g，甘草5g。7剂

子宫附件超声无殊，医嘱至省妇保门诊妇检查看宫颈情况。

三诊：2014年12月2日。末次月经11月10日，经净后妇检宫颈未见出血点。

处方：上药去薏苡仁、茯苓、泽泻、龟甲，加金樱子15g，旱莲草15g，女贞子15g，太子参20g。

四诊：2014年12月10日。

处方：上药去蚤休、巴戟天、女贞子、金樱子，加茜草炭6g，马齿苋20g，贯众30g，三七粉3g。7剂。

五诊：2014年12月16日。末次月经12月8日，量少至12月11日量增，量多2天后减，现未净。

处方：黄芪15g，炒白术10g，红藤30g，败酱草30g，蚤休9g，生地炭15g，山萸肉10g，丹皮10g，赤芍15g，炒白芍15g，乌贼骨15g，龟甲10g，巴戟天10g，马齿苋20g，贯众30g，臭椿皮10g，白毛藤30g，甘草5g。7剂。

六诊：2014年12月30日。末次月经11天净。昨日又见少量出血，4天前行阴道镜检查示：宫颈管内异灶（待确诊）。

处方：上药去巴戟天加乌梅5g，焦山楂15g，茜草炭10g。7剂。

七诊：2015年1月6日。月经届期未行。

处方：黄芪15g，炒白术10g，红藤30g，败酱草30g，蚤休9g，生地炭15g，山萸肉10g，丹皮10g，赤芍15g，炒白芍15g，乌贼骨15g，茜草炭6g，淫羊藿15g，蛇舌草30g，焦山楂15g，三七粉3g，甘草5g。7剂。

八诊：2015年1月13日。末次月经1月6日，量少4天始增，尚未净。

处方：上药去巴戟天、茜草炭、三七粉加臭椿皮10g，忍冬藤30g，龙骨15g，牡蛎18g。7剂。

九诊：2015年1月20日。4天前已于省妇保行阴道镜下宫颈管内异灶电灼术。

处方：上药去龙骨、牡蛎加制黄精20g，制玉竹20g。7剂。

十诊：2015年2月3日。宫颈内异电灼术后半月。

处方：黄芪15g，炒白术10g，红藤30g，败酱草30g，蚤休9g，蛇舌草30g，制黄精20g，制玉竹20g，丹皮10g，赤芍15g，炒白芍15g，生地10g，熟地10g，砂仁5g，枸杞12g，茯苓12g，泽泻10g，巴戟天10g，金樱子15g，覆盆子12g，甘草5g。7剂。

继续予中药辨证巩固治疗2个月，患者月经4月21日、5月18日均准期来潮，量尚可，且都能8天内干净。

按语：经期延长病是一个容易诊断却是极难治疗的疾病，因为目前仍有部分病人无法明确其真正的病因，而中医中药的治疗也常常出现疗效欠佳的尴尬处境。何老认为，治疗此类患者时，需先明确西医的病因，根据病因治疗疾病，同时可配合中医中药治疗，切不可病因不明而盲目下药。

患者首诊时已出血时长，当以止血为先。患者口干咽燥，烦躁易怒，大便偏干，偶有盗汗，舌红苔薄脉细数，辨其证为阴虚内热，阴血不足，内火扰动血行，予大量炒白芍养血敛阴，平抑肝阳，女贞子、旱莲草性寒凉，滋补肝肾，生地、玄参清热凉血；龟甲调其冲任；鹿含草、巴戟天强补肝肾；出血日久，气随血亡，补气以摄血，加以黄芪、炒白术补气健脾；丹皮清其血热；茜草炭、大蓟炭、小蓟炭凉血止血，乌贼骨酸敛以止血；病久必瘀，三七粉活血止血；马齿苋、贯众、蛇舌草清热凉血，凉血则不妄行以达止血之效。

患者进一步检查明确病因后行阴道镜下宫颈管内异灶电灼术，并结合病症，予术后补肾活血为主，加以清热祛邪调理，使阴平阳秘，疏泄有度。

病案二：剖宫产疤痕憩室

胡某，女，35岁，已婚，护士。初诊：2015年8月10日。

[**主诉**] 经期延长6年，未避孕未孕1年。

[**现病史**] 患者2009年剖宫产后出现经期延长，近1年未避孕至今未再孕。平素月经周期基本规律，近1年出现月经周期缩短，26日一行，量中，带经期长，近12天经净。无明显下腹疼痛及肛坠感，近几年多次行阴道B超检查，内膜未见异常，子宫下段疤痕憩室可能。在其本院行HSG提示子宫输卵管未见异常，双输卵管全程显影，通畅，血AMH 3.2ng/L。男方精液检查正常。末次月经8月1日，淋漓未净，量少色暗。由于工作压力较大，睡眠欠佳，情绪较低落，疲乏无力，面色无华，性欲低落，平素带下减少，偶有腰膝酸软，大便干，口干，舌黯苔薄，脉细涩。

[**中医诊断**] 经期延长（肾虚夹瘀型）。

[**西医诊断**] ①异常子宫出血，②疤痕憩室（待确诊）。

处方：黄芪30g，太子参20g，炒白术10g，三七粉3g，龟甲12g，山茱萸10g，制大黄10g，茜草炭6g，乌贼骨15g，熟地15g，桑椹15g，甘草3g，鹿含草30g，丹皮10g，地骨皮15g，女贞子15g，旱莲草30g，生地15g，玄参15g，珍珠母30g，夜交藤18g，合欢皮10g，龙骨15g，牡蛎15g。7剂。

医嘱行入院宫腔镜下探查术。宫腔镜下提示内膜分布基本均匀，宫腔下段近内口可见少许杂乱内膜，双输卵管开口清晰，行通液术提示双输卵管通畅，宫腔下段可见疤痕憩室，疤痕切缘平整，未见异形血管及出血点。

二诊：2015年8月17日。宫腔镜术后出血5天干净，服中药后大便偏稀，每日3次，口干好转，睡眠好转，精神稍好转。

处方：黄芪30g，太子参20g，党参30g，怀山药30g，补骨脂30g，炒白术10g，龟甲12g，山茱萸10g，制大黄10g，乌贼骨15g，熟地15g，桑椹15g，丹皮10g，地骨皮15g，女贞子15g，旱莲草30g，生地炭15g，玄参炭10g，珍珠母30g，夜交藤18g，合欢皮10g，龙骨15g，牡蛎15g。10剂，同时嘱患者每日予何氏妇科治疗盆腔炎的院内制剂妇外4号灌肠，经时停用1周。

三诊：2015年8月31日。末次月经8月29日，周期较前错后2天，量中如常，近日量渐少，夹血块，大便正常，精神好转，面色转红润。

处方：黄芪30g，太子参20g，党参30g，怀山药30g，补骨脂30g，炒白术10g，龟甲12g，山茱萸10g，制大黄10g，乌贼骨15g，熟地15g，桑椹15g，丹皮10g，地骨皮15g，女贞子15g，旱莲草30g，生地炭15g，玄参炭10g，珍珠母30g，龙骨15g，牡蛎15g，银花炭10g，失笑散10g，三七粉3g。14剂。

继续灌肠2周，经净后停服三七粉及失笑散。嘱患者月经第12天开始隔日同房。

四诊：2015年9月14日。末次月经10天净。

处方：黄芪15g，太子参20g，党参30g，怀山药30g，补骨脂30g，炒白术10g，龟甲12g，山茱萸10g，制大黄10g，乌贼骨15g，熟地15g，桑椹15g，丹皮10g，桑寄生30g，川断12g，杜仲15g，菟丝子10g，生地炭15g，玄参炭10g，珍珠母30g，龙骨15g，牡蛎15g，10剂。经期停服3天。

五诊：2015年9月28日。末次月经9月25日，量中如常。

处方：黄芪30g，太子参20g，党参30g，怀山药30g，补骨脂30g，炒白术10g，龟甲12g，山茱萸10g，制大黄10g，乌贼骨15g，熟地15g，桑椹15g，丹皮10g，地骨皮15g，女贞子15g，旱莲草30g，生地炭15g，玄参炭10g，珍珠母30g，龙骨15g，牡蛎15g，银花炭10g，失笑散10g，三七粉3g。14剂。

继续中药保留灌肠2周，经净后停服三七粉及失笑散。嘱患者月经第12天开始隔日同房。

六诊：2015年10月12日。末次月经9天净，较之前有明显缩短。

处方：黄芪15g，太子参20g，党参30g，怀山药30g，补骨脂30g，炒白术10g，龟甲12g，山茱萸10g，制大黄10g，乌贼骨15g，熟地15g，桑椹15g，丹皮10g，桑寄生30g，川断12g，杜仲15g，菟丝子10g，生地炭15g，玄参炭10g，珍珠母30g，龙骨15g，牡蛎15g。10剂。经期停服3天。

如此治疗半年，经期均在8~10天，2016年3月，患者成功妊娠，监测胎儿发育均正常。

按语：疤痕憩室的形成与剖宫产时疤痕上下肌层及内膜层的对合有关，与施术者手术技巧相关，也与患者本身局部组织的增生修复能力有关。疤痕憩室主要表现为经期延长，何老认为，若只单纯表现为经期延长，而无其他不适症状，可不必积极处理，只需中药辨证治疗，提高患者免疫力，以免继发感染引起子宫内膜炎及盆腔炎等疾病。若患者在经期延长的同时伴有不孕症，则需考虑在中西医结合治疗无效时是否采取疤痕憩室修补术。治疗疤痕憩室，没有特效药，也无公认的疗效确切的手术方式，此病值得妇科医生进一步研究。

附：子宫内膜息肉

一、西医概述

子宫内膜息肉形成的原因，可能与炎症、内分泌紊乱，特别是雌激素水平过高有关，息肉多来自未成熟的子宫内膜，尤其是子宫内膜基底层。

子宫内膜息肉单发较小者可以无临床症状，较大多发者可以表现月经量增多、经期延长、经间期出血，或不规则子宫出血甚至可以导致不孕。该病主要发生于育龄期妇女；妇科检查往往无特殊体征，宫颈口处或可见息肉，子宫体或可略增大。B超是临床上最常用的诊断手段，诊刮或宫腔镜下活检病理检查可以确诊。

本病过去往往误诊为功能失调性子宫出血，如北京协和医院于1989~1994年间曾被诊断为排卵型功血患者中，仍有30%病例实际是由轻度炎症、宫腔息肉，或罕见的血管、血小板功能异常引起。随着B超等辅助诊断技术的完善和提高，子宫内膜息肉检出率随之明显增多。本病相对容易诊断，但难于治疗。西医主要采用宫腔镜下息肉摘除术或电切割术，短期疗效较好，但复发率高，存在感染、出血、宫腔粘连、内膜受损等术后并发症的问题难以克服。

二、中医概述

传统中医学没有子宫内膜息肉这个病名，亦无完全对应的疾病，但从其临床表现来看，应归属中医"月经过多""经期延长""经间期出血""崩漏"等病范畴。

何老结合自身临床经验提出本病可命名为"妇科微癥瘕"，临床上在早期不易辨识，辅助检查亦常不能发现异常表现，往往仅表现为顽固性的经期延长、经间期出血等，若四诊合参发现患者有瘀血内阻之证，即应化瘀调冲为主，若虽无明显瘀血证，亦可根据"久漏多瘀"之理论尽早选用活血化瘀、散结涤痰之品，往往能收到显效。临床上诊疗本病，还应时时固护正气，一方面可以防治过利伤气，另一方面，扶助正气可使"元真通畅"（《金匮要略》），有利于邪气消散。

三、病案实录

病案一：子宫内膜息肉、不孕

钱某某，女，27岁，已婚，职员。初诊：2009年6月12日。

[**主诉**] 月经延长量多时痛2年。

[**现病史**] 平素月经规则，周期27~28天，近2年经期8~11天，量多时痛经2天，夹血块。末次月经2009年5月27日，经行腰酸背痛，经前乳胀，时有经间期出血。舌暗红，苔薄白，脉细滑。

[**辅助检查**] 2009年4月10日查血CA125 105IU/L。6月21日浙江省妇幼保健医院子宫附件超声提示：子宫内膜单层厚0.76cm，内膜回声不均，息肉（待排除），宫壁回声均匀。

处方：生黄芪15g，太子参20g，当归12g，川芎10g，赤白芍各10g，红藤30g，败酱草30g，蚤休10g，猫爪草15g，半枝莲15g，薏苡仁30g，茯苓15g，泽泻10g，三棱10g，莪术10g，淫羊藿15g，菟丝子15g，巴戟天10g，枸杞12g，皂角刺10g，路路通15g，马齿苋20g，生贯众30g。7剂。

二诊：2009年6月26日。末次月经2009年6月24日，量较多，夹血块，仍有痛经，伴腹泻，今日量未减（平素月经第4天量减），眶下暗。舌脉同前。

处方：生黄芪15g，党参15g，太子参20g，焦白术10g，红藤30g，败酱草30g，蚤休10g，丹皮10g，赤白芍各10g，茜根炭10g，乌贼骨15g，马齿苋20g，生贯众30g，蛇舌草30g，猫爪草15g，焦山楂15g，半枝莲15g，三七（吞服）3g。7剂。

三诊：2009年7月3日，末次经行腹痛腹泻，量中，昨日少许血一阵即止，伴微痛，舌略绛红，脉弦。

处方：生黄芪15g，焦白术10g，海藻20g，炙穿山甲3g，红藤30g，败酱草30g，皂角刺10g，生牡蛎15g，丹皮10g，丹参15g，淫羊藿15g，巴戟天10g，枸杞12g，旱莲草15g，女贞子15g，马齿苋20g，生贯众30g，菟丝子15g。7剂。

四诊：2009年7月17日，月经将届，乳胀2天，二便调。

处方：柴胡10g，鹿角片10g，炙穿山甲3g，红藤30g，败酱草30g，当归12g，川芎10g，乳香5g，没药5g，乌药6g，炒元胡15g，三棱10g，莪术10g，失笑散（包煎）15g，焦山楂15g，马齿苋20g，生贯众30g，炒白芍15g，丹皮10g，丹参15g。7剂。

五诊：2009年12月11日，患者诉：经前调治，月经恢复规律，5~7天可净，量中，痛止。停药4个月，近期月经尚调，本周复查CA125降至40IU/L，较前大幅下降，月经5天。复查B超提示：内膜单层厚0.25cm未见明显异常。

按语：本患即是典型例子，虽然初诊时省妇保B超未能确诊为子宫内膜息肉，但何老能从其"月经量多，有块，腹痛时作，经行腰酸背痛，全身酸，经前乳胀，时有经间期出血，舌暗红，脉细"等细微表现即断其瘀血内阻，考虑其存在子宫内膜息肉可能，立法扶正祛瘀、化痰消癥、理冲调经。

对于本病的治疗，何老往往在益气养血基础上，加三棱、莪术破瘀，猫爪草、半枝莲软坚散结消包块，红藤、败酱、蚤休、马齿苋、生贯仲清热解毒消痛，薏苡仁、茯苓、泽泻利湿化痰洁净府，皂角刺、路路通开结通络，使邪有出路，另佐淫羊藿、巴戟天、菟丝子、枸杞等补肾调冲，诸药合用，相得益彰，共奏佳效。

第十二节　经间期出血

月经周期基本正常，在两次月经之间，发生周期性出血者。相当于西医学排卵期出血或围排卵期出血，主要因激素水平波动或内膜对激素波动过度敏感，子宫内膜息肉也是常见病因。中医认为经中期出血的病机为冲任阴精充实，阳气渐长，在阴盛向阳盛转化的生理阶段，由于某种因素导致阴阳转化不协调，即可发生本病。

一、辨证分型

1.脾肾不足

素体先天、后天不足，或房劳多产，肾精损伤，或饮食不节，忧思过度损伤脾气，脾肾不足，则冲任不固，则可在阴阳转化之时出现不规则出血。表现为经间期出血，色淡或红，腰酸腿软，神疲乏力，短气懒言。舌淡或红苔薄，脉细重按无力。治宜滋肾健脾，固冲止血。亦用安冲汤。若阴虚明显，五心烦热者，则合用二至丸，加桑叶；若阳虚明显，畏寒肢冷者，加附子炭、艾叶炭、炮姜炭；若合并湿热，带下赤白，苔腻者，何老常加红藤、败酱、蚤休、制大黄、大小蓟等。

2.血瘀

经期产后，离经之血内蓄为瘀；或情志内伤，气郁血结，久而成瘀，瘀阻冲任，血不循经，遂致出血。表现为血色暗或夹血块，下腹疼痛拒按，舌紫黯有瘀点，脉细涩。治宜活血化瘀，理血归经。方用逐瘀止血汤合失笑散加三七、茜草、乌贼骨。

二、病案实录

病案一：异常子宫出血、子宫内膜息肉

王某，女，27岁，职员。初诊：2012年4月14日。

[**主诉**] 经间期不规则出血1年余。

[**现病史**] 患者近1年余来，经后赤带淋漓至基础体温上升，症状时轻时重，前医治疗数月无效，所用多为炭类药。末次月经2012年3月5日，经前乳房胀痛2天，伴腰部发冷，食少便溏，纳食不馨。舌淡红苔薄白，脉沉弦。妇检无殊。

[**中医诊断**] 经间期出血（脾肾不足，冲任不固）。

[**西医诊断**] 异常子宫出血。

[**治法**] 健脾益肾，固冲止血。

处方：炙黄芪15g，党参15g，焦白术10g，炒白芍10g，川断10g，炒杜仲12g，菟丝子15g，怀山药10g，煨诃子肉12g，乌梅炭10g，槐花炭10g，血见愁15g，参三七（吞）3g，蒲黄炭10g，生甘草5g。10剂。

二诊：2012年5月7日。末次月经4月17日，月经后期12天。初时量多，6天后转少，淋漓至今未净，舌质红，苔薄润，脉细弦滑。再拟温肾健脾，引血归经。

处方：炙黄芪15g，党参15g，参三七（吞）3g，蚤休9g，仙鹤草30g，鹿含草30g，熟大黄9g，海螵蛸10g，茜草炭6g，生地炭12g，丹皮6g，藕节12g，乌梅炭10g，槐花炭10g，淫羊藿15g，巴戟肉12g，炙甘草5g。

三诊：2012年5月21日。漏下月余未绝，现又增多8天，色转鲜红，BBT未升温，平时月经易推迟，腰腿酸软，清晨泄泻，舌淡红苔薄腻，脉细弦滑。再拟健脾补肾，化瘀止血。

处方：炙黄芪30g，党参15g，焦白术10g，鹿角霜10g，仙鹤草30g，鹿含草30g，海螵蛸10g，血见愁15g，参三七（吞）3g，蚤休9g，制狗脊12g，赤石脂15g，补骨脂10g，生甘草5g。7剂。

四诊：2012年6月15日。自诉5月25日BBT上升，出血渐止，6月10日月经来潮，量中等，今已转少，晨起仍泄泻，舌淡红苔薄白，脉细。治拟归脾汤加减。

处方：炙黄芪30g，党参15g，熟附片6g，肉桂（后下）3g，炮姜炭5g，鹿角霜10g，化龙骨30，煅牡蛎18g，焦白术10g，茯苓10g，仙鹤草30g，鹿含草30g，生甘草5g。7剂。

五诊：2012年6月29日。本次月经来潮8天即净，经后未见淋红，晨起泄泻明显好转，再宗前意，冀以巩固。

按语：明代王肯堂《证治准绳》有载："凡妇人一月经行一度，必有一日氤氲之候，于一时辰间气蒸而热，昏而闷，有欲交接不可忍之状，此的候也。"此"氤氲之时"类似于西医学中的经间期。何老认为经间期阴血充盛，氤氲萌动，为月经周期中的一次重要转化期。若机体气血失衡，阴阳转化失调，损及冲任，则血海失固藏，而成经间期出血。

本案患者病属经间期出血，综观病史，除经间期出血外，其典型症状为晨起泄泻，腰部发冷，故予以黄芪、山药、杜仲、菟丝子等健脾补肾，桂、附温肾助阳；考虑久漏多瘀，故加三七、蒲黄炭等消瘀止血之品，辅以鹿含草、乌贼骨等收敛止血，使脾健肾充瘀化，漏下得止。方药相应，故药到病除。

病案二：异常子宫出血、子宫内膜息肉、不孕

陈某，女，33岁，已婚。初诊：2011年4月19日。

[**主诉**]继发不孕6年，排卵期出血5年。

[**现病史**]患者2004年结婚，婚前曾人流一次，婚后性生活正常，未避孕

一直未孕。患者5年前无明显诱因下出现经净后1周阴道再次出血，淋漓不尽，直至下次正式月经来潮，在外院已做相关检查，包括子宫输卵管造影均未提示异常，基础体温测定，优势卵泡的监测，可发现在基础体温上升后即出现阴道少许出血，曾经促排卵治疗仍然无效。末次月经2016年4月16日，准期，量色如常，平素偶有腰酸，下腹隐痛等不适症状，未予药物治疗。舌黯苔薄脉细。妇检无殊。

[**中医诊断**] ①断绪，②经间期出血（肾虚型）。

[**西医诊断**] ①继发不孕，②异常子宫出血（黄体期出血）。

处方：熟地15g，鹿含草30g，鹿角片10g，龟甲15g，阿胶珠12g，川断15g，补骨脂15g，黄芪15g，当归10g，艾叶炭6g，赤石脂15g，乌贼骨15g，炒白芍15g，红藤30g，败酱草30g，蚤休15g，制大黄10g，山茱萸10g。14剂。月经第五天始服。

并嘱其做生殖激素检测，经净后做阴道B超。

二诊： 2011年5月3日。经净10天，阴道未出血。生殖激素提示正常范围。4月26日B超提示：内膜0.6cm，回声不均。续前方服用7剂。

三诊： 2011年5月10日。黄体期阴道再次少许出血8天，至月经正式来潮。

四诊： 2011年5月24日。末次月经2010年5月17日，量中，8日净。经净时B超检查：提示子宫内膜回声欠均，建议患者行宫腔镜术及输卵管通液术。

患者于2010年5月27日行宫腔镜探查术，术中见患者宫颈内口处米粒大小息肉样组织，予以摘除，宫腔内膜轻度充血，双输卵管开口清晰，均注入药液无阻力，予轻轻搔刮整个宫腔后结束手术。出院后仍以前方加减后续治疗2个月同时予妇外四号灌肠，均未再出现月经后半期的出血。3个月后查出怀孕，后随访至胎儿正常分娩。

按语： 本例患者基础体温双相，卵泡监测未见明显异常，提示经间期出血为有排卵型。有排卵型经间期出血的病因尚未明了，有可能与卵泡质量有关，可能与内膜细小息肉或炎症反应等因素导致内膜局部止血功能缺陷有关，也有可能是多因素同时致病。

经间期出血、腰酸腹痛，结合舌脉辨为肾虚所致冲任虚损无疑。针对标，何老以鹿含草、乌贼骨、赤石脂等收敛止血，重楼、红藤、败酱草等清热利湿；针对本，何老贯彻了《内经》"形不足者，温之以气；精不足者，补以之味"的治疗大法，以鹿角片、龟甲、阿胶珠等血肉有情之品补养奇经，填精益髓。经治后，经间期出血减少但未净，加之两次B超均提示子宫内膜回声不均，考虑子宫内膜息肉可能较大，患者长期不孕，心情急迫，故收其入院检查。经宫腔镜发现宫颈息肉、子宫内膜轻度充血并处理后，仍前方加减续进辅以中药留保灌肠，出血未再反复。中西结合、双管齐下，则疾病无所遁形。

第七章　带下病

带下有生理、病理之分。生理性带下特点是无色透明或乳白色，无异常气味，津津常润，经间期、经前期、妊娠期略有增多。是由肾精所化，流于阴器，充养和濡润前阴空窍，习称白带。《景岳全书》"盖白带出于胞宫，精之余也"。王孟英云："带下，女子生而即有，津津常润，本非病也。"

病理性带下，即带下病，是指带下量、色、质、味出现异常，或伴有其他全身或局部症状者。带下首见于《素问·骨空论》："任脉为病，男子内结七疝，女子带下瘕聚。"《诸病源候论》记载"带下者，由劳伤过度，损动经血，致令体虚受风冷，风冷入于胞络，搏其血之所成也"，并记述了"带下青候""带下黄候""带下赤候""带下白候"。

临床多根据带下量的多少，分为带下过多和带下过少两类。

第一节　带下过多

带下量异常增多，或伴有颜色、气味改变，或伴有其他全身或局部症状者，称为带下过多。古人对带下病的病因大致分三种：一是湿热为病，如张子和、刘河间、王叔和、朱丹溪等均从"湿热治之，不可骤用峻热药燥之"；二是风冷为患，如《金匮要略》云"妇人之病，因虚、积冷……此皆带下"；三是脏腑虚损致病，如李东垣谓"白滑之物，下流不止是本经血海将枯，津液复亡"，缪仲淳谓"白带多是脾虚"，赵养葵谓"下焦肾气虚损"，傅山强调"夫带下俱是湿证"，说明与脾关系密切。何老认为带多偶发者，多因湿邪外侵，以致带脉失约，任脉不固为病；带多反复发作者，则必有脾肾虚损，水湿内生，影响任带。

一、西医病因

带下过多主要表现为阴道分泌物增多，或外阴瘙痒，相当于西医阴道炎、宫颈炎、盆腔炎性疾病、宫颈癌前病变等疾病。

1.阴道炎

根据分泌物特点、妇科检查、白带化验，阴道炎可分为以下几种。

①滴虫阴道炎：由阴道毛滴虫传播引起的炎症，表现为分泌物稀薄脓性、黄绿色、泡沫状、气味臭秽，外阴瘙痒。

②阴道假丝酵母菌病：由内源性假丝酵母菌引起的炎症，表现为分泌物呈白色豆腐渣样，外阴瘙痒、灼痛。单纯性阴道假丝酵母菌抗真菌西药效果较好，但复发性阴道假丝酵母菌病往往效果欠佳。

③细菌性阴道炎：由于阴道内乳杆菌减少、加德纳菌及厌氧菌等增加所致内源性混合感染，表现为分泌物白色、均匀、鱼腥臭味。

④萎缩性阴道炎：由于绝经后雌激素水平降低、局部抵抗力下降，病菌容易入侵繁殖引起。表现为阴道上皮平滑、菲薄，阴道分泌物增多，外阴瘙痒，伴性交痛。

2.宫颈炎

宫颈炎可分为急性和慢性。病原体包括：一般菌，如葡萄球菌、链球菌、大肠埃希菌、厌氧菌；性传播疾病的病原体，如淋病奈瑟菌、沙眼衣原体。急性期表现为宫颈充血红肿，脓性分泌物。失治、误治，可演变为慢性宫颈炎，表现为宫颈息肉、宫颈黏膜炎、宫颈腺囊肿及宫颈肥大等。

3.盆腔炎性疾病

指女性上生殖道及其周围组织的感染性疾病，主要包括子宫内膜炎、输卵管炎、输卵管卵巢脓肿、盆腔腹膜炎。炎症可局限于一个部位，也可同时累及几个部位，严重者可引起弥漫性腹膜炎、败血症、感染性休克等。盆腔炎性疾病后遗症，表现为盆腔粘连、输卵管阻塞、慢性盆腔痛，可导致不孕、输卵管妊娠等。

4.宫颈癌前病变

患者一般无明显症状，或仅有白带过多或性交后少量阴道出血等一般宫颈炎症状。宫颈细胞学检查、阴道镜检查与组织病理学检查，即三阶梯技术是筛查、诊治、管理宫颈癌前期病变的原则与诊疗程序。

二、辨证分型

中医认为，带下病主要为湿邪伤及任带二脉，任脉不固、带脉失约所致。湿邪有内外之别，外湿为外感湿邪，多因久居湿地，或涉水淋雨，或不洁性交等导致。内湿或因脾虚或因肾虚。带下病临床常见证型如下。

1.脾虚

带下量多，色白或淡黄，质稀薄，或如涕如唾，绵绵不断，无臭味，伴面色㿠白或萎黄，食少便稀，四肢倦怠，面色萎黄少泽。舌淡胖，苔白或腻，脉濡缓。治宜健脾燥湿止带。

方用完带汤（党参、白术、怀山药、苍术、陈皮、柴胡、黑芥穗、车前草、甘草）加减。何老常加茯苓、黄芪、芡实、莲子等；若白带色黄兼热者，用易黄汤加减。

2.肾虚

（1）肾阳亏虚：带下量多，清稀如水，或赤白带下，腰酸肢冷，脐腹冷痛，经来愆期，甚则子宫虚冷，不能成孕，小便清长，或夜尿频多，舌淡，苔白润，脉沉微细，或脉弱无力。治宜温肾培元、固涩止带。

方用内补丸（鹿茸、黄芪、菟丝子、潼蒺藜、白蒺藜、紫菀茸、肉桂、桑螵蛸、肉苁蓉、制附子）加减。何老临证常酌加龙骨、牡蛎、补骨脂、金樱子等。

（2）精亏不固：带下量多，甚则白崩，质清稀如水，呼吸短气，四肢倦怠，脚膝酸软，目暗耳鸣，盗汗遗精，性欲淡漠，经来愆期，量少色淡，小便清长，大便不实。舌淡苔少，脉沉细。治宜补肾填精、固涩止带。

方用固精丸（牡蛎、桑螵蛸、龙骨、白石脂、白茯苓、五味子、菟丝子、韭菜子）。针对白崩，何老常用鹿角片、炙龟甲、阿胶珠、乌贼骨、桑螵蛸等血肉有情，填补固涩奇经，辅以参、芪、术等益气扶正，必要时加附子振奋阳气。

（3）阴虚夹湿：带下色黄或赤白相兼，质稠，有异味，或量多，阴部灼热瘙痒，腰酸腿软，五心烦热，舌红，苔薄黄腻，脉细数。治宜滋阴清火、利湿止带。

方用知柏地黄汤（熟地黄、山茱萸、怀山药、泽泻、丹皮、茯苓、知母、黄柏）。何老临证常酌加制首乌、刺蒺藜、石斛、薏苡仁等。

3.湿热下注

带下量多，色黄或呈脓性，气味臭秽，或带下色白质黏，或呈豆渣样，外阴瘙痒，口苦口腻，小腹胀痛，小便短赤，舌红，苔黄腻，脉滑数。治宜清热利湿止带。

方用止带方（猪苓、茯苓、车前子、泽泻、茵陈、赤芍、丹皮、黄柏、栀子、牛膝）加减。何老临证常酌加：臭椿皮、白鸡冠花、白毛藤、墓头回、苦参、芡实、炒椒目、白芷、土茯苓等。

4.湿毒蕴结

带下量多，黄绿如脓，或赤白相兼，或五色杂下，状如米泔，臭秽难闻，腰酸腹痛，口苦咽干，小便短赤，大便干结，舌红，苔黄腻。治宜清热解毒、利湿止带。

方用五味消毒饮（金银花、蒲公英、野菊花、紫花地丁、天葵子）。何老常加用白花蛇舌草、蚤休、墓头回、贯仲、土茯苓、败酱、红藤等。

何老认为，虽然带下过多可分为多种证型，但若失治、误治，病久不愈，则往往各种证型相兼为病，如脾肾两虚、阴阳两虚、脾虚夹湿等等，治疗时切不可墨守成规。临证时也同时配合我院自制制剂"涤净洗剂"，坐浴熏洗，内外合治，协同治疗。

三、病案实录

病案一：复发性外阴阴道假丝酵母菌病(RVVC)

王某，女，30岁，已婚，职员。初诊：2008年10月7日，寒露前1天。

［主诉］经后阴痒白带异常3年。

［现病史］该患近3年来无明显诱因下每于经后阴痒发作，白带常呈豆渣样。外院多次白带检查提示念珠菌感染，应用抗真菌药当时有效，但下次经净后复发频频，烦恼异常。饮食、二便、睡眠尚可，余无殊证，舌淡红，苔白略腻，脉细滑。

［妇科检查］外阴（－），阴道畅，少量豆渣样分泌物，黏膜充血，宫颈光，子宫前位，常大，无压痛，双附件（－）。白带常规：霉菌少许。

［中医诊断］带下病肝郁脾虚型。

［西医诊断］阴道假丝酵母菌病。

［治法］健脾疏肝，清热利湿。

处方：生黄芪15g，制苍白术各10g，黄柏6g，炒椒目6g，白毛藤30g，墓头回15g，芡实15g，苦参10g，白芷6g，土茯苓24g，白鲜皮30g，地肤子15g，臭椿皮12g，乌贼骨15g，柴胡6g，车前子15g，清炙白鸡冠花15g，生地10g，忍冬藤18g，甘草5g。20剂。

另：枯矾10g（加入我院涤净洗剂中外洗，涤净洗剂：苦参、苦楝皮、南鹤虱、蛇床子、蚤休、白鲜皮）。用药随访至今未再发。

按语：复杂性外阴阴道念珠菌病具有易诊断、难治疗的特点，西医主张长期（半年）抗真菌药物治疗，但患者依从性差，且存在一定副作用，影响疗效。何老认为本病属"带下过多"范畴，反复发作者往往虚实夹杂，治疗时立足肝脾肾不足为本，湿邪影响任带为标，治宜健脾燥湿止带。方中生黄芪、制苍白术、白芷、芡实、土茯苓、炒椒目、甘草、乌贼骨补气健脾燥湿、固摄任带；黄柏、白毛藤、墓头回、苦参、白鲜皮、地肤子、臭椿皮、车前子、清炙白鸡冠花、忍冬藤清利下焦湿热；生地养阴滋肾；柴胡升提，风能胜湿。《内经》"病有久新，方有大小"，此宿疾日久，病机较为复杂，故何老此案用药达22味，内服、外洗并施，大方施治，并守方20剂乃效。

病案二：老年性阴道炎

陈某，女，63岁，已婚，退休。初诊：2011年8月10日。

［主诉］反复外阴瘙痒1年余。

［现病史］患者绝经已10余年，宫颈正常。患者绝经后分泌物不多，时多时少，色黄或白，但外阴不适感明显，曾在外院反复检查白带均未找到霉菌或

滴虫，用"保妇康栓、达克宁"等中西药栓剂塞阴道，仍未痊愈。

[**刻下**] 外阴瘙痒灼热难忍，带下量多色黄，心烦易怒，面色潮红，腰酸乏力。形体肥胖，面色潮红，舌红苔黄腻。脉细弦。2011年8月6日白带常规：清洁度Ⅲ度。

[**中医诊断**] 带下病阴虚湿热型。

[**西医诊断**] 萎缩性阴道炎。

[**治法**] 清热祛湿，填补肝肾。

处方：臭椿皮15g，土茯苓30g，黄柏6g，墓头回15g，地肤子10g，白鲜皮15g，乌贼骨15g，白毛藤30g，苦参9g，蚤休10g，薏苡仁30g，山茱萸9g，制首乌15g，狗脊30g。7剂。另：本院涤净洗剂1日1次外洗。

二诊：用药后外阴瘙痒明显减轻，带下亦少且色转白，心情好转，仍腰酸乏力，面色欠华，脉细舌红苔薄，治拟滋养肝肾，清化湿热。

处方：生黄芪15g，生地10g，山茱萸9g，菟丝子30g，川断15g，制首乌15g，土茯苓15g，地肤子10g，臭椿皮15g，乌贼骨15g，白毛藤30g，薏苡仁30g。7剂。服药后瘙痒已除，诸证好转，再宗前治以善其后。

按语：何老认为妇人年过七七，任脉已虚，太冲脉衰少，肝肾阴血亏损，血虚生风化燥，阴部肌肤失养而易发为阴痒；若复感湿热，或平素嗜食膏粱体质偏于湿热型，则易虚实夹杂为病。本案患者面色潮红，心烦易怒，腰酸乏力为肝肾阴虚不足之象，而又带下量多色黄，舌红苔黄腻，为湿热之象。治疗需扶正与祛邪共用，外洗与内服并施，如此方能显效。故初诊时湿热之象较重，故用臭椿皮、土茯苓、黄柏、墓头回，地肤子、白鲜皮、白毛藤、苦参、蚤休、米仁以清化湿热为主，兼用山茱萸、制首乌调补肝肾；二诊时湿热已轻而"腰酸乏力，面色欠华"等肾精亏虚，正气不足之证凸现，则以生黄芪，生地，山茱萸、菟丝子、川断，制首乌，增强补肾填精，益气扶正之力，兼清余邪，如此而获痊愈。

病案三：白崩

朱某某，女，42岁，医务人员。初诊：2013年3月11日。

[**主诉**] 带下量多如崩2年。

[**现病史**] 患者2年来带下量多，色青质稀，如水注下，每日湿透加大卫生巾6~8条，冬日较剧，夏日略减。每月月经虽准期而至，但经量日渐减少，经色淡红。平素感头晕乏力，腰酸如折，夜寐欠安。曾向数医求治，屡治不效。

末次月经2013年3月5日，量少，色淡黯。面色萎白，舌淡苔薄，脉细微。

[**中医诊断**] 带下病（脾肾两虚型）。

[**西医诊断**] 慢性阴道炎。

[**治法**] 健脾补肾，温阳固涩。

处方：黄芪20g，党参30g，炒白术15g，升麻10g，当归12g，川芎10g，陈皮5g，潼蒺藜15g，芡实15g，山萸肉10g，茯苓10g，炙甘草5g，泽泻10g，鹿角霜10g，龟甲10g，附子炭6g，枸杞12g，巴戟天10g，炒白芍15g，龙骨15g，煅牡蛎18g，柴胡6g，车前子（包）10g。7剂。

二诊： 2013年3月18日。自述白带量稍减，每日湿透卫生巾4~5条，仍感乏力。

处方：故前方基础上加补骨脂15g，煨诃子15g，黄芪增量至30g以加强益气固脱之功效。

初诊中药服后患者白带量减，且无纳少胃腻等不适，故加大黄芪剂量以求益气以固涩。

三诊： 2013年3月30日。3月27日起少量阴道红色分泌物，带下量复增，伴头晕耳鸣、恶心、乳胀，治拟活血理气通经。患者月经来潮，故治疗以活血理气通经为主，以桃红四物为底，鹿角片、巴戟天等补肾填精，顺应月经规律。

处方：柴胡10g，鹿角片10g，当归15g，川芎10g，丹参15g，泽泻10g，泽兰10g，茯苓10g，益母草30g，桃仁6g，红花5g，熟地10g，砂仁5g，巴戟天10g，灵磁石（先煎）18g，川牛膝15g，鸡血藤15g，淫羊藿15g，通草5g，路路通15g，木香5g，甘草5g。

四诊： 2013年4月5日。服药后于4月1日月经来潮，量少，2天净。带下量减，但经前仍多，四肢回温。

处方：上方去附子炭，加补骨脂15g，金樱子15g，覆盆子15g，生地炭15g，熟地炭12g，车前子10g，五味子6g，黄柏6g。

此后一直遵循经净后益气补肾，固涩止带；经期活血凉血通经治则，前后治疗2个月后，白带逐渐恢复正常，病人数年之困一扫而光。

按语： 何老分析，患者前投数医，辨证多偏于一隅，或脾虚下陷，或湿热下注，或阴虚夹湿；施治亦执于一端，或大补脾胃，或清热利湿，或滋阴益肾，虽广列敛涩之剂，但未从奇经入手，故屡治不效。患者年至六七，脾肾渐损，脾虚湿停，肾虚不固，冲任损伤，督脉失煦，带脉失约，以致白崩，白崩日久，阴阳俱损，病机较为复杂，故非单纯收敛固涩可效。

首诊以傅山治"经前泄水"之健固汤去米仁加附子炭、枸杞、潼蒺藜、芡实、山萸肉，脾肾双补，温益阳气；东垣补中益气汤健脾益气，升阳除湿；当归芍药散养血调血，健脾利湿；龟鹿龙牡血肉有情，填补奇经，固涩止带。方中，附子炭乃点睛之笔，振奋阳气，温通十二经，助鹿角温益督脉，"夫带下俱是湿证"，痰湿非温不化，乃仲师"病痰饮者当以温药和之"之意。全方共奏温肾健脾、填补奇经、利湿止带之功。

当患者阳气已振，带下略减，去附子炭，防阳复太过，但守温肾健脾、填补奇经、利湿止带大法不变，前后治疗两月。唯经期多以桃红四物汤为主以顺应剖宫藏泄，防血不利为水；以经净后常加养血填精之味；白带异味则加忍冬藤、红藤、败酱草清热除湿以治标。有守有变，循序渐进，方获显效。

第二节　带下过少

带下过少是指妇女正常的生理性带下明显减少，常伴有外阴及阴道干涩疼痛、性交困难、甚至阴部萎缩等。专以带下过少求诊者较少，往往作为一个症状散见于"月经过少""绝经前后诸证""不孕症"等疾病中。

一、西医病因

卵巢早衰、绝经前后、手术切除双侧卵巢、放射线治疗和化疗导致卵巢功能下降、严重卵巢炎、席汉氏综合征、长期服用某些药物抑制卵巢功能等均会导致女性卵巢功能衰退，体内雌孕激素水平下降，阴道分泌物减少，或伴有外阴瘙痒、阴道干燥疼痛、性交困难，甚至泌尿生殖道萎缩。

二、辨证分型

何老指出，女子二七肾气充盛，天癸至，任脉通，太冲脉盛，才能月事以时下，才能带下津津常润。若肾精亏耗，带下失源，则致带下过少。根据发病程度、病程长短，何老将其分为阴阳两类。

1. 脾肾两亏

表现为带下量少或无，阴道干涩，腰膝酸软，神疲乏力，胃纳欠佳，或畏寒喜暖，或大便溏稀，或伴有闭经、不孕，舌淡苔薄边有齿痕，脉细弱。治宜健脾补肾，益气养血。方用育麟方加减。

2. 阴亏血燥

表现为带下量少或无，阴道干涩或伴有瘙痒，五心烦热，或烘热出汗，尿黄便干，或伴有闭经、不孕，舌红嫩苔薄，脉细数。治宜滋阴润燥，养血填精。

方用《景岳全书》加减一阴煎（生地、芍药、麦冬、熟地、炙甘草、知母、地骨皮）加石斛、桑椹、龟甲等。

上述两型，病程迁延日久，均可合并瘀血为患，均宜加以化瘀通经之品，如泽兰、益母草、鸡血藤、虎杖、桃红等。

三、病案实录

江某，女，未婚，26岁，公务员。初诊：2012年12月6日

[**主诉**] 闭经3年，带下过少伴阴道干涩1年。

[**现病史**] 患者14岁初潮，月事尚调。18岁因刻意减肥导致月经闭止，需服中西药物方能来潮。因在外地求学，学业繁忙，未予治疗，工作以后，前来求诊时，已月经闭经3年，近1年带下明显减少，阴道干涩，口干，腰膝酸软，胃纳欠佳，舌淡苔薄脉细软。11月29日当地医院妇科超声提示：子宫大小约2.9cm×2.5cm×2.0cm，子宫内膜厚0.3cm（双层）。查血性激素：FSH<0.1IU/L，LH 0.07IU/L，E_2 28pg/ml。

[**中医诊断**] ①闭经（脾肾亏虚），②带下过少。

[**西医诊断**] ①继发性闭经，②幼稚子宫。

[**治法**] 健脾补肾，养血填精，养阴活血。

处方：葛根30g，甘草5g，川麦冬10g，炒玉竹20g，北沙参15g，南沙参15g，太子参15g，丹参15g，益母草30g，当归15g，川芎10g，川牛膝15g，鸡血藤15g，月季花10g，虎杖根30g，茜草10g，郁金10g，川续断15g，菟丝

子15g，鲜石斛12g。14剂。

另予人工周期一次（戊酸雌二醇片，每日1次，一次2片，服药12天起加用地屈孕酮片每日2次，每次1片）。

二诊：2012年12月20日。患者自诉服药后白带量明显增多，口干、腰酸好转，舌脉同前。效不更方，再进7剂。

三诊：2012年12月28日。患者于12月17日月经来潮，色暗红，伴小血块，量少，无腹痛等不适。舌淡苔薄脉细滑。继续补肾健脾，养血填精。

处方：透骨草30g，月季花10g，泽兰10g，山药15g，丹参15g，虎杖30g，鸡血藤15g，蛇床子6g，覆盆子15g，菟丝子15g，续断15g，肉桂5g，川芎10g，当归12g，砂仁5g，熟地10g，生地10g，炒玉竹20g，川麦冬10g，石斛（鲜）12g，葛根30g，21剂。并嘱经期以桃红四物汤治疗4天。

四诊：2013年1月29日。患者自诉经间期可见清带下，无色无味，月经1月25日自行来潮，色暗红，量中等偏少。继按前法加减调养半年余，停药随访半年，诸证均安，月经规则，白带正常，辅助检查无殊。

按语：本案患者急剧减肥，导致下丘脑功能异常，出现月经失调，却因求学外地，治疗不及时，就诊时已经月经停闭3年，带下明显减少，阴道干涩，子宫萎缩，患者本人及其父母精神压力极大，故首诊配合西药人工周期治疗1个月，促进月经及早来潮，以缓解患者心理压力，增加战胜疾病的信心，有利于病情好转，为中医治本创造有利条件。

何老立法健脾补肾、养血填精，以何氏育麟方为底加减随证加减，调理治疗。其中菟丝子、覆盆子、蛇床子、地黄、当归等补肾养血，填精培元；太子参、葛根、砂仁、山药等健脾益气，顾护中州；丹参、益母草、月季花、川芎等活血通经；南北沙参、麦冬、玉竹、石斛等养阴增液。权衡变化，取得满意疗效。

第八章　妊娠病

妊娠期间，发生与妊娠有关的疾病，称妊娠病，亦称胎前病。临床常见的妊娠病有妊娠恶阻、妊娠腹痛、异位妊娠、胎漏、胎动不安、滑胎、胎死不下、胎萎不长、鬼胎、胎水肿满、妊娠肿胀、妊娠心烦、妊娠眩晕、妊娠痫证、妊娠小便淋痛等。其中胎漏、胎动不安临床最为多见，也是本节介绍的重点。

妊娠病的发病原因，不外乎外感六淫、情志内伤以及劳逸过度、房事不节、跌仆闪挫等。其发病机理可概括为四个方面：其一，由于阴血下注冲任以养胎，出现阴血聚于下，阳气浮于上，甚者气机逆乱，阳气偏亢的状态，易致妊娠恶阻、妊娠心烦、妊娠眩晕、妊娠痫证等；其二，由于胎体渐长，致使气机升降失调，又易形成气滞湿郁，痰湿内停，可致妊娠心烦、妊娠肿胀、胎水肿满等；其三，胞脉系于肾，肾主藏精而关乎生殖，因此肾气亏损，则胎元不固，易致胎动不安、滑胎等；其四，脾胃为气血生化之源，而胎赖血养，若脾虚血少，胎失所养，可致胎漏、胎动不安、胎萎不长等。

妊娠病的治疗原则是治病与安胎并举。如因病而致胎不安者，当重在治病，病去则胎自安；若因胎不安而致病者，应重在安胎，胎安则病自愈。具体治疗大法有三：补肾，目的在于固胎之本，用药以补肾填精益阴为主；健脾，目的在于益血之源，用药以健脾益气养血为主；疏肝，目的在于通调气机，用药以理气清热为主。若胎元异常，胎殒难留，或胎死不下者，则安之无益，宜从速下胎以益母。

妊娠期间，凡峻下、滑利、祛瘀、破血、耗气、散气以及一切有毒药品，都宜慎用或禁用。但在病情需要的情况下，如妊娠恶阻也可适当选用降气药物，有瘀阻胎元时安胎还须适当配以活血化瘀药，所谓"有故无殒，亦无殒也"；唯须严格掌握剂量，并"衰其大半而止"，以免动胎、伤胎。

第一节　胎漏、胎动不安

胎漏是指妊娠期阴道少量出血，时下时止而无腰酸腹痛者；胎动不安是指妊娠期出现腰酸腰痛、下腹坠胀疼痛或紧缩感，或伴有少量阴道出血者。胎漏、胎动不安常发生在妊娠早期（≤12孕周）或中期，尤以妊娠早期多见，现代医学称为"先兆流产"。社会不断发展进步，人民生活水平不断提高，现代医学技术突飞猛进，然而胎漏、胎动不安发病率并没有随着现代文明进程而下降，反而日益普遍成为常见病、多发病。

一、西医病因

先兆流产的病因复杂，有遗传因素包括染色体的数量和结构异常、内分泌因素如雌孕激素不足及甲状腺疾病；子宫因素包括子宫畸形或宫颈松弛，以及感染因素及免疫因素等。

现代生活节奏快，妇女工作压力大，生活作息不规律；婚育年龄晚，卵巢功能下降；又多伴有人流、药流史，致使子宫内膜受损；月经失调，黄体功能不足，影响蜕膜、胎盘而发生流产。

1.遗传基因缺陷

早期自然流产时，染色体异常的胚胎占50%~60%，多为染色体数目异常，其次为染色体结构异常。数目异常有三体、三倍体及X单体等；结构异常有染色体断裂、倒置、缺失和易位。染色体异常的胚胎多数结局为流产，极少数可能继续发育成胎儿，但出生后也会发生某些功能异常或合并畸形。检查胚胎绒毛染色体异常者，其父母本身染色体却正常居多，提示多为内外环境导致的基因突变造成。

2.环境因素

影响生殖功能的外界不良因素很多，可以直接或间接对胚胎或胎儿造成损害。大气环境污染、装修污染、有害动植物生长调节剂及食品添加剂、接触有害化学物质（如砷、铅、苯、甲醛、氯丁二烯、氧化乙烯等）、放射线、汽车尾气、噪音等均有可能是导致胚胎染色体发生基因缺陷、出现数目或结构异常的潜在危险因素，从而导致流产。

3.母体因素

（1）全身性疾病。妊娠期患急性病，高热可引起子宫收缩而致流产；细菌毒素或病毒（单纯疱疹病毒、巨细胞病毒等）通过胎盘进入胎儿血循环，使胎儿死亡而发生流产。此外，孕妇患严重贫血或心力衰竭可致胎儿缺氧，也可能引起流产。孕妇患慢性肾炎或高血压病，胎盘可能发生梗死而引起流产。

（2）生殖器官疾病。孕妇因子宫畸形（如双子宫、子宫纵隔及子宫发育不良等）、盆腔肿瘤（如子宫肌瘤等），均可影响胎儿的生长发育而导致流产。人工流产导致的子宫粘连、子宫内膜薄越来越成为较常见的导致不孕、流产的重要因素。宫颈内口松弛或宫颈重度裂伤，易因胎膜早破发生晚期流产。

（3）内分泌失调。黄体功能不足往往影响蜕膜、胎盘而发生流产。甲状腺功能低下者，也可能因胚胎发育不良而流产。

（4）创伤。妊娠期特别是妊娠早期时行腹部手术或妊娠中期外伤，可刺激子宫收缩而引起流产。

4.胎盘内分泌功能不足

妊娠早期时，卵巢的妊娠黄体分泌孕激素外，胎盘滋养细胞亦逐渐产生孕激素。妊娠8周后，胎盘逐渐成为产生孕激素的主要场所。除孕激素外，胎盘还合成其他激素如绒毛膜促性腺激素、雌激素等。早孕时，上述激素值增长不良或下降，特别是血HCG上升不良及雌二醇（E_2）突然大幅下降，往往会发生流产。

5.子宫动脉及胎盘血供

近年来研究发现，子宫动脉血流阻力指数明显高于正常妊娠者，其血栓前状态相关，容易出现胎盘微循环不良，从而导致胎儿供血供氧不良，而导致流产。

6.免疫因素

妊娠犹如同种异体移植，胚胎与母体间存在复杂而特殊的免疫学关系，这种关系使胚胎不被排斥。若母儿双方免疫不适应，则可引起母体对胚胎的排斥而致流产。

二、辨证分型

何老认为主要病机是肾虚、气血虚弱、血热及外伤跌仆。辨证应注意腰腹疼痛的性质、程度，阴道流血的量、色、质等征象，以及兼症、舌脉，进行综合分析，指导治疗。安胎大法以补肾固胎为主，并根据不同情况辅以益气、养血、清热等法。临床大多可分如下五型，但需圆机活法，方能取得满意疗效。

1.肾虚

症见腰酸腹痛，胎动下坠，或伴阴道少量流血，色黯淡，头晕耳鸣，两膝酸软，小便频数，或曾屡有堕胎，舌淡，苔白，脉沉细而滑。治宜补肾益气，固冲安胎。方以寿胎丸加减。偏肾阴虚者加炒玉竹、旱莲草；偏肾阳虚者酌加艾叶、巴戟天、肉苁蓉等。

2.气血虚弱

症见妊娠期间，腰酸腹痛，小腹空坠，阴道流血，色淡质稀，头晕眼花，精神倦怠，气短懒言，心悸失眠，面色㿠白或萎黄，舌淡，苔薄，脉缓滑。治宜补气养血，固肾安胎。方以胎元饮加减。

3.血热

症见妊娠期阴道下血，血色深红或鲜红，腰酸腹痛，胎动下坠，心烦少寐，渴喜冷饮，便秘溲赤，舌红，苔黄，脉滑数。治宜滋阴清热，凉血安胎。方以保阴煎加减。

4.外伤

症见妊娠期间，跌仆闪挫，或劳力过度，继发腰腹疼痛，胎动下坠，或伴阴道流血，精神倦怠，脉滑无力。治宜益气养血，固肾安胎。方宜加味圣愈汤加减。

5.癥瘕

症见孕后阴道不时少量下血，色红或黯红，胸腹胀满，少腹拘急，甚则腰酸，胎动下坠，皮肤粗糙，口干不欲饮，舌黯红或边尖有瘀斑，苔白，脉沉弦或沉涩。治宜祛瘀消癥，固肾安胎。方以桂枝茯苓丸加续断、杜仲加减。

《景岳全书·妇人规》谓："凡妊娠胎气不安者，证本非一，治亦不同。盖胎气不安，必有所因，或虚或实，或寒或热，皆能为胎气之病，去其所病，便是安胎之法。故安胎之方不可执，亦不可泥其月数，但当随证、随经，因其病而药之，乃为至善。"

胎漏、胎动不安患者当以益气养血止血、补肾安胎为主，主方选胎元饮合寿胎丸加减，或用泰山磐石散。妊娠早期安胎选药宜平和，在主方基础上以调畅胞脉、养血和血立意。气滞者加用苏梗、砂仁、陈皮等理气行滞，和胃安胎。血热者配伍生地、黄芩等凉血清热安胎药。如果出现血瘀证这种特殊情况，常酌情应用当归、川芎、赤芍、丹皮、丹参、三七等养血活血安胎。

三、病案实录

病案一：梦交出血

黄某某，女，34岁，已婚，职员。初诊：2009年6月5日，晴。

[**主诉**] 胚胎移植术后41天，阴道流血3天。

[**现病史**] 2009年4月25日于外院行IVF-ET术，术后予黄体酮针40mg im bid，戊酸雌二醇片3mg po bid支持。患者孕后夜间常见梦交，5月29日晚梦交后，无阴道出血，急诊B超提示：宫内早孕，宫内暗区。6月4日晚梦交，出血量多一阵，随后量少，至今未止，色黑，便2日1行，略干，右下腹偶刺痛，体胖，舌胖略红，苔腻略厚，脉滑细。

[**既往史**] 患者既往ET术6次（含1次赠卵）失败。无输血史，无食物、药物过敏史等。

[**辅助检查**] 5月7日查血HCG130 IU/L，E_2 185pg/ml，P 68.4nmol/L。2009年5月20日子宫附件B超提示：宫内早孕（宫腔下段见一孕囊，大小约16mm×12mm，胚芽长3mm，隐约可见心搏）。5月29日B超：宫内早孕，胚芽11mm，原心搏可见，宫内暗区，大小32mm×30mm。

处方：生黄芪15g，党参15g，太子参30g，麦冬10g，玄参炭10g，生地炭15g，黄柏6g，知母10g，旱莲草15g，黄芩10g，蒲公英18g，藕节炭15g，仙鹤草30g，阿胶珠12g，炒桑叶10g，化龙骨15g，桑寄生15g，苎麻根15g，炒杜仲15g，菟丝子30g，生甘草3g，白及粉（吞服）9g，三七粉（吞服）3g。7剂。

服药4日后阴道出血止，梦交渐止。

按语： 何老认为此患右下腹偶刺痛，血色黑，B超提示宫内出血，故瘀血内阻可知；便干、梦多、舌红、脉细，阴血不足，虚热扰心可辨；舌胖、苔腻，脾虚湿停可识。故辨其为肾阴不足，心火偏旺，加之瘀血水湿内阻，经络不畅，致肾水不能上济心火，心肾不交，心神被扰，故致梦交。主不明则十二官危，肾封藏失司，虚热扰动，任脉不固，胎失所养，故见漏红。

方中生地炭、旱莲草、麦冬滋养在下之阴液，知柏、黄芩、蒲公英、玄参炭、化龙骨、炒桑叶清潜上炎之虚热，参、芪健脾化湿，三七粉、藕节炭化瘀止血，上药合用，瘀消湿化，经络得通，心肾相交，水火既济，梦交得除。方中仿寿胎丸之意，加阿胶珠、桑寄生、炒杜仲、菟丝子、苎麻根等补肾养血保胎要药，更以白及粉、仙鹤草之品加强收敛止血作用，故效如响应。

《金匮要略》论述的梦交在虚劳篇，而非妊娠病篇，所用方药为桂枝加龙牡汤。《外台秘要》二加龙骨汤，及《辨证录》归魂饮也可用于治疗梦交之病，但能否应用于妊娠期也需权衡。

病案二：宫颈锥切术后、妊娠合并

陈某某，女，30岁，已婚，教师。初诊：2009年7月10日，晴，小暑后3天。

[**主诉**] 胚胎移植术后46天，阴道断续流血1月，量增1周。

[**现病史**] 2009年5月26日于省妇保行胚胎移植术，术后予黄体酮针、地屈孕酮片支持治疗。近1个月因阴道流血入住我院中西药保胎，出血少许，断续不净，近1周下红量多，精神紧张，后半夜眠差，便稀，两少腹隐痛，舌略红，苔腻厚，脉滑细略弦。

[**既往史**] 患者宫颈锥切术史，乙肝表面抗原携带者。

[**辅助检查**] 肝功能异常：ALT 400IU/L，AST 167IU/L。子宫附件B超提示：宫内活胎，孕囊周围大范围液性暗区大小约80mm×50mm×35mm。

[**中医诊断**] 胎动不安肾虚湿瘀型。

[**西医诊断**] ①先兆流产，②胚胎移植术后，③妊娠合并肝功能异常，

④宫颈锥切术后，宫颈机能不全（待诊断），⑤乙肝表面抗原携带者。

处方：生黄芪15g，焦白术10g，怀山药15g，蒲公英30g，黄芩10g，平地木15g，垂盆草30g，丹皮10g，赤白芍各10g，苎麻根15g，生地炭15g，藕节12g，仙鹤草30g，桑寄生15g，化龙骨15g，炒桑叶15g，三七粉（吞服）3g，白及粉（吞服）9g。7剂。

二诊： 2009年7月17日，晴，小暑后10天。服前方2剂后阴道出血明显减少，现色黑，无腹痛，纳可，肝功能指标下降明显，7月14日查血ALT 285IU/L、AST 165IU/L。患者本人重燃希望，十分高兴。舌略红，苔白腻，脉滑细弦。

处方：生黄芪15g，焦白术10g，太子参30g，制大黄10g，茵陈30g，黄芩10g，丹皮10g，赤白芍各10g，焦山栀10g，垂盆草30g，生地炭15g，蒲公英30g，藕节10g，仙鹤草30g，化龙骨15g，旱莲草15g，阿胶珠12g，桑寄生15g，苎麻根15g，生甘草3g，三七粉（吞服）3g，白及粉（吞服）9g。7剂。

三诊： 2009年7月31日，阴，立秋前7天。患者阴道出血已止6日，无明显腹痛，腰略酸。舌淡红，脉同前。

处方：生黄芪15g，焦白术10g，太子参30g，怀山药30g，大黄炭6g，丹皮10g，赤白芍各10g，焦山栀10g，黄柏6g，黄芩10g，藕节10g，仙鹤草30g，生地炭15g，化龙骨15g，阿胶珠12g，川断15g，桑寄生15g，炒杜仲15g，升麻炭6g，生甘草3g，三七粉（吞服）3g，白及粉（吞服）9g。7剂。

服药后，肝功能恢复正常。复查B超示宫内活胎。

按语： 本患病情复杂，涉及西医多种疾病，其中宫颈锥切术后，可能导致其宫颈机能不全，加之胚胎移植术、宫颈炎均是流产的危险因素；先兆流产反过来又加重宫颈负担，诱发加重宫颈机能不全；妊娠期肝炎容易加重，肝炎又容易导致流产。如何在纷繁复杂的症状中，厘清脉络，十分困难；在策略上选择各个击破，还是分头击破，也颇费心思。

何老认为患者病因病机涉及虚、瘀、湿、热四端，肾虚脾弱则气血不畅，湿瘀内停，湿瘀久驻，既易伤及正气，又易化生内热，多种病因相互胶着，恶性循环，导致病情日重。若单纯扶正保胎，则可导致湿瘀热加重，肝炎快速进展，甚至发展为重症肝炎可能，危及孕妇生命；若单独驱邪，则有胎堕难留之憾。何老针对上述病因病机，立法攻补兼施，治则为补肾益气、化湿清热、祛瘀生新。

方中党参、黄芪、白术益气，桑寄生、生地、怀山药补肾，蒲公英、黄芩、平地木、垂盆草清利湿热，三七粉、丹皮、赤白芍化瘀，苎麻根、藕节、仙鹤草、化龙骨、炒桑叶、白及收敛止血，共奏佳效。

病案三

涂某某，女，25岁。初诊：2015年3月21日。

[**主诉**] 孕80天，阴道出血4次。

[**现病史**] 患者末次月经2014年12月29日，孕36天查尿妊娠试验阳性，患者阴道断续出血。3月9日查B超示：宫内早孕，宫内暗区（宫腔内见形态光整胚囊，胚囊大小约58mm×48mm×17mm，囊内可见卵黄囊，大小约5mm，囊内可见长径约30mm胚胎，原心搏动可见。孕囊下方见范围约23mm×21mm×10mm液性暗区，孕囊上方见大小23mm×16mm×12mm液性暗区。）故于3月10日入住我科，患者出血反多，已予抗炎、止血、抑制宫缩治疗4天，3月19日复查B超示：早孕，宫内暗区（囊内可见顶臀径约5.2cm胎儿，胚囊下方见液性暗区，范围约2.5cm×2.9cm×0.8cm，胚囊上方见液性暗区，范围约4.4cm×2.4cm×2.7cm）。子宫动脉：左侧RI 0.8，S/D 5.1；右侧舒张期反向血流。现阴道仍少量鲜红色出血，呕吐频繁，舌质偏红，苔薄，脉细滑，大便2~3日一行。

处方：太子参20g，麦冬10g，生地10g，生白芍30g，藕节15g，仙鹤草30g，焦山栀15g，黄芩10g，砂仁5g，石决明18g，绿萼梅5g，姜半夏6g，旱莲草15g，桑寄生15g，苎麻根15g，龙骨15g，甘草3g。10剂。

二诊：2015年4月3日。孕3个月余，阴道出血已净1周余，呕吐渐平。3月31日复查B超示：胎儿NT值1.7mm，胎儿顶臀径7.0cm，胚囊下方见液性暗区，范围约：4.9cm×5.7cm×2.0cm，胚囊上方见液性暗区，范围约4.6cm×3.2cm×0.6cm。子宫动脉：左RI 0.72，S/D 3.5；右RI 0.75，S/D 4.0。

处方：上药去石决明、姜半夏，生地易为生地炭，加三七粉3g，白及粉6g，制大黄10g，玄参10g，阿胶珠12g。7剂。

三诊：2015年4月10日。孕3个月余，无阴道出血，呕恶感减轻。

处方：上药加桑叶去白及粉、绿萼梅、阿胶珠。14剂。

四诊：2015年4月24日。孕4个月，4月21日又见少量出血，患者今查B超：中孕，宫腔积液（宫腔下端宫颈管上方范围约4.6cm×3.3cm×1.8cm暗区，宫腔上段3.7cm×2.6cm×1.5cm暗区）。

处方：上药加黄芪15g，黄柏6g，侧柏炭12g，煅牡蛎18g，白及粉6g。14剂。

五诊： 2015年5月8日。孕18周，阴道出血未见。上药去仙鹤草。14剂。

六诊： 2015年5月22日。孕21周+，患者5月21日B超大排畸筛查示：宫内孕单活胎，大小孕20周5天，宫颈长度1.8cm，宫颈内口0.9cm。

[治法] 补肾益气升提。

处方：黄芪30g，党参30g，炒白术10g，升麻10g，当归10g，生白芍30g，熟地炭12g，川断15g，菟丝子15g，杜仲15g，桑寄生15g，苏梗5g，陈皮5g，苎麻根15g，巴戟天10g，甘草3g，砂仁5g，黄芩10g。14剂。

患者其后一直中药益气升提安胎电话随访，患者孕36周+2顺产一男婴，母子健康。

按语： 患者首诊孕80天仍反复阴道出血伴恶心呕吐，宫腔积血暗区，舌红大便干，辨为肾虚肝热，治宜养阴补肾清肝，保阴煎合定呕饮加减。呕吐、便秘均可导致腹压增大而妊娠出血加剧，故安胎应特别注意兼顾调畅气机、平肝和胃止呕，并润肠通便，保持大便通畅。一般患者保胎至孕三月渐安，该患病情较为反复，孕4月余仍反复出血，故仍需对症止血安胎治疗。且需重点考虑其胎盘、宫颈因素。至孕21周+B超提示宫颈机能不全，嘱患者卧床休息，保持大便通畅。治疗以补中益气汤合寿胎丸益气升提防早产，且治疗需贯穿整个孕期。

病案四：妊娠合并不全、肝内胆汁淤积

叶某，女，30岁，已婚。初诊：2012年6月11日。

[主诉] 孕55天，反复下腹坠痛1周。

[现病史] 患者平素月经规律，2011年12月孕5月自然流产，末次月经2012年4月17日，量色如常。停经33天自测尿妊娠试验阳性。6月3日外院B超示：宫内双活胎，查血HCG 100000IU/L，P 29nmol/L，地屈孕酮片10mg bid至今。近1周反复感下腹坠痛，伴腰酸，无阴道出血，大便偏干，夜寐尚可。舌质偏红，脉滑。予查血HCG，雌二醇（E_2）、黄体酮、甲状腺功能、血黏度、抗心磷脂抗体等。予中药补肾安胎。

[中医诊断] 胎动不安（肾虚型）。

[西医诊断] 先兆流产。

处方：菟丝子30g，太子参20g，黄芪、党参、炒白芍、续断、杜仲、桑寄生、苎麻根各15g，阿胶珠、甘地12g，炒白术、当归身、巴戟天、麦冬、黄芩各10g，砂仁（后下）5g，生甘草3g。7剂，每日1剂，水煎服。

二诊：2012年6月18日。完善相关检查后补充诊断"亚临床甲状腺功能减退"，予左甲状腺素钠片口服25mg日1次。患者自述下腹坠痛略好转，二便无殊。舌淡苔薄，脉滑。予上方去麦冬、生地，加升麻6g治疗半个月，患者腹痛消失，监测甲状腺功能维持在正常范围。逐渐减少左甲状腺素钠片用量直至最后停服。

三诊：2012年7月29日。患者孕15周，感恶心，时时欲吐，胃纳尚可，夜寐安，二便调，无腹痛腰酸等不适，舌色淡苔薄，脉滑。因"宫颈机能不全"拟次日在省妇产科医院行"宫颈环扎术"。

处方：菟丝子30g，太子参20g，黄芪、党参、炒白芍、续断、杜仲、桑寄生、苎麻根、龙骨各15g，阿胶珠12g，炒白术、当归身、黄芩、生地各10g，升麻6g，砂仁（后下）、苏梗、陈皮各5g，生甘草3g。7剂，每日1剂，水煎服。

四诊：2012年8月27日。患者自述7月30日宫颈环扎术后少量阴道出血，暗褐色，无血块下，无腹痛，纳便正常。故予上方菟丝子减量至15g，太子参、党参均加量至30g，加柴胡5g，桔梗10g以加强补气升提功效。服药7剂后，血止收功。

五诊：2012年10月22日。患者孕27周，就诊前一天宫缩明显，已至省妇产科医院住院观察。家属转诉小腹疼痛明显、宫缩频繁，大便略干，舌质淡红，苔薄。

处方：①急予高丽红参10g，西洋参5g，每周1次炖服，共3周。②生黄芪、太子参、党参、炒白芍各30g，续断、菟丝子、炒杜仲、桑寄生、生地、苎麻根各15g，桔梗12g，焦白术、当归身、黄芩、巴戟天、升麻、麦冬各10g，阿胶珠6g，苏梗、陈皮、砂仁（后下）、柴胡各5g，生甘草3g。

六诊：服用7剂后患者仍感腹痛，目前已服用安宝片（盐酸利托君片）1片，1日4次，潮热明显，大便尚通畅。故上药加鲜石斛12g养阴清热。

七诊：2012年11月5日，家属转述上方服用后腹痛减少，逐渐减少安宝片后停服出院。

在原方补肾益气安胎同时加入瓜蒌子15g，炒玉竹20g滋阴养液、润肠通便。患者自孕29周出院后一直较稳定，宫缩、腹痛缓解，孕31周后改服中药2日1剂。

八诊： 2012年12月10日患者孕34周，因查血甘胆酸偏高600ug/dl，因"妊娠合并肝内胆汁淤积综合征"住院，已予思美泰（注射用丁二磺酸腺苷蛋氨酸）静滴治疗。予中药清热利湿安胎。

处方： 生黄芪、炒白芍、茵陈各30g，炒玉竹20g，续断、桑寄生、苎麻根、葛根各15g，鲜石斛、生山栀各12g，焦白术、当归身、菟丝子、黄芩、丹皮、丹参、赤芍、制大黄、桑叶各10g，砂仁（后下）、苏梗、陈皮、柴胡各5g。

上药服用1周后患者出院。大便略溏，予去川断、炒玉竹，加广木香6g怀山药15g。于2012年12月18日患者孕35周因血清甘胆酸偏高剖宫产2女，母女平安。

按语： 该患者初诊孕近2个月，腹痛腰酸为肾虚之象，故以寿胎丸之属补肾益气养血安胎。孕近4个月行宫颈环扎术，以寿胎丸合补中益气汤，加龙骨等补肾益气、收敛固涩以止血，陈皮、苏梗、砂仁疏肝和胃以止呕。孕6个月宫缩明显，高丽红参配合西洋参益气升提、寿胎丸补肾安胎、芍药甘草汤缓急和营止痛；孕8个月以茵陈蒿汤为主清热利湿安胎治疗肝内胆汁淤积综合征。本病在治疗时遵循"有是证用是药"，辨病、辨证结合，环环相扣，循序渐进，终获良效。

病案五：胎盘低置状态

傅某某，女，26岁，已婚，职员。初诊：2010年3月12日。

[**主诉**] 停经3个月余，阴道流血2周，量多3天。

[**现病史**] 末次月经2009年11月28日，少量阴道流血2周，至2010年3月7日起量转多3天，现略减少，无明显腹痛，略腰酸，舌淡红，苔白腻，脉滑略弱。B超提示：双活胎，胎盘下缘达宫颈内口，胎盘下方液性暗区45mm×30mm×25mm。

处方： 党参30g，黄芪30g，麦冬10g，玄参炭15g，黄芩10g，升麻炭6g，炒丹皮10g，生白芍15g，阿胶珠12g，生地炭15g，旱莲草15g，大黄炭6g，苎麻根炭15g，化龙骨15g，藕节炭15g，三七粉（吞服）3g，桑寄生15g，川断15g，炒杜仲15g，生甘草3g。另：铁皮枫斗晶2包，口服，日2次。

[**二诊**] 2010年3月19日。自诉服用前方3天后血止，上方去三七粉，再服7剂。1周后复查B超，胎盘位置正常，宫内暗区消失。

按语： 胎盘在正常情况下附着于子宫体部的后壁、前壁或侧壁。孕28周后若胎盘附着于子宫下段，甚至胎盘下缘达到或覆盖宫颈内口，其位置低于胎先露部，称前置胎盘。孕12~28周以内可称为胎盘低置状态。

本病以无诱因的、无痛性反复阴道流血为临床特征，B超提示胎盘低置状态病因可能与以下因素有关：①子宫体部内膜病变，当受精卵植入时，血液供给不足，为了摄取足够营养而扩大胎盘面积，伸展到子宫下段；②胎盘面积过大，双胎的前置胎盘发生率较单胎高一倍；③胎盘异常如副胎盘；④受精卵滋养层发育迟缓，着床于子宫下段。

西医对于前置胎盘的治疗原则是控制出血、纠正贫血、预防感染，但是对于胎盘位置的恢复没有治疗手段。本患即为双胎，胎盘下缘达宫颈内口，阴道流血2周，较为难治。

何老认为，肾主生殖，固系胎元，脾生气血，气举胎，血养胎，因此在正常妊娠过程中，胎元的维系与肾、脾二脏密切相关，如脾肾不足，系胎举胎无力，则会导致本病。治疗宜以补气健脾升提、补肾固冲、安胎止血为大法。早期发现、早期干预，大多可使胎盘位置升至正常或接近正常范围，提高正常分娩率，减少出血、流产、早产等并发症，对优生优育具有积极意义。

全方参、芪益气，升麻升提，桑寄生、川续断、炒杜仲补肾，阿胶珠、生地炭、麦冬、生白芍、旱莲草、玄参炭、丹皮、大黄炭、黄芩、三七粉凉血散瘀，苎麻根炭、化龙骨、藕节炭收敛止血，甘草调和，共奏佳效。

病案六：胎盘前置状态

余某，女，37岁，已婚。初诊：2010年8月18日。

[主诉] 孕14周，不规则阴道出血2个月余。

[现病史] 患者孕6周开始不规则阴户下血，至今已2个月有余，量多少不一，色或红或紫，偶有小血块，腰酸，少腹时有隐痛。苔薄黄，舌红，脉细滑而数。末次月经5月10日，8月2日B超示：胎盘边缘性前置状态，胎盘边缘见2.8cm×1.9cm×3.0cm的液性暗区。曾于省某医院保胎治疗10余日，出血仍未止，医生建议放弃保胎，患者保胎意愿强，急来何老处就诊。

[辅助检查] 8月16日复查B超提示：胎盘低置状态（胎盘下缘达宫颈内口，胎盘内见多处大小不等暗区），胎膜后方暗区（范围约6.0cm×1.6cm×6.0cm）。

[既往] 已生育一子，曾人工流产1次。

[**辨证分析**] 此系肾亏气虚系胞无力，兼有阴虚内热致胎漏下血，蕴久瘀滞宫内。

[**治法**] 补肾益气固胎，清热化瘀止血。

处方：生黄芪30g，太子参30g，生地炭15g，生白芍15g，阿胶珠12g，炒杜仲15g，桑寄生15g，苎麻根15g，升麻炭6g，桔梗9g，大黄炭6g，蒲公英18g，黄芩10g，黄柏6g，炒桑叶15g，牡丹皮10g，旱莲草15g，藕节炭15g，仙鹤草30g，化龙骨（先煎）15g，三七粉（吞）3g，白及粉（吞）9g，生甘草3g。5剂。

二诊：2010年8月23日。药后阴道出血止，腰酸减轻，腹痛不显，舌红，脉细滑，大便干。药至病所，调整原方，治以健脾益肾安胎，养阴清热润燥。

处方：生黄芪15g，太子参30g，生地炭15g，焦白术10g，墨莲草15g，藕节炭15g，仙鹤草30g，生白芍15g，黄芩10g，黄柏6g，焦栀子15g，炒丹皮10g，炒桑叶15g，阿胶珠12g，玄参炭10g，麦冬10g，炒玉竹20g，菟丝子15g，炒杜仲15g，桑寄生15g，苎麻根15g，化龙骨（先煎）15g，三七粉（吞）3g，白及粉（吞）9g，生甘草3g。5剂。

三诊：2010年8月27日。8月24日无明显诱因又见阴道流血，无明显腰酸腹痛。8月27日B超示：胎盘下缘距宫颈内口约2.1cm，羊膜囊后方见约5.1cm×4.2cm×1.8cm液性暗区。可见胎盘位置上升，宫内暗区减小。

[**治法**] 补肾益气固胎，滋阴清热止血。

处方：生黄芪30g，党参30g，太子参30g，升麻炭6g，桔梗9g，黄芩10g，黄柏6g，生地炭15g，玄参炭10g，怀山药15g，牡丹皮10g，生白芍15g，墨莲草15g，焦栀子15g，阿胶珠12g，菟丝子15g，炒杜仲15g，桑寄生15g，苎麻根15g，炒桑叶15g，藕节炭15g，仙鹤草30g，化龙骨（先煎）15g，三七粉（吞）3g，白及粉（吞）9g，生甘草3g。5剂。

服上药5剂后阴道出血止。续用原方加减以资巩固。9月13日复查B超示：胎盘位置正常位于前壁0级，宫内积血消失。

按语：胞络者系于肾，肾虚则根怯无力系胎。肾气不足，胞胎失于固摄，可见胎盘低置。阴虚生内热，热扰冲任，胞脉受损，血热妄行，致胎漏下红。胎漏日久，瘀血内阻，又致反复漏红，宫内瘀血内积。主用补中益气汤，取黄芪、党参大补元气，使无形之气得以速固，以防下陷，不致气虚失摄，漏红不止。复加升麻、桔梗以举下陷之中气而载胎，又用菟丝子、炒杜仲、桑寄生之类补肾固胎。同时在用保阴煎基础上加炒桑叶、阿胶珠、玄参等滋阴降火、清血海之热止血。对于宫内积血患者，酌情应用制大黄、玄参炭、丹皮，取其凉血泻火、活血化瘀之功，配合蒲公英、黄芩、黄柏增强其清热之力，与生地炭、苎麻根、仙鹤草等凉血止血药配伍。同时嘱患者吞服三七粉，活血化瘀止血，适于孕3个月以上出血，宫内有大暗区者，切合"有故无殒，亦无殒也"，疗效显著。

病案七：晚期先兆流产，低置胎盘，宫内积血

沈某，29岁，已婚，职员。初诊：2009年9月11日。

[主诉] 孕2个月余，阴道少量出血7天，量多2天。

[现病史] 末次月经2009年7月10日，于9月4日见开始见阴道少量出血，近日量增。已查孕检激素在正常范围内。9月7日B超提示：宫内早孕，胎盘下缘覆盖宫颈口。目前服用黄体酮胶囊2片，1日2次。患者既往体健。婚育史：0-0-0-0。

[刻下] 无寒热，食纳二便尚调，睡眠欠佳，阴道流血色鲜，无块，略腰酸，无明显腹痛。舌淡红，有齿痕，苔薄白，脉缓滑尺弱。脾肾不足，系胎举无力，则会导致本病。

[治法] 补气健脾升提，补肾固冲安胎。

处方：生黄芪30g，太子参20g，党参30g，麦冬10g，升麻炭10g，焦白术10g，当归身10g，生白芍15g，生地炭12g，藕节炭15g，仙鹤草30g，桑寄生15g，阿胶珠12g，黄芩10g，化龙骨15g，苎麻根15g，炒川断15g，炒杜仲15g，菟丝子15g，旱莲草30g，生甘草3g。7剂。

二诊：2009年9月18日。阴道出血量明显减少，孕检激素正常范围，睡眠较前改善，舌脉同前。

处方：生黄芪30g，党参30g，焦白术10g，升麻6g，生白芍15g，归身10g，柴胡5g，黄芩10g，生地炭12g，川断15g，菟丝子30g，炒杜仲15g，苎麻根15g，生甘草3g，旱莲草15g，巴戟天10g。7剂。

三诊：2009年10月9日。阴道出血已净半月。9月25日B超提示：宫内活胎，孕囊右方见3.1cm×2.9cm×0.8cm暗区，胎盘完全覆盖宫颈内口。胃纳欠佳，舌脉同前。

处方：生黄芪30g，党参30g，太子参20g，生地炭12g，玄参炭10g，丹皮10g，生白芍15g，化龙骨15g，藕节15g，仙鹤草30g，蒲公英30g，绿萼

梅5g，阿胶珠12g，黄芩10g，炒桑叶10g，桑寄生15g，苎麻根15g，炒杜仲10g，白及粉（吞服）3g，生甘草3g。7剂。另予别直参10g，西洋参5g，炖服。

2009年10月16日阴道出血已止。B超复查提示：宫内暗区3.1cm×1.4cm×0.7cm，胎盘下缘覆盖宫颈内口。11月23日B超复查提示：宫内活胎，胎盘下缘距内口1.5cm，余无殊。电话随访，患者孕37⁺⁵周足月产子。

按语： 何老认为，本病病机为气机升降失调。肾主生殖，固系胎元，脾生气血，气举胎，血养胎，因此在一个正常妊娠过程中，胎元的维系与肾、脾二脏密切相关，如脾肾不足，系胎举无力，则会导致本病。治疗宜以补气健脾升提、补肾固冲安胎为大法，随症加减。

全方重用太子参、党参、黄芪补益元气，升麻升提，桑寄生、续断、炒杜仲、菟丝子补肾固冲，生地炭、麦冬、白芍、旱莲草、黄芩凉血止血，苎麻根炭、阿胶珠、化龙骨、藕节炭、仙鹤草收敛止血，甘草调和，出血随之而止。复诊更加入别直参10g及西洋参5g每日炖服，以及少量柴胡加强益气升提举胎之力，另予玄参炭、炒丹皮、蒲公英出入以清热止血安胎。胎盘位置渐渐恢复正常，足月产子，取得满意疗效。

病案八

邱某，女，27岁，已婚。初诊：2009年9月7日。

[**主诉**] 孕2个月余，阴道出血半月余。

[**现病史**] 末次月经2009年6月25日。现自觉口干，腰酸、小腹坠胀，体倦乏力，面色晦黯舌淡黯、苔薄白，脉沉细数。患者先天性肾缺如、纵隔子宫。9月4日B超检查提示：早孕活胎，孕囊下方见2.3cm×1.8cm×0.5cm暗区。婚育史：0-0-1-0。2009年2月难免流产1次。

[**西医诊断**] ①先兆流产，②先天性肾缺如，③子宫纵隔。

[**中医诊断**] 胎动不安（肾虚型）。

[**治法**] 滋肾健脾，益气养血安胎。处方拟寿胎丸合保阴煎加减。

处方：生黄芪30g，太子参30g，党参30g，菟丝子30g，仙鹤草30g，川断15g，桑寄生15g，苎麻根15g，焦山栀15g，生地炭15g，旱莲草15g，生白芍15g，炒桑叶15g，化龙骨（先煎）15g，藕节炭15g，黄芩10g，麦冬10g，玄参炭10g，阿胶珠12g，甘草3g。14剂。

二诊： 2009年9月25日。9月17日无明显诱因下阴道少量出血1次，咖啡色，现阴道出血已净，精神转好，面色转华，仍感腰酸，舌淡苔白，脉沉细滑尺略弱。B超检查示：宫内暗区已消，胎盘下缘覆盖宫颈内口。胎心，约160次/min。

处方：前方去玄参炭、生地炭、炒桑叶、藕节炭、仙鹤草、焦山栀、阿胶珠，改菟丝子为15g，加用升麻6g，柴胡5g，桔梗9g，焦白术10g，归身10g，炒杜仲10g。7剂水煎服。

三诊：2009年10月12日。阴道出血未作，10月11日复查B超检查提示：单活胎，胎盘下缘距宫颈内口25mm。依前方加减调护，患者未再见胎动之象，随访至患者孕5个月，检查正常。电话随访，孕38^{+2}周顺产一女婴，母女健康。

按语： 何老认为胎动不安患者虽然以肾虚为主，但临床患者病情复杂，应同时结合现代科技手段查找夫妻双方可能存在的器质性致病因素，审因论治。该例患者素体禀赋不足，先天性肾缺如、子宫纵隔，又兼堕胎1次，胞络受损，肾虚胞损则系胎无力，故见孕后漏红淋漓，腰为肾之府，肾虚故见腰酸，胞络失养而见小腹坠胀。B超检查提示宫内暗区，以生黄芪、党参、焦白术益气健脾，桑寄生、菟丝子、川断补肾安胎，临证经验"胎前宜凉"，故佐以黄芩清虚热安胎，旱莲草、白芍、化龙骨滋阴潜降，玄参炭、生地炭、桑叶、藕节、仙鹤草、焦山栀凉血止血。二诊时出血得止，暗区已消，唯又见胎盘位置偏低，去炒炭类止血药，加用桔梗、升麻、柴胡升提阳气固胎，当归、白术、杜仲养血补血。全方集补肾健脾、升阳益气、凉血养胎诸法为一体，使胞脉得故而胎儿得安。

病案九

牟某某，女，30岁，教师。初诊时间：2014年4月12日。

[**主诉**] 胚胎移植术后74天，阴道反复出血50余天。

[**现病史**] 患者2014年1月28日因"原发不孕"在省妇保医院行"体外受精-胚胎移植术"，植入冻胚3枚。术后予"阿司匹林肠溶片、黄体酮针、芬吗通片、戊酸雌二醇片"支持治疗。2月20日起无明显诱因下阴道少许咖啡色分泌物，时断时续，时多时少。2月24日B超提示：宫内早孕、双胚囊、未见胚芽，宫腔积液（大小约1.0cm×1.5cm×0.4cm），入住我院，予"阿司匹林肠溶片、黄体酮针、芬吗通（雌二醇片/雌二醇地屈孕酮片）、戊酸雌二醇片、

中药补肾止血"保胎治疗。由于患者阴道出血时间较长，相继予西药抗生素预防感染、氨甲环酸止血、硫酸镁抑制宫缩治疗，效果均不理想。

[刻下] 患者阴道出血仍时多时少，下腹胀痛，腰酸隐隐，舌质红，苔薄腻略黄，脉细滑。4月6日B超提示：宫内双活胎，孕约3个月（A胎胚囊大约9.4cm×4.9cm×2.8cm，囊内顶臀径5.4cm；B胎胚囊大约7.8cm×6.7cm×4.5cm，囊内顶臀径5.3cm），宫腔积血（范围约8.7cm×6.0cm×2.3cm）。血常规、C反应蛋白、前降钙素均正常范围。患者阴道出血日久，湿热下注胞宫，拟凉血燥湿止血安胎。

处方：黄芪15g，太子参30g，知母10g，黄柏6g，丹皮10g，生白芍30g，生地炭15g，藕节15g，仙鹤草30g，制大黄10g，黄芩10g，焦山栀15g，三七粉（吞服）3g，白及粉（吞服）9g，苎麻根15g，龙骨15g，煅牡蛎18g，银花炭15g，杜仲15g，桑寄生15g，甘草3g。7剂。

陈年阿胶10g每日隔水炖服，分2次冲服。

二诊：2014年4月18日。患者服药后腹痛减轻，阴道出血减少，大便略溏。故上方去制大黄，续服7剂。

三诊：2014年4月25日。患者4月23日晚一阵阴道出血，量约15ml，暗红色，无腹痛腰酸。急查B超：中孕，双活胎，大小与孕周相符，宫腔积血（4.3cm×2.0cm×1.6cm）。血常规、C反应蛋白、前降钙素仍在正常范围。D-二聚体1850ug/L，偏高。上药去黄柏、知母，加玄参10g，玉竹15g，连服10天。

四诊：2014年5月4日。患者阴道出血明显减少，擦拭即净。偶有腰酸，进食生冷水果后大便溏稀，上药去银花炭、玄参、玉竹，加党参15g，炒白术10g，山药15g，广木香5g，加减服药后诸证皆除，5月7日B超提示：双活胎，中孕，大小与孕周相符，未见宫内液性暗区。电话随访，患者足月产子，母女均安。

按语：患者行IVF-ET术后，初诊时阴道出血已50余天，先后用抗生素预防感染、氨甲环酸止血、黄体酮针、硫酸镁抑制宫缩、补肾止血安胎中药等皆不效。殊不知气乃血之卫，血赖气以固。妊娠血证日久者，气血亏虚，燥急必生邪热。血热则动，动则外出血流不止。故用药以黄芪、太子参等补气之不足；生地炭、黄芩、黄柏、制大黄凉血清热燥湿，泻火之有余；桑寄生、杜仲等取寿胎丸之意以安胎；三七粉、白及粉一散一收，止血而无留瘀之弊。患者虽然炎症指标尚可，但仍有宫内感染之虞，故在苎麻根、藕节等止血之中加入银花炭、焦山栀、制大黄等清热解毒以止血。尤其阿胶一味，养血止血、益气养胎疗效甚佳，但必须用陈年阿胶，去其火性，以防火毒。患者虽然阴道出血时间长、宫腔积液范围大，但只要辨证恰当，用药相应，亦可药到病除。

何老指出试管婴儿尤其是首次移植胚胎雌孕激素水平往往较高，因此我们辨证时不单纯考虑肾虚失固，还应多考虑湿热挟瘀的感染因素。还应注意的是，试管婴儿先兆流产患者大多精神较为紧张，必须予以充分的心理疏导。临床可见部分患者阴道出血量多如月经，或出血持续时间长达1个月，应告知患者其阴道出血量与胚胎发育好坏并无必然关系。

何老认为IVF-ET术后流产治疗还应着重在植入前调理，应根据患者病情的不同在孕前分别滋肾健脾、益气补血、养阴清热或活血化瘀等，使脾肾强健，冲任气血通畅旺盛，血海充盈，从而为胞宫受孕打好物质基础。

临床上也应借鉴现代医学的检测指标，结合中医辨证的方法，两者相参，一方面我们要把现代医学的检查方法视为中医望诊、切诊的延续，充分利用现代医学的检测手段；另一方面决不能丢掉传统的中医辨证论治的精华。结合的目的是为了取得更满意的疗效。

病案十：复发性流产、胚胎移植术后、肝功能异常

陈某，女，29岁，余姚人，工人。初诊：2011年7月10日。

[主诉] 孕11周，反复阴道出血1个月余，量多5天。

[现病史] 患者为IVF-ET术后，有复发性流产及乙肝小三阳病史。1个月余前无明显诱因下反复阴道出血，经住院中西医治疗1个月出血未止。近5天阴道出血色红，量增多如月经，就诊时自诉感腰酸小腹痛，舌红苔黄腻，脉滑。

[辅助检查] 血性激素正常范围，血肝功能 ALT 409IU/L、AST 354IU/L。B超示：宫腔内孕囊左侧暗区，大小约5.5cm×2.7cm×2.4cm。

[治法] 止血安胎兼清热利湿。

处方：生黄芪15g，太子参15g，焦白术10g，怀山药30g，蒲公英30g，黄芩10g，平地木15g，丹皮10g，赤芍10g，白芍10g，垂盆草30g，苎麻根15g，生地炭15g，藕节15g，仙鹤草30g，三七粉（吞）3g，桑寄生15g，化龙骨15g，炒桑叶15g。7剂。

二诊：2011年7月17日。阴道出血减少，血色转黑，小腹疼痛亦减，舌

红苔薄，脉弦滑。复查血肝功能ALT 285IU/L、AST 185IU/L，血清IgG抗B抗体效价1：256。

[**治法**] 清热利湿、止血安胎。

处方：予前方去怀山药、平地木、炒桑叶，加茵陈蒿汤、白及粉（吞）9g。7剂。

三诊： 2011年7月24日。阴道少量出血，色黑，复查血肝功能ALT 104IU/L、AST 74IU/L，效不更方，仍投上方加减以疗之。

四诊： 2011年7月31日。阴道出血已净，复查血肝功能降至ALT 61IU/L，AST 45IU/L。此后患者病情稳定，阴道出血未现，肝功能指标亦逐步下降，遂予上方加减调治1个月余。8月27日复诊查血肝功能已降至正常范围，血清IgG抗B抗体效价1：512，B超示"宫内暗区大小约2.4cm×2.2cm×1.1cm"。

[**治法**] 清热利湿、理气安胎。

处方：生黄芪15g，焦白术10g，制大黄10g，丹皮10g，赤芍10g，黄芩10g，焦山栀15g，茵陈30g，当归身10g，炒白芍15g，苎麻根15g，川断15g，桑寄生15g，炒杜仲15g，苏梗5g，陈皮5g。7剂。

后以上方加减服至孕26周，肝功能维持正常范围，抗体效价未下降，B超复查宫内暗区消失。孕37^{+3}周剖宫产一男婴，母子健康。

按语： 患者孕期反复阴道出血不止，出血量多，肝功能异常增高，与患者素有乙肝小三阳史，ABO血型不合有很大关联。治疗时以泄热利湿，止血安胎为主旨，予茵陈蒿汤合寿胎丸为基础，佐以丹皮、赤芍、蒲公英清热凉血祛瘀，藕节、仙鹤草、白及粉收敛止血，黄芪、太子参补气生津，垂盆草清热护肝降转氨酶。血止后去蒲公英、仙鹤草等清热止血之品，稍加苏梗、陈皮理气，杜仲、苎麻根补肾安胎。上药合用，补中有清，清中寓补，相辅相成，使孕妇肾气充沛则固胎有本，湿邪既除则安胎之目的可达矣。

病案十一：先兆流产、胚胎移植术后

樊某某，女，39岁，已婚。初诊：2011年4月17日。

[**主诉**] 胚胎移植术后53天，阴道断续出血1个月余，量多1天。

[**现病史**] 2月24日因"原发性不孕"在外院行"IVF-ET"术，植入鲜胚3枚，术后"黄体酮针、地屈孕酮片（达芙通片）"支持治疗。反复阴道漏红1个月余，量时多时少，现量多1天，如经行，色黯红，伴血块，腰酸，呕恶

心泛，大便略干，脉弦滑舌红苔薄白。

[**体检**] 妇科检查因保胎暂缓，腹隆起，未及宫缩，闻及胎心，约150bpm。

[**辅助检查**] 4月17日B超检查：先兆流产（胚囊形态光整52mm×40mm×30mm，胚芽长34mm，可见心搏，孕囊上方液性暗区约61mm×44mm×18mm）。

[**中医诊断**] 胎动不安（肾虚夹瘀）。

[**西医诊断**] 先兆流产（体外受精–胚胎移植术后）。

[**辨证分析**] 患者素体肾虚，不能摄精成孕，虽行辅助生殖技术妊娠，冲任损伤，胎元不固发为此病。辅助生殖技术反复有宫腔操作，可致气血不和，瘀阻胞宫。

[**治法**] 补肾安胎，祛瘀止血。

处方：菟丝子15g，桑寄生15g，阿胶珠12g，苎麻根30g，旱莲草30g，侧柏炭10g，制大黄10g，茜根炭10g，血余炭10g，生地炭12g，川断15g，黄芩10g，杭白芍15g，仙鹤草30g，藕节15g，三七粉（吞服）3g，白及粉（吞服）6g。5剂。

二诊：2011年4月22日。用药后3天，症状较前好转，漏红减少，腰酸减轻，复查雌孕激素稳步上升，再宗前治加乌贼骨15g，龙骨15g，瓜蒌仁15g。7剂。

三诊：2011年4月29日。患者用药后阴道出血明显减少，但晨起有少量淡咖啡色分泌物，患者存在宫内感染风险，予抗生素静脉使用1周后停药。期间中药继续，并嘱用清炎洗剂外用，保持外阴清洁。

四诊：2011年5月6日。5月3日复查B超：胚胎顶臀径5.9cm，宫内暗区16mm×16mm×8mm，较前明显减少。西药逐渐减量，于5月10日出院，电话随诊孕38周顺产一女，母女平安。

按语：患者年龄较大，历经千辛万苦获得来之不易的珍贵儿，孕后阴户下血月余，西药疗效不显，保胎难度较大。中医从辨证论治的角度出发，方中川续断、菟丝子补肾安胎，三七粉、白及粉活血化瘀止血。生地清热凉血，白芍养血敛阴，黄芩清热泻火，苎麻根、旱莲草、侧柏炭、制大黄、茜根炭、血余炭、仙鹤草、藕节补肾凉血止血，全方共奏补肾安胎、化瘀止血之效。

病案十二

涂某某，29岁，已婚，职员。初诊：2014年8月1日。

[**主诉**] 孕14周，阴道淋漓出血半月。

[**现病史**] 患者末次月经4月19日，半月前无明显诱因阴道出血，偶伴下腹坠胀，淋漓至3天前方止。曾查B超示：宫内双胎，宫内暗区5.7cm×4.5cm×2.2cm。婚育史：0-0-0-0。大便偏稀，舌质偏红，脉细滑。

[**治法**] 补肾益气，清热凉血止血。

处方：黄芪15g，太子参20g，炒白术10g，黄芩10g，生白芍30g，川断15g，杜仲15g，苎麻根15g，阿胶珠12g，生地炭15g，藕节15g，仙鹤草30g，白及粉（吞服）6g，甘草3g，三七粉3g，怀山药15g，黄柏6g，焦山栀15g，制大黄6g。7剂。

二诊：2014年8月8日。仍时有淡褐色阴道出血，大便仍稀，舌脉同前。

处方：上药去制大黄，怀山药加量至30g，加龙骨15g，炮姜5g。7剂。

三诊：2014年8月15日。孕16周，今查B超示：宫内双胎，中孕，宫腔积液（A胎儿双顶径3.3cm，股骨长2.2cm，胎动可见，胎盘下缘距宫颈内口约6.0cm；B胎儿双顶径3.6cm，股骨长2.2cm，胎动可见，胎盘下缘距宫颈内口约4.3cm。近宫颈内口见液性暗区，范围约4.6cm×3.6cm×1.1cm，宫颈长约3.2cm，宫颈内口未见明显分离），续以上方加减，服7剂。

四诊：2014年8月22日。孕17周，宫内暗区，大便仍稀，舌脉同前。

处方：上药去川断、生地炭，加炒丹皮10g，煅牡蛎18g，茵陈15g。7剂。

五诊：2014年8月29日。孕18周，今复查B超示：宫内双胎，宫内暗区已消，宫颈管分离（A胎儿双顶径4.3cm，股骨长2.7cm，胎动可见；B胎儿双顶径4.3cm，股骨长2.9cm，胎动可见。宫颈长约3.4cm，宫颈管分离约0.2cm），大便稀，每日4~5次，夜寐欠宁。

[**治法**] 益气升提，健脾止泻，养心安神。

处方：①高丽红参30g，西洋参15g。每次以高丽红参10g，西洋参5g炖服。

②黄芪30g，党参30g，太子参30g，升麻10g，桔梗12g，炒白术12g，怀山药15g，黄芩10g，五味子5g，菟丝子12g，夜交藤15g，枸杞12g，生白芍15g，巴戟天10g，苎麻根15g，桑寄生15g，川断15g，杜仲15g，甘草3g。7剂。

六诊：2014年9月5日。孕19周，夜寐好转，大便不稀。已服盐酸利托君片1日3次，每次1片。

处方：上方生白芍易为炒白芍30g。7剂。

患者于2014年9月12日省妇保复查B超示宫内双胎，大小与孕周相符，宫颈管未见分离。故停服中药，予盐酸利托君片。随访，患者于2015年1月足月剖宫产龙凤两胎，均体健。

按语：患者首诊阴道淋漓出血半月、宫内积血暗区，大便偏稀而舌质偏红。病情存在寒热错杂，治拟补肾清热止血，健脾益气安胎。二诊大便仍偏稀，故不用制大黄，加炮姜起温经止血、温中止泻之效，龙骨起固肾止血之功。孕18周复查B超示宫颈管分离，除常规补中益气、益肾安胎之法外，医嘱高丽红参配西洋参2：1比例炖服。此为何老治疗宫颈机能不全、胎盘前置状态的独特经验。将高丽红参6~10g，西洋参3~5g放在瓷碗或炖盅内，加大半碗水，隔水蒸2~3小时后，先将里面药液饮服，此时参已经蒸软，可将其切片，留待第二天继续隔水炖服。通常可以炖3次，分3天服用。这样能最大限度地发挥药效。到了第3天，可将蒸煮出的汁水连同参全部服食，通常连续服3天，停3~4天继续服用。要注意的是，如果室温过高，应将蒸煮过的参放入冰箱中保存，以防变质。宜在早晨空腹时服用疗效较好。

病案十三

姚某某，女，38岁，已婚，教师。初诊：2011年9月12日。

[**主诉**] 停经31天，阴道少量出血5天。

[**现病史**] 末次月经8月13日，量色如常。9月7日始阴道少量出血，伴下腹隐痛。于9月9日查血HCG 60IU/L。

[**既往史**] 2010年1月孕38天自然流产。素有功能性子宫出血史，有时经间期开始出血至经行，曾多次作B超提示内膜偏厚。口干渴，夜寐欠安，大便干结，小便黄。体检：查体无殊。舌红苔薄黄脉滑数。

[**实验室和辅助检查**] 9月9日查血HCG 60IU/L。血型"A"型，Rh阳性。2011年6月23日经行第5天B超提示：内膜0.42cm（单层），回声不均。

[**中医诊断**] 胎动不安（阴虚血热）。

[**西医诊断**] 先兆流产。

[**辨证分析**] 孕妇素体偏于阳盛，阴虚血热内盛，热扰冲任，迫血妄行，损伤胎气，遂致胎动不安。邪热内盛，热扰冲任，迫血妄行，故阴道下血而色

深红或鲜红；热扰心神，故心烦少寐；热伤津液，故口渴，溲黄便结。舌红，苔薄黄，脉滑数，也为邪热内盛之征。

[**治法**] 清热凉血，固冲安胎。方用保阴煎加减。

处方：黄芪15g，太子参20g，炒白术10g，生地15g，麦冬10g，旱莲草15g，焦山栀15g，黄芩10g，苎麻根30g，川断15g，菟丝子15g，桑寄生15g，炒白芍15g，桑叶10g，龙骨10g。7剂。

二诊：2011年9月23日。孕41天，阴道出血半月未净，妇科检查：宫颈尚光，拒做内诊。

处方：前方加蒲公英18g，侧柏叶炭15g。14剂。

三诊：2011年10月17日。孕2个月余，阴道流血仍时有时止。B超已见胚芽心搏，孕囊下方暗区2.0cm×1.7cm。14剂。

处方：前方加藕节炭15g。

四诊：2011年11月7日。孕将3个月，阴道流血已止10天。恶心反应较明显，白带偏黄。11月3日B超筛查：胎儿顶臀径5.3cm，NT值1.4mm。舌淡红，苔薄，脉滑数。

处方：前方去旱莲草、藕节炭、侧柏叶炭，加石决明18g，绿萼梅5g，砂仁5g。服药后呕恶明显改善后停药。随诊孕38^{+2}周剖宫产，母子平安。

按语：临床上胎动不安以肾虚及脾肾两虚证型为常见，但阴虚血热证型亦不少见，需根据病史、症状、舌脉、二便等详加甄别，勿犯虚虚实实的错误。对于阴虚血热之胎动不安治疗以养阴清热为主，同时注意"阳中求阴"，益肾安胎。临床上胎动不安的预后往往不与阴道出血情况呈正相关，经常见到一直未出血而胚胎停止发育的病例。故在中医辨证论治基础上亦强调必要的西医检查，如B超、性激素水平、妇科检查宫颈情况及细菌培养等。本患以阴道出血为主症，且出血时间长，临床在动态观察激素水平同时尤要注意适时B超检查宫内出血暗区情况，妇科检查宫颈情况及细菌培养结果等。中药以养阴清热止血安胎为大法，虽则阴道反复出血，但结局圆满，保胎成功。

病案十四：先兆流产、胚胎移植术后、宫腔大暗区

丁某某，女，32岁，已婚，工人。初诊：2013年8月14日。

[**主诉**] 胚胎移植术后46天，阴道出血伴腰酸2天。

[**现病史**] 平素月经不规律，常靠人工周期来潮。末次月经6月9日，量

色如常。因"继发不孕、多囊卵巢综合征"行IVF-ET术。6月29日植入鲜胚2枚。7月10日测尿HCG（＋）。近2日阴道少量出血伴腰酸隐隐，小腹偶有坠痛，胃纳可，夜寐尚安，舌淡苔薄，脉细滑。

[既往史]2009年1月孕70余天难免流产清宫术。体检：心肺无殊，腹平软，妇检因保胎拒做。

[实验室和辅助检查]7月10日查血HCG 124IU/L。8月5日查血HCG 85066IU/L，E_2 1259pg/ml，P>190.8nmol/L，8月13日子宫附件B超提示：宫内早孕，胚芽18mm，可见心搏。

[中医诊断]胎动不安（肾虚）。

[西医诊断]①先兆流产，②IVF-ET术后。

[辨证分析]患者素体肾虚，故孕而易堕。肾虚冲任不固，胞脉失养，故见阴道漏红。腰为肾之府，肾虚故见腰酸。治拟补肾安胎，以寿胎丸加减。

处方：桑寄生15g，菟丝子20g，炒白芍15g，黄芩10g，苎麻根30g，生地炭15g，杜仲15g，旱莲草15g，炒白术12g，太子参20g，黄芪15g，炙甘草5g。7剂。另嘱其卧床休息，避免剧烈活动。

二诊：2009年9月4日。9月3日阴道出血，湿透一片护垫，伴腹痛，舌脉同前。B超示先兆流产（胎儿顶臀径约4.9cm，胚囊后方可见范围约7.9cm×6.7cm×1.3cm液性暗区）。

处方：桑寄生15g，菟丝子20g，炒白芍15g，黄芩10g，苎麻根30g，生地炭15g，杜仲15g，旱莲草15g，炒白术12g，太子参20g，黄芪15g，炙甘草5g，焦山栀15g，丹皮10g。7剂。

三诊：2009年9月11日。药后阴道出血已止，9月9日阴道出血复作，暗红色，腰酸略减，舌脉同前。

处方：党参30g，太子参30g，炒白术10g，炒丹皮10g，赤芍10g，白芍15g，乌贼骨15g，黄芩10g，藕节15g，仙鹤草30g，生地炭15g，龙骨15g，大黄炭6g，侧柏叶炭15g，怀山药15g，桑寄生15g，川断15g，麦冬10g，三七粉（吞服）3g，白及粉（吞服）6g，生甘草5g。7剂。

中药保胎治疗至10月6日已无明显阴道出血，无明显宫缩。省妇保复查B超示宫内活胎，未见宫内积血。后随访足月产子，母子均安。

按语：试管婴儿先兆流产部分患者阴道出血量多，且出血持续时间长，反复出血。患者本身又为多囊卵巢患者，此前有难免流产史，体形肥胖，再次难免流产风险高。患者为阴虚之质，肾阴不足、阴虚内热、蕴久成瘀。孕早期以清热养阴安胎为先，孕70天后可酌情配伍滋阴降火之知柏，清热解毒化瘀之制大黄，活血化瘀之赤芍、丹皮、三七以提高疗效。何氏妇科临床实践应用活血化瘀、收敛止血药对——三七粉、白及粉，三七又称人参三七，止血作用甚佳，并能活血化瘀，具有止血不留瘀的特点；白及质黏而涩，收敛止血，消肿生肌，现已广泛应用于大面积宫内积血暗区的先兆流产治疗，效果较佳。

病案十五：晚期先兆流产、胚胎移植术后、双胚胎一停育、胎盘低置状态

周某某，女，35岁，已婚。初诊：2011年1月25日。

[**主诉**] 胚胎移植术后73天，阴道出血8天。

[**现病史**] 患者平素月经周期尚规律，末次月经2011年10月24日，量色如常。因"继发不孕"在邵逸夫医院行鲜胚移植术，短方案促排（具体不详），2011年11月12日植入鲜胚2枚，半个月后查血HCG 464IU/L，诊断为"早早孕"。停经后有轻度早孕反应。移植后35天B超提示：宫内双孕囊，一孕囊胚胎存活，另一孕囊胚胎停止发育。一直无阴道出血，偶有腰酸，下腹隐痛。8天前无明显诱因下出现阴道出血，色红或暗红有血块，未见肉样物下，伴腰酸，下腹隐痛。遂在当地妇保院住院保胎，予硫酸镁针和黄体酮针治疗，用药后仍有红色或暗红色出血。2012年1月20日B超复查：宫内单活胎，顶臀径59mm，羊水25mm，孕囊下方可见2mm×4mm的液性暗区。拟"晚期先兆流产"收住入院。

[**既往史**] 患者2006年AIH术后孕3个月难免流产，之后曾先后3次行试管婴儿未成功，保胎心切。

[**刻下**] 精神紧张，心烦口干，夜寐欠安、大便秘结，舌质红少苔，脉细滑数。

[**辨证**] 肾虚内热，胎元不固。

[**治法**] 清热养阴，益肾安胎。

处方：黄芪15g，太子参15g，党参15g，焦白术10g，麦冬10g，黄芩10g，焦山栀15g，生白芍15g，桑叶15g，生地炭15g，续断15g，菟丝子30g，桑寄生15g，旱莲草15g，阿胶珠12g，仙鹤草30g，苎麻根15g，生甘草3g，三七粉（吞服）3g。7剂，每日1剂，水煎服。

二诊：2012年1月31日。阴道出血减少，腰酸、口干减轻，再宗前方加减治疗1周漏红停，诸证好转。

三诊：2012年2月6日。B超复查宫内胎儿双顶径2.7cm，股骨长1.8cm，胎动可见，胎盘位置后壁、下缘覆盖宫颈内口。提示：①单活胎，中孕（14W＋5D）；②目前胎盘前置状态。自觉小腹有下坠感。

[**治法**] 益气补肾，升举安胎为主。

处方：黄芪30g，太子参30g，党参30g，焦白术10g，升麻6g，柴胡5g，桔梗12g，麦冬15g，生甘草5g，黄芩10g，生白芍15g，生地10g，续断15g，菟丝子30g，桑寄生15g，旱莲草15g，阿胶珠12g，苎麻根15g，焦山栀15g，苏梗5g，陈皮5g，砂仁（后下）5g。14剂。

四诊：2012年2月20日。无不适，舌脉同前，唯夜寐欠安，再宗前方加百合10g，夜交藤15g。7剂后B超复查见胎盘位置较前有所上升，胎盘下缘距宫颈口约2cm。继用原方加减以资巩固，后停药。随诊孕37^{+1}周产子，母子均安。

按语：患者人工授精后3个月难免流产、3次试管婴儿未成功，肾气已亏，冲任受损。平素情绪焦虑易化火伤阴，三次促排卵后阴液更亏，阴虚内热，热伤冲任，以致血海不固，胎漏下血，积血成瘀。热伤阴津，扰乱心神故口干便秘、舌红少苔，心烦失眠，治宜清热凉血补肾安胎。方中生地、麦冬、黄芩、焦山栀、桑叶、生甘草清热养阴，白芍养血敛阴，黄芪、党参、太子参、焦白术益气，续断、菟丝子、桑寄生补肾，旱莲草、阿胶珠、仙鹤草、苎麻根凉血止血，更加入三七粉活血化瘀止血。全方共奏清热养阴安冲任，益气补肾固胎元。三诊后黄芪、太子参、党参均加量至30g，继投升麻、柴胡、桔梗、陈皮、苏梗以加强益气升提理气助胎盘位置上升的功效。

病案十六：继发不孕，宫腔粘连术后，胎盘低置状态

郑某某，34岁，初诊：2013年1月4日。

[**主诉**] 再婚3年未再孕。

[**现病史**] 患者2009年人流1次，再婚后未避孕3年未再孕。于2012年8月宫腔粘连分离术＋置环术，术后人工周期3个月。2012年10月29日取环，末次月经2012年12月24日，准期量中，已净。已查夫妻双方封闭抗体检查正常范围，丈夫精液正常范围，偶有腰酸，夜寐安，胃纳可，时有畏寒，舌淡，苔薄，脉细软。

[**治法**] 补肾调冲助孕。

处方：黄芪15g，党参15g，炒白术10g，当归12g，川芎10g，炒白芍15g，熟地10g，砂仁5g，香附10g，枸杞15g，川断15g，菟丝子30g，淫羊藿15g，肉苁蓉15g，怀牛膝15g，覆盆子15g，甘草5g，蛇床子6g，黄精20g，防风5g，巴戟天10g。

二诊：2013年1月11日。已见经间期拉丝白带，舌脉同前。

[**治法**] 益气养血，补肾助孕。

处方：黄芪15g，党参15g，炒白术10g，黄芩10g，当归身10g，炒白芍15g，川断15g，菟丝子30g，桑寄生15g，杜仲15g，巴戟天10g，炙甘草5g，枸杞15g，阿胶珠12g，淫羊藿15g，苏梗5g，陈皮5g。14剂。

三诊：2013年1月25日。停经32天，昨日查血HCG 73.1IU/L。腰酸隐隐，舌淡苔薄，脉细滑。嘱续查血HCG，E_2、P、TSH、FT_3、FT_4。

[**治法**] 补肾益气安胎。

处方：黄芪15g，太子参20g，党参15g，炒白术10g，黄芩10g，当归身10g，白芍15g，川断15g，菟丝子30g，桑寄生15g，杜仲15g，苎麻根15g，巴戟天10g，炙甘草3g，枸杞15g，阿胶珠12g，生地炭15g，砂仁5g。

四诊：2013年2月1日。孕39天，1月27日血HCG 313IU/L，P 54.9nmol/L，E_2 764pg/ml，甲功正常范围。医嘱：黄体酮针40mg im qd，地屈孕酮片（达芙通片）10mg bid。中药续用。

五诊：2013年2月8日。孕45天，阴道出血4天，血HCG 330000IU/L，P 76nmol/L，E_2 1221pg/ml。西药治疗同前。

[**治法**] 清热止血，补肾安胎。

处方：黄芪15g，太子参20g，党参15g，炒白术10g，黄芩10g，当归身10g，炒白芍15g，川断15g，菟丝子30g，杜仲15g，桑寄生15g，苎麻根15g，巴戟天10g，阿胶珠12g，砂仁5g，生地炭15g，藕节炭15g，仙鹤草30g，龙骨15g。10剂。

六诊：2013年2月18日。孕55天，阴道出血已净。已查血HCG，E_2、P均正常范围，B超已见孕囊内胚芽及心搏。

处方：上药去生地炭、藕节炭、仙鹤草、龙骨。

继续予中药及西药安胎，2013年3月4日已闻及胎心，予黄体酮针减量至20mg im qd后停药，地屈孕酮片3月11日减量至10mg qd，7天后停药。

七诊：2013年3月29日。孕12周余，早孕筛查B超示：NT值正常范围，胎盘下缘近宫颈口，近日大便偏稀。舌淡苔薄，脉濡滑。

[治法] 益气升提安胎。

处方：黄芪30g，党参30g，太子参20g，炒白术10g，黄芩10g，当归身10g，白芍15g，川断15g，菟丝子10g，桑寄生15g，杜仲15g，巴戟天10g，苎麻根15g，炙甘草3g，怀山药30g，木香5g，陈皮5g，柴胡5g，升麻10g，桔梗12g，苏梗5g。

继续予上方加减治疗月余，2013年5月复查B超示胎盘下缘距宫颈2cm。续予中药治疗半月复查B超示胎盘位置正常。随访患者37^{+1}周顺产，母子均安。

按语：患者继发不孕，初诊经净后予以经验方育麟方加减益气养血补肾助卵泡发育，二诊排卵后予以胎元饮合寿胎丸加减，健黄体促进着床。用药得当，得以快速受孕。孕后积极应用中西医安胎治疗。何老认为，不孕症治疗怀孕后千万不可掉以轻心，尤其是快速受孕者。不孕症或为排卵障碍，或为输卵管因素，或为免疫因素，总是先天不足，后天失养，即使受孕也不可掉以轻心，因其流产率远远高于普通人群。故不孕症治疗成功受孕者均需密切监测孕期指标情况，积极保胎。三诊受孕后予何氏补肾安胎方加减。五诊阴道出血，加用藕节炭、仙鹤草、龙骨收敛止血。七诊胎盘低置状态，且便偏稀，加之健脾益气升提之品。治疗思路清晰，条理清楚，充分体现随证治之，堪为教科书式病案，临床学习借鉴价值颇高。

病案十七：先兆流产，感冒，妊娠恶阻。

夏某某，女，33岁，初诊：2012年11月27日。

[主诉] 孕47天，阴道流血半月。

[现病史] 生育史：0-0-3-0，2007年宫外孕1次，2011年难免流产。末次月经10月10日，于11月12日见少量阴道流血，伴腰酸，无腹痛，舌淡苔薄，脉细滑。今B超提示：宫内孕囊，见心搏胚芽。血型"B"型，Rh阳性。

[治法] 补肾止血安胎。

处方：生黄芪15g，太子参30g，焦白术10g，生地炭15g，藕节炭15g，仙鹤草30g，归身10g，炒白芍15g，阿胶珠12g，川断15g，菟丝子30g，炒杜仲15g，桑寄生15g，黄芩10g，化龙骨15g，焦山栀12g，苎麻根15g，生甘草3g。5剂。

另服：黄体酮针40mg im qd，地屈孕酮片10mg po bid。

二诊：2012年11月30日。孕52天，阴道流血量减未净，查血HCG，E$_2$、P正常范围。现已住院保胎。

处方：前方去焦白术，加旱莲草15g，白及粉6g，吞服。7剂。

三诊：2012年12月10日。孕63天，阴道流血已净，偶有腰酸，舌淡红苔薄白，脉细滑。B超已见孕囊内胚芽及心搏。

处方：生黄芪15g，太子参30g，黄芩10g，当归身10g，生白芍15g，川断15g，菟丝子30g，炒杜仲15g，桑寄生15g，化龙骨15g，苎麻根15g，阿胶珠12g，生甘草3g，旱莲草15g，砂仁（后下）5g，巴戟天10g。7剂。

四诊：2012年12月17日。孕70天，近日外感，鼻涕，咽痛咽痒，无咳嗽，已闻及胎心。舌红苔黄腻，脉浮滑。

处方：桑叶10g，黄芩10g，荆芥6g，防风5g，苍耳子10g，辛夷6g，前胡10g，蝉蜕6g，杏仁10g，浙贝母10g，化橘红6g，炒杷叶15g，白芷6g，连翘10g，焦山栀12g，炙款冬10g，炙紫菀10g，桔梗6g，生甘草3g。5剂。

另服：黄体酮针减量至20mg im qd，7日后停药。

五诊：2013年1月11日。孕13周，近日胃胀，呕吐频见，纳差，舌淡，苔厚腻，脉滑。

[治法] 健脾理气安胎。

处方：党参15g，炒白术10g，茯苓10g，陈皮5g，橘络5g，黄芩10g，鸡内金10g，当归身10g，炒白芍15g，砂仁5g，苏梗5g，制半夏10g，川断15g，杜仲15g，菟丝子10g，苎麻根15g，桑寄生15g，生谷芽15g，绿萼梅5g。

药后胃部胀感减轻，呕恶渐止。

按语：患者先天肾气亏虚，胞络胞脉失养，难以摄精成孕，且既往宫外孕、难免流产病史。刚孕后即阴道出血不止，腰酸。治疗以益气滋肾、养血凉血安胎为主。出血时间长，加用焦山栀清热凉血解毒，预防宫内感染。感冒后急则治标，改用桑杏汤、苍耳子散、止嗽散加减，清热宣肺通鼻窍。而出现胃胀呕吐症状为主症时，则用六君子汤加鸡内金、谷芽健脾和胃助消化。充分体现"有是证，用是药"，随证治之，收效颇佳。

第二节 复发性流产

复发性流产（recurrent spontaneous abortion，RSA）的定义，美国生殖医学学会的标准是2次或2次以上妊娠失败；英国皇家妇产科医师协会则定义为与同一性伴侣连续发生3次或3次以上并于妊娠24周前的胎儿丢失；而我国通常将3次或3次以上在妊娠28周之前的胎儿丢失称为习惯性流产，但大多数专家认为，连续发生2次流产即应重视并予评估，因其再次出现流产的风险与3次者相近。

习惯性流产中医学称之为"滑胎""数堕胎"，有"屡孕屡堕"之意。《诸病源候论》即有"妊娠数堕胎候"等专论。《医宗金鉴·妇科心法要诀·胎前诸证门》曰："若怀胎三至七月，无故而胎自堕，至下次受孕亦复如是，数次堕胎，则谓之滑胎。"

复发性流产与不孕症并列为何老门诊的两大最主要病种，临床实践中积累了丰富的诊疗经验。

一、西医病因

何老虽年过古稀，仍不断学习借鉴西医诊疗的最新进展，她认为应当吸收一切有益的西医成果为我所用，中西医结合、切实提高临床疗效。

RSA的病因十分复杂，主要包括遗传因素、解剖因素、内分泌因素、感染因素、免疫功能异常、血栓前状态、孕妇的全身性疾病及环境因素等。妊娠不同时期的RSA，其病因有所不同，妊娠12周以前的早期流产多由遗传因素、内分泌异常、生殖免疫功能紊乱及血栓前状态等所致；妊娠12~28周之间的晚期流产且出现胚胎停止发育者，多见于血栓前状态、感染、妊娠附属物异常（包括羊水、胎盘异常等）、严重的先天性异常；晚期流产但胚胎组织新鲜，甚至娩出胎儿仍有生机者，多数是由于子宫解剖结构异常所致，根据具体情况又可分为两种：一是宫口开大之前或胎膜破裂之前没有明显宫缩，其病因主要为子宫颈机能不全；二是先有宫缩，其后出现宫口开大或胎膜破裂，其病因多为生殖道感染、胎盘后血肿或胎盘剥离等。

1.流行病学因素

RSA的复发风险随着流产次数的增加而上升。研究表明，既往自然流产史是导致后续妊娠失败的独立危险因素，曾有3次以上连续自然流产史的患者再次妊娠后胚胎丢失率接近40%。此外，孕妇的年龄及肥胖也是导致自然流产的高危因素。应详细询问夫妇双方的病史，包括年龄、月经、婚育史、既往史、家族史。并依照时间顺序描述既往流产情况，包括发生流产时的孕周、有无诱因及特殊伴随症状、流产胚胎有无畸形及是否进行过染色体核型分析等并计算其体重指数（BMI）。

2.解剖结构因素

子宫解剖结构异常包括各种子宫先天性畸形、子宫颈机能不全、宫腔粘连、子宫肌瘤、子宫腺肌症等。解剖因素所致的RSA多为晚期流产或早产。未经治疗的子宫畸形妇女再次妊娠时流产率或早产率将显著升高。子宫颈机能不全是导致晚期自然流产的重要原因。

建议对所有早期RSA患者及有1次或1次以上晚期自然流产史者进行盆腔超声检查，明确子宫发育有无异常、有无子宫肌瘤或子宫腺肌症、是否存在盆腔病变等。对怀疑存在子宫解剖结构异常者需通过宫腔镜、腹腔镜或三维超声等进一步检查以明确诊断。

3.血栓前状态

主要包括抗磷脂综合征（antiphospholipid syndrome，APS）及其他各种引起血液高凝状态的疾病。目前，血栓前状态引起自然流产的具体机制尚未完全明确。普遍认为，妊娠期高凝状态使子宫胎盘部位血流状态改变，易形成局部微血栓甚至引起胎盘梗死，使胎盘组织的血液供应下降，胚胎或胎儿缺血缺氧，最终导致胚胎或胎儿的发育不良而流产。遗憾的是，存在血栓前状态的妇女并没有明显的临床表现，其血液学检查中，许多项目的检测方法、阳性判断标准等，在不同单位、不同实验室之间差异较大，部分诊断标准尚未完全统一。

目前，常用于检测血栓前状态的指标包括凝血相关检查[血小板聚集（AA，ADP）凝血酶时间（TT）、活化部分凝血活酶时间（APTT）、凝血酶原时间（PT）、纤维蛋白原及D-二聚体]、相关自身抗体[抗心磷脂抗体（ACA）、

抗 β_2 糖蛋白1（ β_2GP_1 ）抗体及狼疮抗凝物（LA）]及同型半胱氨酸（Hcy）。

4.遗传因素

（1）夫妇染色体异常。有2%~5%的RSA夫妇中至少一方存在染色体结构异常，包括染色体易位、嵌合体、缺失或倒位等，其中以染色体平衡易位和罗伯逊易位最为常见。临床上染色体平衡易位者的表型正常，但研究发现，其妊娠后流产的发生风险明显增加，且子代更易出现异常。《威廉姆斯产科学》提到：如果平衡易位携带者为男性，那么生育染色体不平衡的胎儿风险率相对较女性携带者要低，因为男性正常精子比异常精子优先授精。男性产生的精子数量多，异常精子多被排斥，从而较少引起流产。而女性卵子数量优先，没有选择机会，所以反复流产患者的染色体异常多发生在女方，男性较少。对男性携带者来说，妻子再次生育，胎儿染色体正常的机会较高。

（2）胚胎染色体异常。胚胎染色体异常是RSA最常见的原因。根据国内外文献报道，在偶发性早期自然流产中约有半数以上的胚胎存在染色体异常。此外，有报道显示，流产发生越早，其胚胎染色体异常的发生率越高。

建议对有RSA史的夫妇进行外周血的染色体核型分析，观察染色体有无数目和结构的畸变，以及畸变类型，以便推断其RSA概率；同时进行遗传咨询。如条件允许，建议对其流产物行染色体核型分析。

5.内分泌因素

RCOG指南认为，多囊卵巢综合征（PCOS）可增加自然流产的发生率，虽然PCOS导致RSA的机制尚不完全明确，但有研究认为，此类患者出现RSA可能与胰岛素抵抗、高胰岛素血症及高雄激素血症有关；美国生殖医学学会认为，高催乳素血症与RSA有关，通过影响卵母细胞的发育，引起黄体功能不全从而导致RSA的发生。此外，孕妇的内分泌疾病如未控制的糖尿病、甲状腺疾病等均与RSA的发生有关。

常用的检查项目有生殖激素水平，包括月经第3天检测催乳素（PRL）、FSH、LH、雌激素、雄激素，排卵后第7~12天检测孕激素水平。此外，还应检测甲状腺功能及空腹血糖，必要时行糖耐量试验、胰岛素释放试验。

6.感染因素

任何能够造成菌血症或病毒血症的严重感染均可以导致偶发性流产，生殖道各种病原体感染以及TORCH感染与RSA的发生有一定相关性。细菌性阴道病是晚期流产及早产的高危因素，但与早期流产的关系仍不明确。

7. 免疫因素

不同因素导致流产的免疫病理变化也不尽相同，可将免疫性流产分为自身免疫型RSA及同种免疫型RSA两种。

（1）自身免疫型RSA包括：组织非特异性自身抗体产生，如抗磷脂抗体、抗核抗体、抗DNA抗体等；组织特异性自身抗体产生，如抗精子抗体、抗甲状腺抗体等。

（2）同种免疫型RSA包括：固有免疫紊乱，包括自然杀伤（NK）细胞数量及活性升高、巨噬细胞功能异常、树突状细胞功能异常、补体系统异常等；获得性免疫紊乱，包括封闭抗体缺乏、T、B淋巴细胞异常、辅助性T淋巴细胞Th_1/Th_2细胞因子异常等。

APS是一种非炎症性自身免疫性疾病，以体内产生大量的抗磷脂抗体（APL），包括ACA、LA及抗β_2GP_1抗体为主要特征，临床表现包括动静脉血栓形成、病理妊娠、血小板计数减少等，是RSA最为重要且可以治疗的病因之一。此外，临床上还有一种继发于系统性红斑狼疮（SLE）或类风湿关节炎（RA）等的自身免疫性疾病，称为继发型APS。

关于甲状腺自身抗体阳性与流产的关系，目前已有大量循证医学证据证明两者有显著相关性。有研究发现，RSA患者的甲状腺自身抗体阳性率显著增高；其他研究也发现，甲状腺自身抗体阳性妇女的RSA发生率增高。

目前，对同种免疫型RSA仍处于研究阶段。因此，常称之为"原因不明复发性流产"（unexplained recurrent spontaneous abortion，URSA）。目前认为，封闭抗体缺乏、NK细胞数量及活性异常与URSA密切相关。

①建议对所有早期RSA患者及曾有1次或以上不明原因的妊娠10周以后胎儿丢失者均行抗磷脂抗体的筛查，包括ACA、LA及抗β_2GP_1抗体。对于诊断APS患者还应检查抗核抗体、抗双链DNA抗体、抗干燥综合征SSA抗体、抗SSB抗体等，以排除SLE、RA等自身免疫疾病。

②建议有条件的医疗机构对原因不明确的RSA患者进行自身抗体筛查，如抗甲状腺抗体，包括抗甲状腺过氧化物酶抗体（TPOAb）和抗甲状腺球蛋白抗体（TGAb）的检查。

③排除上述各种非免疫因素及自身免疫紊乱后的不明原因RSA，应当考虑是否与同种免疫紊乱有关。有条件者可行封闭抗体检查及外周血中NK细胞的数量和（或）活性检查。

8.其他不良因素

RSA还与许多其他不良因素相关，包括不良环境因素，例如有害化学物质的过多接触、放射线的过量暴露等；不良心理因素，例如妇女精神紧张、情绪消极抑郁以及恐惧、悲伤等，各种不良的心理刺激都可以影响神经内分泌系统，使得机体内环境改变，从而影响胚胎的正常发育；过重的体力劳动、吸烟、酗酒、饮用过量咖啡、滥用药物及吸毒等不良嗜好。

二、辨证分型

本病病因复杂，涉及男女双方，但男方因素者不属本节讨论范围。何老认为引起复发性流产最常见的原因是禀质虚弱而胎不成实。若先天禀赋不足或后天受损，致肾精不健，影响胎元发育不能成实而堕；或房劳过度，或孕后纵欲所伤，以致肾气受损、肾精暗耗，而胎失所系，胎元不故而堕；若素体虚弱气血不足，劳伤过度饮食不节而致脾气虚弱、生化缺源，血虚胎失所养，气虚胎失所载而陨堕；若素体阴虚，孕后血聚养胎，阴血益虚，阴虚生内热，内热伤胎而致堕胎。综上所述，终因肾精不足，肾气虚亏，脾运不健，气血无源，血虚内热致使胎元不固、屡孕屡堕。

1.肾虚

症见屡孕屡堕，头晕耳鸣，腰酸膝软，精神萎靡，月经量少，经色淡，夜尿频多，目眶黯黑，或面色晦暗，舌淡，苔白，脉沉弱。

治宜补肾固冲，健脾养血。方选补肾固冲丸（菟丝子、续断、巴戟天、杜仲、当归、熟地、鹿角霜、枸杞、阿胶、党参、白术、大枣、砂仁）或安奠二天汤。

再次妊娠后，治宜补肾固冲安胎。可以继续用上方加减。若有胎漏、胎动不安，阴道少量下血，小腹隐痛，腰痛下坠，上方加藕节炭、仙鹤草、白芍、乌贼骨等。

2.脾虚

症见屡孕屡堕，神倦乏力，口淡纳呆，小腹空坠，月经量多，色淡、质清稀，大便溏薄，面色苍白，舌淡胖，有齿印，苔白，脉细弱。

治宜健脾固摄，益气养血。用泰山磐石散（人参、黄芪、当归、续断、黄芩、川芎、白芍、熟地、白术、炙甘草、砂仁、糯米）。

再次妊娠后，治宜健脾固冲，养血安胎。继续用上方加阿胶珠、陈皮。若有胎漏，去当归、川芎，加仙鹤草、白及等。

3.血热

症见屡孕屡堕，口干口苦，烦躁失眠，夜寐多梦，月经先期，色鲜红或深红，质稠，大便燥结，舌红或舌边尖红，苔薄黄，或少苔，脉细数。

治宜养阴清热，方用保阴煎（生地黄、熟地黄、黄芩、黄柏、续断、白芍、山药、甘草），或两地汤合二至丸。

再次妊娠后，治宜清热养血，固冲安胎，继续用上方。

4.血瘀

症见屡孕屡堕，宿有癥瘕，经行腹痛，经色紫黯，有血块，平时小腹或少腹刺痛，舌暗，或有瘀点、瘀斑，苔白，脉弦或涩。

治宜行气活血，软坚散结，用桂枝茯苓丸或血府逐瘀汤、少腹逐瘀汤。

再次妊娠后，治宜补气益肾，化瘀安胎，用寿胎丸合胎元饮加丹皮、丹参、赤芍。

三、病案实录

病案一：外周血染色体异常

周某某，女，35岁，已婚。2011年6月2日初诊。

[**主诉**] 难免流产2次。

[**现病史**] 患者婚前人流1次，2009年5月孕2月难免流产行清宫术、2011年3月孕近3个月难免流产清宫术。5月23日月经来潮，量偏少，色暗红，无血块下，经前无乳房胀痛不适。平素感腰酸不适，经净后尤甚。舌色淡黯，苔薄，脉濡。血型A型，RH（D）（+）。予查夫妻双方封闭抗体、外周血染色体；

妻子甲状腺功能、血黏度、生殖性激素、妇科检查、白带常规、生殖道分泌物支原体、衣原体；丈夫精液常规、形态学检查。并予中药补肾健脾益气调冲。处方以四物汤合五子衍宗丸加减。

处方：黄芪15g，太子参20g，炒白术10g，当归12g，川芎10g，熟地15g，枸杞15g，香附10g，郁金10g，山萸肉10g，黄精20g，制首乌15g，砂仁（后下）5g，川断15g，菟丝子30g，蛇床子6g，覆盆子15g，杜仲15g，淫羊藿15g，炙甘草5g。21剂。

二诊：2011年7月6日。患者自述服药后腰酸明显好转，精神好转，经间期可见清带下。末次月经2011年6月24日，量较前略多，色暗红，无血块下。已查妻子外周血染色体：46，XX，t（11；15）（q13；q22）。夫妻双方封闭抗体检查阴性；女性生殖性激素、甲状腺功能、血黏度等基本正常范围；白带常规、生殖道支原体、衣原体培养阴性；丈夫精子活力a+b>85%，畸形率90%。继续予中药补肾益气养血调冲。经期酌情加入丹参、泽兰、益母草活血调经。如此中药治疗1年，2012年5月23日因"停经35天，感腰酸1周"就诊，查血HCG 889IU/L，腰骶部酸胀明显，无腹痛及阴道出血，胃纳可，夜寐尚安，二便调，舌淡苔薄，脉滑尺弱。予中药补肾养血安胎。处以寿胎丸合胎元饮加减。

处方：黄芪15g，太子参20g，炒白术10g，当归身10g，炒白芍15g，黄芩10g，阿胶珠12g，川断15g，菟丝子30g，杜仲15g，桑寄生15g，苎麻根15g，巴戟天10g，熟地10g，砂仁（后下）5g，生地炭15g，枸杞15g，甘草3g。

上方加减治疗月余。7月6日我院B超（US551307）示：囊内顶臀径约4.3cm的胎儿，胎心、胎动正常，原始胎盘位于后壁，羊水一区测前后径3.5cm。随访孕38周$^{+2}$顺产，母子均安。

按语：《景岳全书》云："凡妊娠之数见堕胎者，必以气脉亏损而然。而亏损之由，有禀质之素弱者，有年力之衰残者，有忧怒劳苦而困其精力者，有色欲不慎而盗损其生气者……"早在明代张景岳就提出了禀质因素为流产原因之一。随着现代医学的发展，各项辅助检查的细化，为中医保胎提供了更详尽的观测内容。本病案通过检查发现女方外周血染色体：46，XX，t（11；15）（q13；q22）为非同源染色体间的相互易位。该患者夫妇妊娠1/18的概率产正常儿，1/18的概率产生正常的易位携带者，还有8/9的概率自然流产或者产畸形儿，西医往往选择试管婴儿+胚胎植入前遗传学诊断或供卵者试管婴儿，这两种选择均费用较大，且成功率不高。何老在治疗这类病人时强调孕前调经固冲以培其源，孕后补肾养血安胎，从而提高妊娠成功率。并嘱患者孕4~5个月可通过外周血或羊膜穿刺进行产前诊断以达到优生优育目的。

病案二：双胎宫腔粘连史

李某某，女，39岁，初诊：2006年6月21日。

[主诉]停经47天，阴道不规则出血2次。

[现病史]末次月经2006年5月5日。6月5日阴道漏红少许，伴腰酸。6月6日查尿HCG（+）。6月7日始予黄体酮针、地屈孕酮片（达芙通片）及中药补肾安胎止血治疗，阴道出血止。6月21日阴道又见少量咖啡色分泌物。B超示：宫内早孕，双活胎。婚育史：1-0-2-1，一女13岁，2004年孕4月难免流产，2005年孕2月难免流产。2006年3月曾行宫腔粘连分离术。查体无殊。妇检：外阴（−），阴道内少量淡褐色血性分泌物，宫颈轻度糜烂、横裂。

入院后查血HCG>5000mIU/mL，E_2>2000pg/ml，P127nmol/L，血TORCH（−），血ACA（−），封闭抗体正常。病房医生予益气养阴滋肾安胎中药并用头孢呋辛、氨甲苯酸注射液（止血芳酸）静脉滴注。7月6日无明显诱因阴道流血一阵，色鲜红，量10ml左右，无血块及肉状物。无明显腹痛肛坠感。B超示：双囊双活胎，胚囊后方可见狭长无回声区，范围约63mm×10mm×7mm。

[会诊症见]精神萎靡，面色无华，大便干结，舌红苔薄，脉细滑。

[辨证分析]患者年高妊娠，复加2次堕胎史，肾气更伤。气阴不足，血热挟瘀，迫血妄行。

[治法]补肾清热化瘀安胎。

处方：党参15g，太子参30g，南北沙参各15g，生地炭12g，藕节15g，仙鹤草30g，阿胶珠12g，炒白术10g，黄芩10g，苎麻根15g，杜仲15g，桑寄生15g，菟丝子30g，大黄炭6g，银花炭10g，蒲公英20g，瓜蒌仁20g。嘱其放松心情，卧床休息。

二诊：服药10剂后自诉阴道出血暂止，自感体热、口干，予加炒丹皮10g，炒桑叶10g，旱莲草15g，龙骨15g等。

三诊：7月28日B超示早孕双活胎，顶臀径分别45mm、48mm。

处方：太子参30g，南北沙参各15g，生地炭12g，藕节炭15g，仙鹤草30g，炒玉竹20g，旱莲草15g，炒桑叶10g，银花炭15g，龙骨15g，炒丹皮

10g，生白芍15g，黄芩10g，苎麻根15g，炒川断15g，桑寄生15g，阿胶珠12g。

四诊： 8月15日（孕14周⁺）复见阴道流血，量多，色鲜红。伴小腹下坠感，无明显腰酸腹痛。

处方： 党参30g，太子参30g，麦冬10g，升麻炭6g，炒白术10g，怀山药15g，生地炭15g，藕节炭15g，仙鹤草30g，阿胶珠12g，黄芩10g，炒桑叶10g，生白芍10g，龙骨15g，杜仲15g，桑寄生15g，旱莲草15g，苎麻根15g。

之后阴道流血渐止，未再反复。随访剖宫产双胎活婴，产时发现双胎之间血管瘤。

按语： 对宫内有积血暗区的孕妇，应用制大黄清热化瘀安胎，配合银花炭、玄参炭、蒲公英增强清热解毒之力，与生地炭、藕节、仙鹤草、旱莲草、炒桑叶等清热凉血止血药配伍，安胎疗效十分明显。炒丹皮清热凉血，活血散瘀。以往多认为孕妇慎用。在辨证准确的基础上酌情选用，可加速宫内暗区的吸收。龙骨镇静收敛固涩，以往临床多用于妇女崩漏及赤白带下。我们用于镇静止血安胎，效果亦佳。

何老早期研究生胡也莉曾进行莲地合剂（由旱莲草、生地、玄参炭、菟丝子、桑寄生、太子参、阿胶珠、桑叶、黄芩、苎麻根等组成）对肾阴虚流产模型作用机制的实验研究，结果证明其可增强黄体功能，提高孕激素水平；增强胎盘功能，提高胎盘催乳激素水平；降低NK细胞活性，增强免疫抑制作用；对动物离体子宫平滑肌的收缩有松弛作用。

病案三：支原体感染

解某，女，26岁，初诊：2005年11月9日。

[主诉] 难免流产2次。

[现病史] 难免流产2次，均为孕40~50天。曾于省妇产科医院查解脲支原体＞6万cfu/ml，其余各项检查均正常。根据药敏经抗生素静滴及口服治疗多次，复查未见明显好转，解脲支原体波动于2~6万cfu/ml之间。就诊前复查解脲支原体＞1万cfu/ml。末次月经10月14日，量多1天。

[刻下] 带下色黄、量多，腰酸偶作，胃纳可，夜寐安，二便尚调，舌淡苔薄，脉细滑。

处方： 生黄芪30g，制苍术10g，炒白术10g，防风6g，黄柏6g，忍冬藤

30g, 金樱子15g, 覆盆子15g, 炒椒目3g, 蛇舌草30g, 淫羊藿15g, 菟丝子30g, 苦参10g, 白芷5g, 土茯苓30g, 细辛5g, 车前子10g, 柴胡6g, 石菖蒲6g, 甘草5g。

二诊: 2005年11月16日。带下量明显, 舌脉同前, 前方去黄柏、菟丝子, 加丹皮10g, 丹参10g, 赤芍10g, 白毛藤30g, 臭椿皮10g, 乌贼骨12g。

三诊(2005年11月30日): 复查解脲支原体已<1万cfu/ml。偶有腰酸, 带下色青, 无阴痒等不适, 舌脉同前。

处方: 生黄芪30g, 党参30g, 炒白术10g, 防风6g, 麦冬10g, 五味子10g, 菟丝子30g, 夜交藤15g, 合欢皮10g, 川续断15g, 炒杜仲15g, 金樱子15g, 覆盆子15g, 蛇舌草30g, 忍冬藤30g, 苦参10g, 白芷5g, 当归10g, 川芎6g。

此后该方辨证加减调理。2006年4月17日查血HCG 213IU/L, 给予益气滋肾安胎治疗, 孕期安好。随访2006年12月生一女, 健康活泼。

按语: 黄芪、白术、防风三味药为古方"玉屏风散"。初诊时辨证处方以大剂量黄芪提高机体免疫力, 提高患者对病原体的抵抗力; 并加用大量燥湿止带药以消除病原体。以后逐渐减少燥湿止带药的使用, 并继续应用大量党参、黄芪益气, 辨证选用补肾药调经助孕, 其中金樱子、覆盆子、芡实兼有益肾止带功用, 一举两得。历经半年调治而成功受孕。

病案四: 复发性流产, 月经稀发史。

陈某, 女, 34岁。初诊日期: 2010年4月26日。

[**主诉**] 难免流产2次, 停经50余日, 腰酸1周。

[**现病史**] 末次月经2010年3月4日。既往月经欠规则, 30~60天1行, 经期7天, 量中, 色红, 无痛经。于2009年7月、2000年7月两次经促排卵受孕, 均难免流产。近1周感腰酸明显, 胃纳可, 二便调、夜寐安。今日测血HCG 383.4IU/L, 舌淡红, 苔薄白, 脉细。

[**治法**] 补肾安胎。

处方: 生黄芪15g, 党参15g, 焦白术10g, 归身10g, 炒白芍10g, 苎麻根15g, 生熟地炭各10g, 枸杞15g, 阿胶珠12g, 川续断15g, 菟丝子30g, 炒杜仲15g, 巴戟天10g, 黄芩10g, 苏梗6g, 陈皮6g, 桑寄生15g, 炙甘草5g。

二诊(2010年4月30): 孕2个月, 仍觉腰酸, 无阴道流血, 无下腹痛。

舌脉同前。4月29日查血HCG 2326.2IU/L，E_2 985.12pg/ml，P 115.46nmol/L。首诊方去巴戟天，加太子参30g。

三诊： 2010年5月8日。患者轻度恶心呕吐，二便正常，舌脉同前。5月7日查血HCG 24353.8IU/L，E_2 653.44pg/ml，P 111.07nmol/L。二诊方继服。

四诊： 2010年5月14日。腰酸明显好转，仍有恶心，二便正常，舌脉同前。5月13日查血HCG 81059.4IU/L、E_2 > 1000pg/ml、P 106.12nmol/L，B超提示：宫内早孕，见胚芽心搏。三诊方去陈皮、苏梗，续用10剂收功。

按语： 该患素体肾虚，冲任不足，血海不得充盈，故月事不能以时下。虽中西用药后方能受孕，但孕而易堕，屡孕屡堕，肾气更亏。何老以枸杞、川续断、菟丝子、炒杜仲、巴戟天、桑寄生既补先天之精以固本，又以参芪、生熟地炭、阿胶珠养后天气血之源，二天得滋，血海充足，胎元得养以成。

病案五：复发性流产，宫腔粘连、子宫内膜异位症手术史

劳某某，女，31岁。初诊：2010年6月25日。

[主诉] 难免流产2次。

[现病史] 2007年11月腹腔镜下双侧内异囊肿剥除术+盆腔粘连分离术+宫腔镜下通液术，术中见输卵管通畅。2009年1月孕4个月发现胎儿停止发育行引产术，当时B超提示胎儿胸腹腔内可见裂隙状暗区，心部及躯干部皮肤增厚。2009年3月B超提示宫腔粘连，于2009年4月在省妇保院行宫腔镜下粘连切割术。2009年9月生化妊娠1次。2009年5月查血FSH 11.46IU/L。末次月经6月2日，量色同前，本月未避孕。舌淡红苔薄、脉细。

[治法] 益气补肾养血。

处方：生黄芪15g，太子参30g，焦白术10g，归身10g，炒白芍10g，蒲公英18g，绿萼梅6g，熟地10g，枸杞15g，阿胶珠12g，苏梗6g，陈皮6g，川续断15g，菟丝子30g，炒杜仲15g，巴戟天10g，生甘草6g。5剂。

二诊（2010年6月28日）：停经26日，阴道少许流血3天，二便正常，睡眠欠佳，舌淡红苔薄脉细滑。于6月26日查血HCG 67IU/L，今日查HCG 176.9IU/L，E_2 310.17pg/ml，P 91.05nmol/L。

处方：前方加仙鹤草30g，化龙骨15g，藕节炭15g。

三诊： 2010年7月5日。孕33天，阴道流血已净4天，偶有腰酸，舌淡红，苔薄白，脉细滑。继续服用初诊方7剂。

四诊: 2010年8月6日。孕2个月余,B超见胚芽心搏。近1周恶心,呕吐,日5~6次,呕吐物为胃内容物,二便正常,无阴道流血,无下腹痛。

处方: 前方去熟地、枸杞、巴戟天,加煅石决明18g,川连3g,姜竹茹10g,姜半夏6g。

服药1周后诸证得愈收功。

按语: 何老认为治疗滑胎一般分两个阶段进行:孕前检查、调理,孕后保胎、巩固疗效。孕前检查以夫妻双方作为1个治疗单元,从饮食调节、生活方式、心理干预以及中医药调理等多个方面全面协调、统筹。孕后积极跟进中药保胎,帮助母胎安全渡过容易流产期,消除孕妇心理恐惧,直至平稳期。

本例患者既往有子宫内膜易位症、宫腔粘连手术病史,加之引产1次,生化妊娠1次,正气已亏,故首诊治疗应扶正为主,方中生黄芪、太子参、焦白术健脾益气,枸杞、川续断、菟丝子、炒杜仲、巴戟天补肾以填精,当归身、炒白芍、熟地、阿胶珠养血活血,苏梗、陈皮、蒲公英、绿萼梅理气和胃。二诊受孕,少许阴道流血故酌加养血祛瘀止血之剂。四诊肝木横逆侮胃,酌加煅石决明、绿萼梅、川黄连降逆舒肝,姜竹茹、苏梗、陈皮、姜半夏理气化痰湿止吐以获效。

病案六:习惯性流产,不全流产二次清宫,ABO血型不合,宫内暗区。

黄某某,女,28岁,浙江义乌。初诊时间:2011年9月26日。

[**主诉**] 曾流产5次。患者婚后药流2次,2009年10月孕3月、2010年9月孕3月、2011年9月17日孕2月余难免流产清宫术,恶露尚未净,量少,色暗,感腰酸。丈夫精子活动度较差,已经服药,血型"O",Rh阳性,丈夫血型"AB",Rh阳性。舌质偏淡,脉弦细。治宜益气祛瘀生新。

处方: 黄芪15g,太子参20g,当归15g,川芎10g,熟地15g,砂仁5g,益母草30g,桃仁6g,炮姜6g,莲房15g,血余炭10g,焦山楂15g,红藤30g,丹皮10g,马齿苋20g,狗脊炭15g,炙甘草3g。10剂

二诊: 2011年10月18日。清宫术后1个月,恶露仍未净,至10月15日量多,今日稍减。已查血抗"AB"抗体1:1024,封闭抗体正常范围,夫妻血染色体分别为46XY,46XX。

[**治法**] 益气固肾,化瘀止血。

处方: 黄芪15g,太子参20g,炒白术10g,失笑散30g,焦山楂15g,红

藤30g，败酱草30g，蚤休10g，茜草炭6g，乌贼骨15g，马齿苋20g，龟甲10g，鹿角霜10g，丹皮10g，赤芍10g，白芍10g，狗脊炭15g，炙甘草5g。7剂。

三诊：2011年10月25日。月经淋漓未净，末次月经10月15日，现已少，色暗。B超见宫腔内2cm强回声团。拟择日二次清宫。

处方：紫草30g，当归15g，川芎10g，益母草30g，桃仁6g，丹参15g，赤芍15g，三棱10g，莪术10g，失笑散30g，焦山楂15g，红藤30g，败酱草30g，炮姜5g，炙甘草5g。

四诊：2011年11月1日。10月26日清宫术，出血5天，恶露已净，感腰酸乏力。

处方：黄芪15g，太子参20g，炒白术10g，红藤30g，败酱草30g，蚤休10g，龟甲10g，鹿角霜10g，丹皮10g，赤芍10g，白芍10g，狗脊炭15g，炙甘草5g，失笑散30g，生地炭10g，熟地炭10g，杜仲15g，牛膝15g。

五诊：2011年11月22日。月经准期来潮，末次月经11月14日，量中，今日已净，B超无殊。

[治法] 补肾益气，清热利湿。

处方：黄芪15g，太子参20g，炒白术10g，蒲公英30g，龟甲10g，丹皮10g，赤芍10g，白芍10g，炙甘草5g，杜仲15g，牛膝15g，当归15g，川芎10g，丹参15g，麦冬10g，枸杞15g，菟丝子15g，女贞子15g，黄芩10g，茵陈30g，生山栀10g，川断15g。另予养阴滋肾膏方1料，早晚空腹服1片，外感、咳嗽、腹泻、胃部不适停服。

六诊：2011年12月20日。末次月经12月16日，准期，大便偏稀。

处方：黄芪15g，太子参15g，炒白术10g，赤芍10g，白芍10g，炙甘草5g，杜仲15g，牛膝15g，当归15g，川芎10g，丹参15g，麦冬10g，枸杞15g，菟丝子30g，女贞子15g，黄芩10g，生山栀10g，川断15g，怀山药15g，茵陈15g，薏苡仁30g，茯苓10g。

七诊：2012年1月17日。停经32天，自测尿妊娠试验阳性。嘱查血HCG、E_2、P、TSH。

处方：黄芪15g，党参15g，太子参20g，炒白术10g，黄芩10g，当归身10g，炒白芍15g，川断15g，菟丝子30g，杜仲15g，桑寄生15g，苎麻根15g，阿胶珠12g，巴戟天10g，炙甘草3g，熟地15g，砂仁5g，枸杞15g。

八诊：2012年1月27日。咽干，舌质偏红。

处方：黄芩10g，桑叶10g，鲜铁皮石斛12g，旱莲草15g，麦冬10g，生地炭15g，生白芍15g，川断15g，菟丝子30g，杜仲15g，桑寄生15g，苎麻根15g，阿胶珠12g，怀山药15g，砂仁5g，焦山栀15g。

2012年2月3日复诊：孕49天，<u>查血HCG偏低</u>，嘱加用HCG针2000U im qod。

处方：上药加太子参20g，炒白术10g。

九诊：2012年2月10日。孕56天，查血HCG等指标均正常范围，夜寐欠宁

处方：上药去生地炭，加夜交藤15g，合欢皮10g，龙骨15g，百合15g。

十诊：2012年2月24日。孕10周，今日见少量阴道出血，查血HCG，E_2、P均正常范围，查血抗"AB"抗体：1：256，2区。B超示：宫内早孕活胎，孕囊下方1.5cm×1.5cm暗区。

处方：上药加生地炭15g，藕节炭15g，仙鹤草30g，白及粉（吞服）3g，茵陈15g，制大黄炭10g。

十一诊：2012年3月16日。孕13周，无阴道出血，B超未见宫内暗区。

处方：黄芩10g，桑叶10g，麦冬10g，当归身10g，生白芍15g，川断15g，菟丝子15g，杜仲15g，桑寄生15g，苎麻根15g，怀山药15g，砂仁5g，生山栀15g，炒白术10g，龙骨15g，百合15g，茵陈15g，大黄炭10g。

患者2012年4月2日复查血抗"AB"抗体：1：128，继续予清热利湿中药2日1剂，2012年6月复查血抗"AB"抗体稳定在1：128，于2012年8月顺产一男婴，母子平安。

按语：何老认为，难免流产术后宜用生化汤加味以祛瘀生新，益气养血化瘀治疗。恶露持续不净，加用失笑散、蚤休清热化瘀，鹿角霜、龟甲填补冲任，茜草炭、乌贼骨化瘀止血。二次清宫术后，仍以此为治疗大法，预防继发宫腔粘连、盆腔炎、输卵管梗阻等并发症。患者抗"AB"抗体1：1024，治宜清热利湿化瘀固冲任，在益气养血补肾调冲任基础上，选用丹皮、丹参、赤白芍、茵陈、山栀、女贞子、黄芩、薏苡仁等。孕后则着重益气养血补肾安胎。八诊孕后舌偏红，咽干。改用鲜石斛、旱莲草、麦冬、生地炭、生白芍滋养肺肾之阴；桑叶、黄芩、焦山栀清热安胎。夜寐欠宁，加夜交藤、合欢皮、龙骨、百合，养心镇静安神。少量阴道出血，宫内积血暗区，加生地炭、藕节炭、仙鹤草、白及粉药对组合止血安胎，茵陈、大黄炭合山栀清热利湿退黄，防治ABO血型不合。反复3次胎停，历经3个月调治、3个月安胎而获得良好妊娠结局。

病案七：习惯性流产，子宫粘连术后

王某某，34岁，初诊：2012年3月5日。

[**主诉**] 曾难免流产3次。

[**现病史**] 患者2005年、2007年、2010年3次孕2月难免流产，2011年9月行宫腹腔镜下子宫内膜粘连分离术＋置环术，术中见双输卵管通而不畅，上月取环。末次月经2月28日，准期量增。已查夫妻血染色体（－），血型"O"，丈夫"A"，曾查IgG抗"A"抗体1：256，丈夫精液分析活力偏低。舌淡红苔薄脉细。

[**治法**] 益气养血、补肾调冲。

处方：黄芪15g，太子参20g，炒白术10g，当归12g，川芎10g，熟地15g，砂仁（后下）5g，香附10g，郁金10g，淫羊藿15g，菟丝子30g，蛇床子6g，覆盆子15g，枸杞15g，炙甘草5g，肉苁蓉10g，怀牛膝15g，鸡血藤15g。14剂。

二诊：2012年3月19日。末次月经2月28日，未见明显拉丝白带，近日感腰酸。

处方：上药加杜仲15g，桑寄生15g，独活6g。

三诊：2012年3月26日。月经将届，已感下腹隐痛。

[**治法**] 活血通经。

处方：当归12g，川芎10g，熟地15g，砂仁5g，香附10g，郁金10g，淫羊藿15g，炙甘草5g，鸡血藤15g，川牛膝15g，丹参15g，生蒲黄15g，益母草30g，桃仁6g，红花5g，乌药6g，延胡索15g，红藤30g，败酱草30g，茯苓10g，泽泻10g，青皮5g，通草5g，路路通15g。

四诊：2012年4月1日。末次月经3月30日，准期，量中，近日大便偏稀，咽干，舌质偏红。

[**治法**] 补肾调冲，引火归原。

处方：黄芪15g，太子参20g，麦冬10g，炒白术10g，肉桂5g，当归15g，川芎10g，熟地15g，枸杞15g，山萸肉10g，黄精20g，制首乌15g，川断15g，菟丝子30g，蛇床子6g，覆盆子15g，砂仁5g，香附10g，怀牛膝15g，炒白芍15g，甘草5g。7剂。

五诊：2012年4月9日。大便已调，已查血性激素正常范围，不孕不育、优生优育、血黏度（－）。

处方：上药去肉桂，加防风5g。继续予中药按周期辨证调理，患者月经周期准期，其间5月30日生化妊娠1次。

六诊： 2012年9月17日。末次月经8月28日。

处方：黄芪15g，太子参20，炒白术10g，当归12g，川芎10g，熟地15g，枸杞15g，黄精20g，川断15g，菟丝子30g，覆盆子15g，香附10g，砂仁5g，炒白芍15g，甘草5g，肉苁蓉10g，山萸肉10g，怀山药15g，石菖蒲9g，茯苓10g，陈皮5g，杜仲15g。

七诊： 2012年10月29日。末次月经10月28日，准期量偏少，准备本月AIH。医嘱：鲜益母草胶囊、四物合剂、红花逍遥片（经期服3天）。中药月经第5天开始服用，补肾益气助孕。

处方：生黄芪15g，党参15g，太子参20g，焦白术10g，当归12g，川芎10g，熟地10g，枸杞15g，制黄精20g，肉苁蓉10g，菟丝子30g，蛇床子6g，覆盆子15g，砂仁5g，香附10g，炒白芍10g，防风6g，炙甘草5g。并予人胎盘片口服，每次3片，日2次。

八诊： 2012年11月12日。B超提示：左侧卵巢见一大小约1.8cm×1.6cm×1.7cm的优势卵泡。

处方：①上药加丹参15g，茺蔚子15g。11月12日~11月14日服3剂。②黄芪15g，太子参20g，党参15g，炒白术10g，怀山药15g，黄芩10g，当归身10g，炒白芍15g，熟地15g，砂仁（后下）5g，枸杞15g，萸肉10g，阿胶珠12g，川断15g，菟丝子30g，杜仲15g，桑寄生15g，覆盆子15g，巴戟天10g，甘草。9剂，从11月15日起服。

九诊： 2012年11月26日。患者11月14日、15日AIH2次，11月23日查血HCG 1.7IU/L。

处方：当归15g，川芎10g，熟地15g，砂仁5g，香附10g，郁金10g，淫羊藿15g，鸡血藤15g，川牛膝15g，益母草30g，桃仁6g，通草5g，路路通15g，阿胶珠12g，艾叶5g，炙甘草5g。嘱其在月经期第1天起服。

十诊： 2012年12月10日。患者末次月经12月3日，量中，7天净。

处方：黄芪15g，党参15g，太子参20g，炒白术10g，当归12g，川芎10g，熟地15g，砂仁5g，枸杞15g，黄精20g，苁蓉10g，菟丝子30g，蛇床子6g，覆盆子15g，砂仁5g，香附10g，炒白芍10g，防风5g，炙甘草5g，阿胶珠12g，艾叶5g，胡芦巴15g，淫羊藿15g。

十一诊：2012年12月17日。末次月经3月12日，未见明显拉丝白带。上药加石菖蒲9g，丹参15g，茺蔚子15g。

十二诊：2013年1月4日。末次月经1月1日，量中，无腹痛。用12月10日处方。14剂。此后患者因出去游玩停药近1个月。

十三诊：2013年2月18日。末次月经1月1日，停经48天，少量阴道出血5天。近日旅途劳顿后见少量咖啡色阴道出血，伴腰酸，下腹痛不显。尿妊娠试验阳性。嘱查血HCG，E_2、P、TSH、FT_3、FT_4。

[治法] 补肾凉血止血安胎。

处方：黄芪15g，太子参20g，炒白术10g，黄芩10g，当归身10g，炒白芍15g，川断15g，菟丝子30g，杜仲15g，桑寄生15g，苎麻根15g，巴戟天10g，阿胶珠12g，生地炭15g，藕节炭15g，仙鹤草30g，甘草3g。并予黄体酮针40mg im qd、地屈孕酮片（达芙通片）10mg po bid。

十四诊：2013年2月25日。孕55天，阴道出血时停，2月18日查血HCG 58566IU/L，E_2 826pg/ml，P 85.3nmol/L，TSH 2.37IU/L，FT_3 4.76pmol/L，FT_4 13.7pmol/L。B超已见宫内孕囊胚芽，另见一枯萎孕囊样暗区。

处方：上药加升麻炭6g，龙骨15g。

十五诊：2013年3月4日。孕2个月余，阴道出血已净2天。

处方：上药加焦山栀15g，桑叶10g。

十六诊：2013年3月11日。孕10周，无阴道出血，已复查B超宫内暗区已消，血HCG，E_2、P均正常范围，夜寐欠安。

处方：黄芪15g，太子参20g，炒白术10g，黄芩10g，当归身10g，炒白芍15g，川断15g，菟丝子30g，杜仲15g，桑寄生15g，苎麻根15g，阿胶珠12g，巴戟天10g，甘草3g，生地炭15g，升麻炭6g，龙骨15g，桑叶10g，百合15g，合欢皮10g。另：黄体酮针减量至20mg im qd。

十七诊：2013年3月18日。孕11周，近日胃纳欠佳。上药去阿胶珠、生地炭。7剂。

按语：益气养血补肾为治疗虚证月经后期量少、不孕症、复发性流产之恒法，以何老经验方育麟方加减。黄芪、太子参、白术补气，当归、川芎、熟地补血行血，香附、郁金理气解郁，淫羊藿、菟丝子、覆盆子、枸杞、苁蓉益肾填精，蛇床子温肾壮阳、鼓动肾气，鸡血藤养血活血，怀牛膝补肝肾引药下行，甘草调和诸药。患者子宫内膜粘连、双输卵管通而不畅病史，经期活血通经基本方加用乌药、延胡索、青皮理气止痛，红藤、败酱草清热活血解毒，茯苓、泽泻佐使胞宫瘀血浊液排净，通草、路路通疏通胞脉胞络。针对大便偏稀、咽干、舌质偏红，改用麦冬、黄精、山萸肉、首乌、白芍养阴，肉桂引火归原。之后如法调理试孕，排卵后改用益肾安胎方，黄芪、太子参、党参、炒白术、怀山药补气健脾，黄芩与白术相配，反佐以清热安胎，当归身、炒白芍、熟地补血养血，砂仁理气安胎防诸药滋腻，枸杞、萸肉、覆盆子、巴戟天补肾填精，阿胶珠、川断、菟丝子、桑寄生、杜仲为寿胎丸加味益肾安胎促进着床，甘草调和诸药。该方亦为何老临床常用经验方，用于排卵后黄体期，亦可用于试管婴儿胚胎移植术后助孕治疗。12月、1月份气候转寒，育麟方加用阿胶珠、艾叶、胡芦巴暖宫助孕。排卵期加用丹参、茺蔚子活血促排卵。经过10个月的中药调理培补肾元，孕期以补肾安胎止血对症治疗终于获得良好妊娠结局。

病案八：HCG翻倍极不理想，子宫动脉血流阻力偏高

王某某，女，30岁，公司职员。初诊时间：2014年4月22日。

[**主诉**] 停经53天，腰酸腹痛3天。

[**现病史**] 患者分别于2012年2月、2013年1月难免流产各1次。平素月经期整，末次月经2014年3月1日，量色如常。2014年4月8日查血HCG 276IU/L，P 13.6nmol/L。2014年4月19日查血HCG 3889IU/L，P 18.6nmol/l。其后复查血HCG上升极不理想。4月22日上海仁济医院B超示：宫内示孕囊，见1.1cm×0.6cm×0.9cm暗区，子宫动脉血流阻力偏高（左侧RI 0.89，右侧RI 0.9，双侧S/D和>14）。并予黄体酮针40mg im qd、阿司匹林肠溶片25mg po bid治疗。

[**刻下**] 腰酸、小腹隐痛3天，大便略干，胃纳欠佳。舌淡红，苔薄略黄，脉滑稍弦。

[**既往**] 子宫内膜多发性息肉、多囊卵巢综合征、腺肌症病史。

[**治法**] 补肾滋阴，养血活血安胎。

处方：黄芪15g，太子参20g，当归12g，川芎6g，炒白芍15g，麦冬10g，生地10g，熟地10g，砂仁（后下）6g，枸杞12g，阿胶珠12g，川断15g，菟丝子30g，杜仲10g，桑寄生15g，苎麻根15g，紫苏梗5g，陈皮5g，黄芩10g，

生甘草3g。7剂。并予HCG针2000U im qod、黄体酮针40mg im qd、地屈孕酮片10mg po qd、低分子肝素钠针4100U ih qd、阿司匹林肠溶片25mg po bid。

二诊：2014年4月28日。自述服药后腰酸腹痛明显好转。4月27日查血HCG 22880.8IU/L，E_2 399.47pg/ml，P 63.91nmol/L。上方加丹参15g，枳壳10g理气活血、养血安胎。

三诊：2014年5月6日。B超示宫内早孕，胚囊大小22mm×25mm×14mm，囊内可见卵黄囊，大小约4mm，囊内可见长径约9mm的胚芽，原心搏动可见。中药效不更方，续服7天。5月13日查血HCG 76985.8IU/L，E_2 888.49pg/ml，P 93.4nmol/L。

四诊：2014年5月27日B超提示：宫内早孕，活胎，大小约孕11周[+]，子宫动脉血流在正常范围。其后逐渐减少药物用量，至孕12周所有西药停用后胚胎发育良好。

按语：历来中医对于胎漏、胎动不安的治疗之法无外乎补肾益气安胎、固肾健脾安胎、滋肾凉血安胎、益气养血安胎、益肾祛瘀安胎等。虽说"有故无殒，亦无殒也"，但临证时很多医生对于益肾祛瘀安胎之法心存顾忌，即使有血瘀之象，遣方用药也不敢用活血之品，唯恐伤胎。

随着现代医学检测手段的进一步提高，为我们中医安胎提供了很好的证据和监测指标。比如，在妊娠早期子宫动脉血流的研究中，我们发现妊娠时母体的血流动力学发生很大变化，而胚胎的发育依赖的恰恰是子宫的血流灌注。当子宫血流循环障碍时，RI和S/D值处于较高水平，子宫血供减少，可导致胚胎生长发育受限、妊娠高血压病和流产等病理性妊娠情况。血栓弹力图、D-二聚体、血黏度等检测则对血凝块形成的速度、强度稳定性及凝血因子尤其是纤维蛋白原、血小板数量和功能、纤维蛋白溶解等因素进行全面评估，进一步从整体上动态反映凝血和纤溶过程。

子宫动脉血流、血栓弹力图、血小板最大聚集率等都是近几年新兴的检查手段。血栓弹力图，当MA值偏高，提示血小板功能亢进时可以用阿司匹林片治疗；当R值偏低，提示凝血因子亢进时可以用低分子肝素治疗。但是，在妊娠期间使用这些药物的远期影响仍未可知。

妊娠时子宫动脉血流高阻力，高凝血状态恰恰印证了妊娠血瘀之说！中药具有双向调节作用，君臣佐使的配伍更是让我们治疗起来得心应手。对于这类情况，除了用寿胎丸之类益肾养血安胎的中药外，还需辨证加入当归、川芎、赤芍、丹参、枳壳等理气活血养血之品，既能益肾养血，又能活血祛瘀，达到祛瘀壮母胎安之效。用药2~3周，复查子宫动脉血流，大部分患者在RI、S/D值、血栓弹力图等数据上改善明显，保胎成功者众多。很多先兆流产患者，分别有习惯性流产、子宫内粘连、宫颈机能不全等病史，获得妊娠后又易合并肝功能异常、高血压、高血糖、胎盘低置等各种疑难病。对于这类疑难杂症的治疗，全靠医者灵活的思路、清晰的分析，要强调辨证论治，急则治标、缓则治本。既要有统筹全局的眼光看待疾病，又要胆大心细、分阶段、针对性治疗的部署，才能获得满意的疗效。

第三节　妊娠恶阻

妊娠后出现恶心呕吐，厌食，或食入即吐者，称为"恶阻"，又称"子病""病儿""阻病"。本病多发生于妊娠早期，一般妊娠3个月后逐渐消失。本病属妊娠病范畴，相当于西医的妊娠剧吐。《胎产心法》云："恶阻者，谓有胎气，恶心阻其饮食也。"

一、西医病因

西医学认为，妊娠期胃肠道平滑肌张力降低，贲门括约肌松弛，故胃中酸性内容可回流至食道下部，产生"烧心感"，胃排空时间延长，易出现上腹部"饱胀感"。严重的恶心呕吐产生机理至今尚未完全清楚。鉴于早孕反应发展和消失的过程，恰与孕妇血HCG值上升和下降的时间相吻合；葡萄胎、多胎妊娠的孕妇，血中HCG值显著增高，早孕反应亦较重，甚至发生妊娠剧吐；而且在妊娠终止后，症状立即消失。因而目前多认为妊娠剧吐与血中HCG水平增高关系密切。但症状的轻重，个体差异很大，常和HCG成正比。临床上观察到有些神经系统功能不稳定、精神紧张的孕妇，妊娠剧吐多见，说明本病可能与大脑皮层及皮层下中枢功能失调，致使下丘脑自主神经系统功能紊乱有关。

二、辨证分型

何老认为发生恶阻的主要机理是冲脉之气上逆，胃失和降所致，常见的有脾胃虚弱、肝胃不和等型。

1.脾胃虚弱

妊娠早期，恶心呕吐，甚则食入即吐，口淡，呕吐清涎，纳呆腹胀，头晕体倦。舌淡，苔白，脉缓滑无力。怀孕之后，经血不泻，冲脉之气较盛，冲脉隶于阳明，若脾胃素虚，冲气上逆则可犯胃，胃失和降，反随冲气上逆而呕恶心泛；或因脾虚不运，痰湿内生，冲气挟痰湿上逆而致恶心呕吐。常用香砂六君子丸（党参、白术、茯苓、姜半夏、陈皮、砂仁）等健脾和胃，降逆止呕。

2.肝胃不和

妊娠早期，呕吐酸水或苦水，胸胁满闷，嗳气叹息，头晕目眩，口苦咽干，渴喜冷饮。舌红，苔黄，脉弦滑。孕后阴血聚以养胎，阴血不足则肝气偏旺，若素体肝旺或郁怒伤肝，则肝气愈旺，横逆犯胃，胃失和降而呕恶不止。何老指出，肝胃不和较轻者，苏叶黄连汤可收效；症情严重者何氏女科家传方"定呕饮"则是理想选择。

组成：当归、炒白芍、煅石决明、绿萼梅、陈皮、黄芩、阳春砂、苏梗、桑叶、焦白术。

功效：养血清肝，和胃止呕，佐以安胎。

主治：妊娠期恶心泛恶、不思饮食、头晕不适等属于血虚肝旺、胃失和降之恶阻。

服法：浓煎100ml，分次频服。神疲倦怠，精神萎靡者，加西洋参10g，煎汤代茶，频频含服；伴呕吐伤阴甚者，宜加石斛，石斛滋养肾中真阴、悦脾益胃生津，具有"强阴益精，厚肠胃，补内绝不足"之功效，与西洋参同时煎煮，少量频服，加强益气养阴功能，促进肝胃调和，气阴健复。铁皮枫斗晶是铁皮石斛和西洋参的复合制剂，临床应用较为方便，免去患者久煎石斛之苦。

三、病案实录

病案一

李某某，女，39岁。初诊：2009年5月21日，小满。

[主诉] 停经16周，反复恶心呕吐，加重3天。

[现病史] 末次月经2009年2月4日。停经7周时B超提示宫内早孕，妊娠8周后即出现恶心呕吐，严重时水入即吐，每次经补液对症治疗能好转，但容易反复，精神焦虑，十分痛苦。

[刻下] 现口淡，恶心时吐，厌食油腻，阴雨天加重。便调，矢气多，偶咳。舌略红苔略腻，脉滑细略弦。

[辅助检查] 尿酮体（+）。

[既往史] 患者既往体健。无肝炎、结核等传染病史，无食物、药物过敏史等。

处方：当归12g，白芍15g，蒲公英18g，绿萼梅5g，煅石决明18g，砂仁5g，姜竹茹10g，茯苓10g，橘皮、橘络各5g，姜半夏10g，炒桑叶10g，黄芩10g，炙苏子15g，苏梗5g，太子参15g，麦冬10g。4剂，分8天服。另：铁皮枫斗晶2包口服，晨起空腹服。

患者服药后，恶心呕吐明显缓解，食纳渐馨，经随访，足月顺利分娩。

按语：本患属于血虚肝旺、胃失和降之恶阻，切合"定呕饮"具有"养血清肝、和胃止呕"之功，病药相符，少量频服，数月顽疾得以平复，取得佳效。

病案二

宋某某，女，31岁，已婚，职员。初诊：2011年3月17日。

[主诉] 病史：停经45天，恶心呕吐1周。

[现病史] 患者孕45天，恶心呕吐1周，并渐加重，食入即吐，呕吐酸苦水夹血丝3天，伴胸满胁痛，烦渴口苦，舌红，苔微黄，脉弦滑，3月17日查尿常规：酮体（+++），并排除其他内外科相关疾病。妇科检查因保胎暂缓，腹平软，无压痛，反跳痛。

[中医诊断] 恶阻（肝胃不和）。

[西医诊断] 妊娠剧吐。

[**辨证分析**] 肝气不舒，肝气郁结，则两胁胀痛，肝气上逆犯胃，则胸满呕逆，肝与胆相表里，肝气上逆，则胆火亦随之上升，胆热液泄，故呕吐酸水或苦水，烦渴口苦。患者苔微黄，脉弦滑，为肝胃不和之象。

[**治法**] 清肝和胃，降逆止呕。

处方：煅石决明18g，瓜蒌仁15g，桑叶10g，苏叶5g，黄连3g，黄芩10g，砂仁（后下）3g，竹茹10g，绿萼梅6g，陈皮6g，生白芍10g。3剂。

另：住院补液治疗2000ml/日。

二诊：2011年3月20日。用药后3天，症状较前好转，能少量进食粥，查尿酮体转阴，停止补液。

处方：苏叶3g，黄连2g，砂仁3g，豆蔻3g，泡茶饮，少量多次服用。

住院期间症状反复，一直调理用药至4月12日症状痊愈出院。继予前方巩固1周。孕3个月复诊，精神如常，诸证消失，饮食如常，体重增加。查B超，宫内孕单活胎，符合孕周。

按语：该患者呕吐严重，不能进食，尿酮体阳性，故首先输液、纠正酸中毒，同时用何氏定呕饮降逆止呕而奏效。同时予苏叶理气安胎，黄连苦寒以降胃气，砂仁、蔻仁和胃止呕安胎，注意用药"中病即止"，防香燥伤阴。待吐停胃纳转佳，即宜清补以养之，顾及根本，以固胎元。

病案三

王某，28岁。初诊：2009年7月12日。

[**主诉**] 孕48天，恶心呕吐7天。

[**现病史**] 近2天来症状加重，不能进食，食入即吐，呕吐物为胃内容，甚则呕酸吐黄苦水，伴胃脘不适，胸胁胀闷，倦怠乏力，小便量少，色黄，形体消瘦，舌红少苔，脉弦细数。查尿酮体（+++），肝功无殊。

[**中医诊断**] 恶阻（肝胃不和型）。

[**西医诊断**] 妊娠剧吐。

[**治法**] 清肝和胃，降逆安胎。

处方：太子参30g，煅石决明18g，姜半夏10g，陈皮5g，砂仁5g，苏梗6g，绿萼梅5g，白芍10g，竹茹12g，黄芩9g，桑寄生15g，川断15g，菟丝子15g。4剂。

2009年7月30日。服药14剂后恶心呕吐减轻，能进食少量稀饭，精神转振，药已见效。继续依前法处方用药14剂，恶心呕吐明显减轻，胃纳增加，复查尿酮体（-），嘱少食多餐，进易消化食物。

按语：患者孕后阴血养胎，肝血不足，肝气上逆，横克脾胃，致呕恶心泛，饮食难进。方中煅石决明、苏梗、绿萼梅清肝抑肝；白芍养阴血柔肝体；太子参、姜半夏、砂仁、陈皮降逆和胃，竹茹、黄芩清热止呕。因呕吐剧烈恐伤胎气，故加桑寄生、川断、菟丝子安胎。全方调理肝脾为主，兼予顾护胎气，诸脏调和，气机顺畅，则无呕逆之患矣。

病案四

黄某，女，36岁。初诊：2015年8月28日。

[**主诉**]胚胎移植术后51天，恶心呕吐半月，加剧8天。该患者因"输卵管因素"及"丈夫精液因素"于2014年7月8日行体外受精-胚胎移植术，移植2枚冻胚。7月17日测血HCG 165IU/L，E_2 1144ng/L，P 190nmol/L。半月前患者开始恶心呕吐，呕吐物中夹杂鲜血，就诊于邵逸夫医院，查尿酮体（++++），予"禁食、补液营养支持治疗"6天后，好转出院。8月20日患者再次恶心呕吐加重，约每日7~10次，食入即吐，呕吐胃内容物及酸苦水，胃部疼痛不适，8月21日查乙肝三系、肝炎系列、梅毒、艾滋、肝胆胰脾B超、心电图均未见明显异常。8月26日查血钾3.85mmol/L，钠139.2mmol/L，氯108.4mmol/L，8月27日尿酮体（++）。8月28日邵逸夫医院B超提示宫内妊娠。期间浙江省新华医院予"禁食、补液营养支持治疗"，恶心呕吐未见好转。

8月28日入住我院检查血凝、血黏度、尿常规未见明显异常；生化：总蛋白60.7g/L，白蛋白36.3g/L，钾3.04mmol/L，甲状腺功能基本正常。

[**刻下**]胃纳差，呕吐10余次每日，呕吐酸苦水。时有流涎。大便略干，夜寐安。舌淡，苔微黄，脉弦滑。

[**中医诊断**]恶阻（肝胃不和）。

[**西医诊断**]妊娠剧吐。

处方：煅石决明（先煎）18g，绿萼梅5g，砂仁（后下）5g，苏梗5g，陈皮5g，当归身10g，炒白芍12g，姜竹茹10g，生甘草3g，太子参20g，麦冬10g，五味子5g，焦白术6g，川连3g，生姜3片。5剂，浓煎。

并配合补液、纠正电解质失衡治疗。

二诊：2015年9月6日。患者呕吐较前好转。9月5日超声：宫内早孕（胚囊大小6.4cm×5.3cm×4.4cm，囊内可见顶臀径4.5cm的胎儿，胎心搏动可见，原始胎盘位于后壁）。血钾4.11mmol/L，尿酮体阴性，鼓励患者少量进食，逐渐减少补液量直至停用。效不更方，再服7剂，呕吐渐除，随访至分娩，胎儿发育正常。

按语： 恶阻重症者可见呕吐剧烈，点水不进或进药即吐，消瘦明显，尿酮体持续阳性，甚至低热起伏，血电解质紊乱者，此类重症需中西医药结合治疗。西药补液支持，纠正电解质紊乱。要鼓励患者稍稍进食，保存胃气。中药以何氏定呕饮加减，疏肝和胃、降逆止呕安胎。中西医结合，每每疗效显著。

第四节　宫角妊娠

一、西医概述

宫角妊娠是一种特殊类型的妊娠，与输卵管间质部妊娠不同，其受精卵附着在输卵管口近宫腔侧，胚胎向宫腔侧发育生长而不是向间质部发育，由于辅助生殖技术的应用，近年来发病有所上升。

宫角妊娠和正常妊娠，在解剖上并无绝对的界限。患者在早孕期可无症状，多是B超检查时被发现，如未于早孕期行B超检查宫角妊娠的患者常在妊娠12周左右时，出现较严重的腹痛，可伴有或不伴有阴道流血，子宫有不对称性增大。如果在孕早期不发生流产，部分病例可自然分娩，这一点与间质部妊娠不同，后者一定要手术治疗，但胎儿娩出后，胎盘常潴留在子宫的一角，需作人工剥离。西医目前对其治疗多参考输卵管间质部妊娠，早期或可期待观察。孕早期偏宫角因其还有向宫腔中央生长的机会，中医药积极干预可取得较好效果。一般早诊断早治疗预后较好。

二、中医概述

男精壮而女经调，在氤氲之时，两神相搏，阴阳和合而成胎孕。其后孕卵一边分裂，一边向宫腔移行，直到进入宫腔。

在此过程中，若女子脾肾气虚，气机推动乏力，则不能及时将孕卵送达子宫；若少腹宿有瘀滞，冲任胞脉、胞络不畅，运送孕卵受阻，亦无法移行至子宫，导致孕卵种植在宫角而成为宫角妊娠。

倘若在孕早期借助超声检查，尽早了解孕卵位置，借助理气药与补气药，以黄芪、党参、太子参健脾补中、益气升阳，加强温煦推动之力；枳壳、陈皮加强理气运行之力；川芎行血中之气，一行一补，推动孕卵向胞宫运行，可转危为安。枳壳之性较枳实更为缓和，既可泻脾气之壅滞、调中焦之运化，又有上行胸膈、破气推动之功。

三、病案实录

病案一

吴某，女，26岁，已婚。初诊：2009年7月17日，晴，小暑后10天。

[**主诉**] 停经50天，B超提示胚囊偏宫角4天。

[**现病史**] 停经50天，末次月经2009年5月24日。2009年7月13日省妇保B超提示：宫内活胎，偏左宫角。该院告知有子宫角切除可能，建议10天后复查。2008年4月患者曾于省妇保作B超提示：双宫角深。患者无明显腰酸腹痛，余亦无殊，舌淡红苔白，脉滑。婚育史：已婚，0-0-1-0，2006年人流1次。

处方：生黄芪15g，当归15g，炒白芍15g，苏梗5g，陈皮5g，枳壳15g，川断15g，菟丝子30g，杜仲15g，桑寄生15g，枸杞15g，阿胶珠12g，生甘草3g。5剂。

二诊：2009年7月31日。7月23日省妇保超声检查：已经为宫内孕矣！

按语：该患者无明显不适，无证可辨。只有B超提示胚囊位置偏，故治法宜参照妊娠腹痛，法宜补肾安胎佐以疏通之品，动静结合为是。

何老认为宫角妊娠虽然较棘手，但治疗得当也有还转可能。①患者有不孕历史，本次怀孕多为珍贵儿，哪怕B超检查提示本病，患者也愿意选择观察。②消极等待不利于本病向愈，应抓紧时机，趁孕卵着床未固之前，促其向宫腔方向生长种植。③活血有风险，故选加理气药，如枳壳、苏梗、陈皮、砂仁之类，多数患者服用3剂即效，本案因B超见胎心搏动，已过有利时机，故予服5剂方效。④还应注意，此时患者若有少量出血也不能过多应用激素保胎，防其影响中药疗效。

病案二

涂某，女，29岁，已婚。初诊：2010年9月2日。

[主诉] 人工授精术后37天，B超提示宫角妊娠1天。

[现病史] 患者于7月26日在某医院行人工授精术。9月2日前往医院复查B超提示：双活胎（其中一个胚囊部分位于宫腔左宫角）；双卵巢囊性增大（左卵巢6.3cm×4.4cm×4.7cm，右卵巢5.0cm×2.6cm×2.6cm）。患者急来就诊。

[刻下] 患者小腹胀满，伴腰酸，小腹隐痛坠胀，舌红绛少苔，脉细弦滑。

[治法] 安胎理气，滋阴清热。

处方：生黄芪15g，当归身10g，炒白芍15g，熟地15g，苏梗5g，陈皮5g，炒枳壳10g，麦冬15g，炒玉竹20g，墨莲草15g，鲜铁皮石斛10g，续断15g，菟丝子15g，炒杜仲15g，桑寄生15g，苎麻根15g。4剂。嘱其睡眠时向右侧卧。

二诊：2010年9月6日。2天前患者在无明显诱因下少量阴道出血，量少，色黯，无血块，伴腰酸，小腹隐痛，舌脉如前。9月6日B超提示：宫内妊娠，双活胎；宫腔积液（胚囊旁见宽约0.4cm弧形暗区）；双卵巢囊性增大（左卵巢4.6cm×3.1cm×3.2cm，右卵巢4.6cm×3.1cm×3.2cm）。

[治法] 补肾益气固胎，滋阴清热止血。

处方：生黄芪15g，太子参30g，麦冬10g，炒玉竹20g，墨莲草15g，生地炭15g，藕节炭15g，仙鹤草30g，黄芩10g，炒桑叶15g，生白芍15g，化龙骨（先煎）15g，砂仁5g，石斛（先煎）10g，阿胶珠12g，苎麻根15g，炒续断15g，菟丝子15g，炒杜仲15g，桑寄生15g。7剂。

三诊：2010年9月13日。患者自诉服上药1剂后出血即止，后又偶见少量阴道出血，色淡。腹胀减轻，偶有腰酸，腹痛不显，舌脉如前。治守前法。

处方：上方去黄芩、生白芍、化龙骨、砂仁，加用焦白术6g，升麻炭6g，焦栀子15g。4剂。

药后阴道出血止，腰酸除，舌红润。9月18日已闻及胎心。原方加减以资巩固。9月27日复查B超示宫内暗区消失。

按语： 宫角妊娠是一种特殊部位的妊娠，因其在妊娠过程中可发生子宫角破裂，造成失血性休克甚至危及生命，是妇科的一个急症。在充分告知下，予中药保守治疗短期观察，以寿胎丸为基础补肾安胎，加黄芪、太子参益气，当归身、白芍、熟地、阿胶珠补血，苏梗、陈皮、炒枳壳理气助胎达宫内而不伤胎。该患者素体阴虚，两次促排卵后阴液更亏，内热灼络，见胎漏下红。治疗时用麦门冬、炒玉竹、石斛等加强养阴生津，生地炭、仙鹤草、炒桑叶等滋阴清热，凉血止血。收效迅捷。

第五节　羊水过多合并胆汁淤积综合征

凡在妊娠任何时期内羊水量超过2000ml者，称之为羊水过多（polyhydramnios）。

本病病因常见胎儿畸形、多胎妊娠、糖尿病、妊娠高血压、孕妇严重贫血、胎盘脐带病变。另外，特发性羊水过多约占30%，不合并任何孕妇、胎儿或胎盘异常，其原因不明。

何老认为，羊水过多属于中医"胎水肿满"范畴，主要病机为脾肾不足，水湿内蕴或肝气不舒、气滞水阻，治宜健脾益肾，疏利气机。

病案实录

葛某某，女，34岁。初诊：2010年6月9日。

[**主诉**] 停经28周，皮肤瘙痒10余天，产检发现羊水过多1周。

[**现病史**] 末次月经2009年11月20日，12月10日因"双侧输卵管堵塞"于省妇保行胚胎移植术，植入新鲜胚胎2枚。停经30余天，阴道流血2次，B超提示："宫内早孕，双胎，宫内小暗区。"经"黄体酮针、地屈孕酮片、中药补肾安胎"治疗2个月余。近1周无明显诱因感掌心皮肤瘙痒，腹胀满不甚明显，6月2日B超发现羊水偏多，最大平段10.7cm。查血甘胆酸＞400μg/dl。就诊时精神较紧张。

[**刻下**] 精神紧张，腰略酸，腹微胀，纳便尚可，踝部以下微浮肿，舌淡

红，苔薄白，脉滑略弦缓。

[**既往史**] 患者2008年曾孕37周胎死宫内史。

处方：生黄芪15g，焦白术10g，茯苓10g，炙桑白皮10g，陈皮5g，苏梗5g，当归身10g，炒白芍15g，茵陈30g，制大黄10g，黄芩10g，赤芍10g，丹皮10g，丹参15g，葛根15g，生姜皮5g，炒薏苡仁15g，桑寄生15g，炒杜仲15g，苎麻根15g，生甘草3g。7剂。

二诊：2010年6月16日。孕29周，自诉皮肤瘙痒感减少。腰略酸，腹微胀，纳便尚可，双足微肿，舌淡红，苔薄白，脉滑略弦缓。效不更方。上方去炒白芍、丹皮、葛根，加砂仁（后下）5g。7剂。

三诊：孕30周。B超复查提示：羊水已减至最大平段9.7cm，A/G1.33，甘胆酸64.54μg/dl。前方加减服用1个月余，羊水控制在正常范围，于2010年7月27日剖腹产2名男婴，产程顺利。母子平安。

按语：该患者羊水过多合并肝内胆汁淤积综合征，究其病因，实为素秉脾肾不足，水湿内蕴，借助辅助生殖技术方才受孕，且孕育双胎，脾肾不足、湿气内停更显突出；多年不孕辗转求诊，胚胎移植后，反复下红保胎，肝气不舒、气机不展难以避免，湿郁日久，化生湿热，最终导致胎水壅聚，湿热蕴结。

治宜健脾益肾，清利湿热。处方以生黄芪、当归、炒白芍、焦白术，益气养血健脾；炒杜仲、桑寄生、苎麻根补肾安胎。并用白术散利水渗湿消肿；茵陈蒿汤加丹皮、丹参、赤芍泄热利湿。全方益气养血、健脾滋肾安胎的同时又泄热利湿，亦补亦消，治病与安胎并举，最终获得满意疗效。

第六节　卵巢过度刺激综合征

卵巢过度刺激综合征（OHSS）是胚胎移植过程中常见的并发症，重症OHSS主要表现为毛细血管通透性增加、胸腔积液、腹腔积液、全身水肿、卵巢增大、血液浓缩、高凝、电解质紊乱、肝肾功能受损、血栓形成及成人呼吸窘迫综合征危及生命。

何老认为，OHSS可归类于中医"子肿""臌胀""癥瘕"等病症范畴，主要分肾虚、脾虚、阴虚湿热内阻、气滞血瘀等多个证型。

病案实录

郑某某，女，32岁，职员。初诊：2009年10月20日。

[**主诉**] 胚胎移植术后38天，腹胀38天。

[**现病史**] 患者平素月经规则，末次月经2009年8月24日。9月12日因"双侧输卵管梗阻"于省妇产科医院行胚胎移植术，植入8细胞 I 级新鲜胚胎2枚。术后即予黄体酮针60mg im qd，安琪坦2#塞阴道，1日1次。移植后即感腹胀、尿量减少，伴腰酸、小腹隐痛坠胀。舌红绛少苔，脉细弦滑。

[**辅助检查**] 2009年10月14日B超提示，宫内早孕、活胎，宫腔少量积液，双卵巢囊性增大，盆腹腔积液。胚囊外宫腔内见大小约2.7cm×1.1cm×1.3cm不均质暗区，右卵巢大小约7.6cm×6.8cm×5.4cm，左卵巢大小约5.6cm×4.6cm×4.5cm，多房分隔，内回声欠均，盆腔髂窝处游离液体深3.8cm，肝肾隐窝处游离液体深5.2cm。2009年10月19日查血常规WBC $11.4×10^9$/L，中性粒细胞79.5%，高敏C反应蛋白24.6mg/L。

处方：麦冬10g，生地12g，旱莲草15g，石斛10g，生白芍15g，黄芩10g，炒桑叶15g，蒲公英18g，绿萼梅5g，怀山药15g，苎麻根15g，桑寄生15g，炒川断15g，菟丝子15g，炒杜仲15g，生甘草3g。7剂。另：铁皮枫斗晶2包，晨起空腹服，日两次。

二诊：2009年10月26日。患者自述胸腹胀满已减轻，腹围74cm（较前减小），舌淡红苔中光剥好转，脉细滑。复查血：高敏C反应蛋白12.16mg/L，HCG 88964IU/L，E_2 3236pg/ml，P>127nmol/L。B超提示宫内早孕，宫腔内小暗区。腹水已消，双卵巢增大较前减轻。

处方：上方去绿萼梅，加南沙参15g，北沙参15g，玄参10g。7剂。

10天后复查B超：宫内早孕，卵巢过度刺激（胚囊大小约54mm×37mm×26mm，胚芽长径约30mm，原心搏动可见。左卵巢大小约57mm×35mm×34mm，右卵巢大小约53mm×44mm×39mm，内部回声分布正常）。

按语：该患者素体湿热较甚，促排卵后阴液亏耗，阴津不布，湿热内阻，故膀胱气化失司，水湿内停，小便减少。舌红绛少苔，脉象细弦滑，更佐证了患者肝肾阴虚，水湿内阻的本质。

处方寿胎丸安胎的基础上用南北沙参、麦冬、石斛、旱莲草等加强滋阴生津力量；蒲公英清利湿热之效；桑叶苦、甘、寒，入肝经，不但有平抑肝阳之效，还能凉血止血未病先防。

何老善用铁皮石斛，因其"既补又清，补而不腻，清而不伤胃"的特性避免了养阴药滋腻碍胃的缺点，尤其适合阴虚水湿内阻的患者。铁皮石斛需久煎才能将有效成分充分提出，在医院代煎效果欠佳，浪费药源，花费多取效少，故临床何老常以中药成品"铁皮枫斗晶"替代之，由极品铁皮石斛加西洋参提炼而成，具有滋养肝肾之阴、养胃生津之效。

第七节　妊娠痔疾

一、西医概述

痔，是肛门的常见疾病之一，是一种直肠下端肛门边缘静脉丛瘀血、扩张所形成的柔软结节。至于妊娠晚期，由于胎儿增大，直肠静脉受到压迫，致使血液回流受阻，加之饮食习惯等因素的影响，均可促使痔疮的发生。因此，妊娠晚期是最容易发生痔疮或使原有痔疮加重的时期，这也是妇女痔疮发生率比较高的原因。妊娠痔疾较为多见的是内痔初期及赘皮外痔，有的可延至产后而不愈。

二、中医概述

痔疮的中医治疗一般以外治法为主，配合中药内服。特别是内痔初期，在妊娠、产后体质较弱的情况下，中药内服可以改善症状，控制病情发展。必要时亦可用中药内外合治。应用中药内治要针对不同的致病因素和证候，选取相应的治法和方剂。

痔疾的外治法很多，有熏洗法（药水坐浴或熏洗）、外敷法（敷药或塞药）、枯痔法（注射法、插药或外搽药）、结扎法、切除法等等。但手术疗法宜在产后施行，妊娠后期可考虑熏洗或药物涂搽，如痔疮膏外涂等。

三、病案实录

病案一

吴某某，女，27岁。初诊：2015年12月14日。

[**主诉**] 孕30周，外痔疼痛半月。

[**现病史**] 患者怀孕30周，孕前有外痔病史，近2周外痔加重，肛周红肿、肛门灼热疼痛不能忍，大便秘结，排便时肛痛加重。口略干。舌红苔薄，脉滑数。

处方：太子参30g，麦冬10g，生地炭12g，无花果10g，槐米15g，蒲公英18g，黄芩10g，焦山栀12g，桑叶10g，葛根15g，丹皮10g，赤芍12g，生白芍10g，桑寄生15g，苎麻根15g，生甘草3g，鲜铁皮12g，苏梗5g，陈皮5g。7剂。另取无花果10g煎汁熏蒸肛周后外洗。

用药2天后外痔疼痛明显好转，续用无花果外洗。随访至分娩，外痔未再发。

按语：该患辨证为阴虚津亏，湿热下注这种证候的形成，每与妊娠前后过食肥腻辛辣以致酿生湿热有关。由于湿热下注，而成痔疾。治以养阴清热利湿，润肠通便消痔之法。

为了防止或减少妊娠痔疾的发生，要注意以下几点：①改变不良饮食习惯，少食辛辣油腻之品。②保持大便通畅，积极治疗慢性咳嗽。③妊娠晚期适当活动，增强体力，睡眠时尽量取右侧卧位，避免仰卧姿势。

何老经验用药，除无花果煎汁外洗，还可用杏仁、花椒、黄柏、甘草煎汁外洗，此方亦可用于下肢溃疡、血吸虫病等疾患。

病案二

汤某某，女，28岁。初诊：2016年4月20日。

[**主诉**] 孕20周，便秘、肛周疼痛1周。

[**现病史**] 患者怀孕20周，面色淡白，乏力，平素便秘，排便无力，2~3日一行，近1周便秘加重，肛周疼痛，排便时因肛痛剧烈感头晕，欲昏厥。舌淡红苔薄，脉滑数。

处方：太子参30g，麦冬10g，生地12g，无花果10g，当归身10g，炒白芍15g，枸杞12g，黄芩10g，阿胶珠12g，砂仁5g，续断15g，菟丝子12g，杜仲15g，桑寄生15g，苎麻根15g，生甘草3g，苏梗5g，陈皮5g。7剂。

二诊：2016年4月27日。服中药后，大便转畅，痔疮好转。觉胃脘不适，烧心欲呕，下腹偶坠。

处方：太子参30g，麦冬10g，生地12g，玄参10g，制大黄10g，枳壳10g，无花果10g，黄芩10g，蒲公英18g，绿萼梅5g，吴茱萸5g，姜半夏6g，苏子15g，苏梗5g，归身10g，生白芍15g，续断15g，杜仲10g。10剂。

用药2周肛周疼痛明显好转，续用无花果、侧柏叶等煎汤熏洗坐浴。

按语：女性在怀孕后静脉内的压力升高，血管弹性降低，又因增大的子宫压迫盆腔的血管，使腿部、外阴部及直肠等处的静脉血不能顺利地返回心脏，这就使直肠下段和肛门周围的静脉充血膨大而形成痔疮。

该患者乏力，面色㿠白，排便无力感，故辨为气血两虚。方中太子参、当归、炒白芍、阿胶珠等共筑补气养血之功，续断、菟丝子、杜仲、桑寄生、苎麻根等补肾安胎，苏梗、陈皮理气通便，无花果解毒消肿、润肠通便。

第八节 妊娠合并胆囊炎

一、西医概述

国外报道妊娠期急性胆囊炎发病率为0.8‰，其中70%患者合并胆石症。妊娠期在孕激素作用下，胆囊及胆道平滑肌松弛致使胆囊排空缓慢及胆汁淤积；雌激素降低胆囊黏膜对钠的调节，使胆囊黏膜吸收水分能力下降而影响胆囊浓缩功能；加之胆汁中胆固醇成分增多，胆汁酸盐及磷脂分泌减少，有利于形成胆结石。妊娠是胆囊炎和胆囊结石的重要诱因。胆囊炎和胆石症可发生在妊娠期任何阶段，以妊娠晚期更多见。

妊娠期急性胆囊炎的临床表现与非妊娠期基本相同。常在进油腻食物后发病，表现突然右上腹和（或）中上腹出现阵发生绞痛，常放射至右肩或背部，并常出现恶心、呕吐等消化道症状。病情严重时有畏寒、发热及右上腹绞痛。查体：右上腹胆囊区有压痛、肌紧张，有时胆囊区深吸气时有触痛（Murphy征阳性）。并常在右肋缘下触及有触痛的肿大胆囊。若大网膜包裹形成胆囊周围炎性团块时，则右上腹部肿块界限不清，活动受限。

西医治疗主要包括以下四种。①饮食控制：应禁食，必要时胃肠减压，缓解期给予低脂肪、低胆固醇饮食。②支持疗法：纠正水、电解质紊乱和酸碱失衡。③抗感染：需选用对胎儿无害的广谱抗生素，如氨苄西林以及头孢唑林钠、头孢噻肟钠等。④对症治疗：发生胆绞痛时给予解痉镇痛药。缓解期给予利胆药物。

孕期的西医治疗往往受妊娠所限。而中药疏肝缓急，理气止痛。往往收效较好。

二、病案实录

病案

周某，女，42 岁，已婚。初诊：2011 年 5 月 20 日。

[**主诉**] 胚胎移植术后 1 月，下腹隐痛 1 周。

[**现病史**] 患者末次月经 2011 年 4 月 5 日，本月因"继发不孕–输卵管因素"在省妇保院行试管婴儿术。4 月 18 日取卵 12 枚，4 月 21 日植入鲜胚 3 枚，术后予"黄体酮针、地屈孕酮片和戊酸雌二醇"支持治疗，5 月 9 日查血 HCG 1605.0IU/L，诊为"早早孕"。1 周前出现下腹部隐痛，外院诊断"胆囊炎"，经抗炎解痉缓解。现无阴道出血，昨晚油腻饮食后上腹隐痛复作，伴腰酸，面色少华，嗳气吞酸，舌淡胖，苔润，脉细。生育史：1–0–1–1，顺产 1 孩 20 岁，多年前人流 1 次。妇科检查因保胎暂缓。腹平软，上腹部胆囊区轻压痛。

[**实验室和辅助检查**] 5 月 20 日 B 超提示：宫内早孕，单孕囊，可见卵黄囊，未见胚芽。

[**中医诊断**] ①胎动不安（肾虚气滞型），②腹痛。

[**西医诊断**] ①先兆流产体外受精–胚胎移植术后，②慢性胆囊炎。

[**辨证分析**] 患者不节饮食，嗜食膏粱厚味，损伤脾气，湿热内蕴，气机不畅，而腹痛。素体肝郁，孕后肝血偏虚，肝气失于调达，胞脉气血阻滞，故下腹胸胁胀痛，偶有少腹胀痛。

[**治法**] 应以补肾安胎，疏肝止痛。

处方：寿胎丸合当归芍药散加减。嘱其忌辛辣肥厚膏粱之品，必要时外科会诊。

菟丝子15g，桑寄生15g，川断12g，熟地12g，当归身10g，炒白芍15g，炒白术10g，黄芩10g，蒲公英18g，苎麻根15g，覆盆子12g，苏梗5g，甘草5g，柏子仁15g，瓜蒌皮10g。5剂。

二诊：2011年5月25日。患者药后大便欠畅，仍有上腹隐痛，夜寐欠安。

处方：原方去熟地、覆盆子、甘草，改瓜蒌皮为瓜蒌仁15g，加太子参30g，阿胶珠10g，酸枣仁15g，绿萼梅5g，再进3剂。外科会诊后，同时予头孢米诺静脉滴注抗感染治疗。

三诊：2011年5月28日。3剂后大便通畅，腹痛明显减轻，腹胀仍有。继用补肾安胎之法。

处方：太子参30g，炒白芍15g，熟地10g，生白术20g，黄芪15g，菟丝子20g，枸杞10g，山药20g，桑寄生15g，炒杜仲15g，川断15g，阿胶珠12g，苎麻根15g，蒲公英15g，绿萼梅6g，苏梗6g，酸枣仁15g，瓜蒌仁15g。

之后前法大意不变，随症加减，后定期检查血激素上升正常范围。6月2日B超提示：宫内早孕，单活胎。随访至正常分娩。

按语：患者年龄较大，此次妊娠后保胎心切，素体抑郁，又嗜食肥厚滋腻，素有胆囊炎病史。孕后肝血下聚养胎，气机不利，胞脉气血不畅。治疗安胎为主，同时兼顾母病，并且注意"衰其大半而止"，不可多用理气动血之品。

第九节　妊娠合并糖尿病

一、西医概述

妊娠期糖尿病（GDM）系指在妊娠期首次发现或发生的糖代谢异常。发生率为1%～5%，妊娠合并糖尿病系指在原有糖尿病的基础上合并妊娠者或妊娠前为隐性糖尿病，妊娠后发展为糖尿病。若部分孕妇孕前未进行系统体检，孕前未发现糖尿病等基础疾病。糖尿病对妊娠的危害很大。巨大儿发生率高达25%～42%。畸形胎儿发生率为6%～8%。流产、死胎及新生儿死亡率高。故目前我国产前检查均重视孕妇的血糖及糖耐量检查。孕期糖尿病西医需胰岛素治疗，中医采用中药对症处理、配合治疗有较好效果。

二、病案实录

病案

郭某某，女，35 岁。初诊：2015 年 5 月 4 日。

[**主诉**] 孕 45 天，发现血糖升高 1 周。

[**现病史**] 孕产史 0-0-2-0，2013 年 5 月孕 3 月稽留流产。曾生化妊娠 1 次。末次月经 3 月 21 日，4 月 27 日当地医院查血 HCG 214IU/L，4 月 27 日起肌注黄体酮针 40mg qd 至今，4 月 28 日起入住我科，当日我院查空腹血糖 8.41mmol/L，甘油三酯 5.07mmol/L。5 月 2 日我院查血 HCG 1674IU/L，E_2 210.06pg/ml，P 89.15nmol/L，现感口苦，心悸，胃内嘈杂感，时有饥饿感。

[**医嘱**] 地屈孕酮片 10mg po bid，戊酸雌二醇片 2mg po qd。

处方：黄芪 15g，炒白术 10g，太子参 20g，麦冬 10g，生地 12g，玄参 10g，当归 10g，炒白芍 15g，川断 15g，菟丝子 30g，枸杞 12g，巴戟天 10g，杜仲 15g，桑寄生 15g，黄芩 10g，砂仁 5g。

二诊：2015 年 5 月 11 日。孕 52 天，5 月 5 日复查空腹血糖 10.63mmol/L，糖化白蛋白 16.5%，查血 HCG，E_2、P 均正常范围，已入住内分泌科控制血糖。

处方：原方出入。

三诊：2015 年 5 月 18 日。孕 2 月，5 月 16 日 B 超示：宫内孕囊，见孕囊内心搏胚芽，孕囊下方见 1.9cm×0.3cm 液性暗区，子宫动脉血流（－）。查血 HCG，E_2、P 正常增长。

处方：上药去当归，炒白芍易为生白芍 15g，加藕节 15g，焦山栀 12g，龙骨 15g。7 剂。

按语：妊娠期糖尿病是流产、死胎的重要原因之一。中医多认为，糖尿病与中医之消渴病有很大关联，本病核心病机是阴虚为本，燥热为标。患者入院检查血糖异常增高，中药治疗在益气养血补肾安胎的基础上，应着重滋养肺脾肾之阴，加用生地、麦冬、玄参滋阴增液，山栀泻热除烦，配合西医胰岛素治疗，迅速稳妥地将患者血糖水平控制在正常范围，将血糖升高导致流产的风险降到了最低。需要注意的是重视筛查妊娠期特发糖尿病，孕前血糖正常，孕期也要及时进行血糖及糖耐量检查以明确排除。尤其是门诊患者，因为就诊时非空腹状态，往往会忽视血糖检查。

第十节 妊娠合并尿路感染

妊娠期间，尿频、尿急、淋漓涩痛者，称为"妊娠小便淋痛"，亦称"子淋"。相当于西医学的妊娠合并尿道炎、膀胱炎、肾盂肾炎等泌尿系感染的疾病。

一、西医病因

（1）妊娠期间雌激素明显增加，使输尿管、肾盂、肾盏及膀胱的肌层肥厚；大量的孕激素使输尿管平滑肌松弛，蠕动减弱；膀胱对张力的敏感性减弱易发生过度充盈；排尿不完全使残余尿增多，为细菌在膀胱繁殖创造条件。

（2）增大的右旋子宫压迫盆腔内输尿管。增大的子宫和胎头将膀胱向上推移变位，易造成排尿不畅或尿潴留。

（3）妊娠期尿液中葡萄糖、氨基酸及水溶性维生素等营养物质增多，有利于细菌生长，形成无症状性菌尿。由于尿液引流不畅，加之女性尿道短，尿道口靠近肛门，容易引起感染。

二、辨证分型

1.阴虚津亏

妊娠期间，小便频数，淋漓涩痛，量少色黄，午后潮热，手足心热，大便干结，颧赤唇红，舌红，苔少或无苔，脉细滑而数。治宜滋阴清热，润燥通淋。以知柏地黄丸加减。

2.心火偏亢

妊娠期间，小便频数，艰涩而痛，尿量少，色深黄，面赤心烦，甚者口舌生疮，舌红，苔薄黄，脉细滑数。治宜清心泻火，润燥通淋。以导赤清心汤（鲜生地、茯神、细木通、原麦冬、粉丹皮、益元散、淡竹叶、辰灯心、莲子心、童便）加减。

3.下焦湿热

妊娠期间，突感小便频急，尿色黄赤，艰涩不利，灼热刺痛，甚或腰痛，口苦咽干，渴喜冷饮，胸闷食少，面色黄垢，舌红，苔黄腻，脉滑数。治宜清热利湿，润燥通淋。以加味五淋散（黑栀子、赤茯苓、当归、白芍、黄芩、甘草梢、生地、泽泻、车前子、木通、滑石）加减。

三、病案实录

病案

卢某，女，26岁。初诊：2015年4月13日。

[**主诉**] 孕52天，尿频、尿急、尿痛6天。

[**现病史**] 末次月经2月21日，现尿频急、尿痛6天，今查尿常规示：尿隐血（++），尿蛋白（+），镜下白细胞（+++），B超示宫内2.7cm×1.8cm×0.7cm孕囊。舌红苔薄脉滑。

[**治法**] 清热利湿安胎。

处方：忍冬藤30g，连翘10g，焦山栀15g，黄芩10g，知母10g，生地10g，怀山药15g，木香6g，生白芍15g，桑寄生15g，苎麻根15g，丹皮10g，赤芍10g，甘草3g，车前草15g，砂仁5g。7剂。

服上药5剂后患者尿频、尿急、尿痛症状明显缓解，4月17日复查尿常规示：尿隐血（−），尿蛋白（−），镜下白细胞：4~5/HP。

按语： 孕期喹诺酮等大多数治疗泌尿道感染的特效抗生素均不可使用，中成药也大多表明孕期慎用或禁用，中医中药治疗可取得理想效果。在固肾安胎基础上选用忍冬藤、连翘、焦山栀、黄芩清热解毒，生地、知母养阴清热，丹皮、赤芍清热活血，车前草、砂仁利湿。收效迅捷。单纯尿频急、尿痛而化验检查阴性者也可在中药中配伍应用当归贝母苦参丸，也可取得较好疗效。

第十一节 母儿血型不合

一、西医概述

母儿血型不合是孕妇与胎儿之间因血型不合而产生的同种血型免疫性疾病。胎儿由父亲遗传获得的血型抗原恰为母亲所缺少。此抗原通过胎盘进入母体，刺激母体产生相应的免疫抗体，抗体又通过胎盘进入胎儿体内，抗原抗体结合而使胎儿红细胞凝集破坏，发生溶血。根据溶血的程度，可导致新生儿早发性黄疸、心力衰竭或核黄疸后遗症，甚至反复发生流产、死胎等。

本病主要有 ABO 和 Rh 血型不合两大类，以 ABO 血型不合较多见。在所有妊娠中约有 20%~25% 为 ABO 血型不合，而真正发生溶血的只有 2%~2.5%，因病情轻，危害小，常被忽视。Rh 血型不合，我国少见，以新疆的维吾尔族和回族发病相对较多，一旦发生，则病情重，常致胎儿宫内死亡或严重的后遗症，故应重视。

现代研究认为，正常情况下红细胞不能通过胎盘，在妊娠或流产分娩过程中，胎盘绒毛有小部分破损，胎儿红细胞便可进入母体成为抗原，致母体产生抗体。再次妊娠时，抗体便可进入胎儿体内，与胎儿红细胞抗原结合，成为抗原抗体复合物。因此，Rh 溶血病，一般第一胎不发病，而在第二胎时发病。分娩次数愈多，抗原进入母体的量愈多，抗体产生愈多，胎儿新生儿患病的机会愈大，病情愈严重。ABO 血型的抗原广泛存在于自然界中。孕妇可以经肠道吸收在体内产生相应抗体。故 ABO 溶血也可在第一胎时发病。胎儿循环中有大量母体的免疫抗体后，与红细胞上的抗原结合，而使胎儿红细胞破坏，发生溶血。

二、中医概述

中医学对母儿血型不合没有确切的病名记载，属中医"胎漏""胎动不安""堕胎""小产""滑胎""胎黄""胎疸"等范畴。

何老认为，中医学虽无此病记载，但从辨证论治的角度出发，可把它看作一方面是肾虚，胞脉失固；另一方面是湿热之邪潜伏在母体而侵袭胎儿，胎儿脏腑娇嫩，形气未充，脾运不健，湿热交蒸，气血失调，血行瘀滞，胆汁不循常道所致。

治疗采用益肾清热利湿安胎法，采用茵陈蒿汤合当归芍药散及寿胎丸加味为治。何老早年曾总结发表《清湿安胎法治愈ABO血型不合71例》一文。药物组成：绵茵陈30g，制大黄10g，生山栀12g，黄芩9g，苎麻根15g。肾虚加川断、桑寄生、炒杜仲；脾虚加黄芪、白术、怀山药、广木香、茯苓；腹痛加当归、白芍；阴道流血加藕节、仙鹤草；中晚期妊娠，血清抗体效价测定在1：512以上者加丹参10g，赤芍10g。

三、病案实录

病案一

刘某，女，33岁。初诊：2010年9月13日。

[主诉] 孕5个月，带下量多，色淡黄，有异味。

[现病使] 形丰，平素便溏每日3~4次，舌胖边有齿印，苔薄腻，脉滑数。9月6日查IgG抗A抗体1：1024，3区。

[中医辨证] 胎动不安（脾虚湿热内蕴）。

[西医诊断] 母儿ABO血型不合。

[治法] 健脾清湿，补肾安胎。

处方：茵陈30g，焦山栀12g，制大黄10g，黄芩10g，怀山药30g，炒白芍10g，炒白术10g，桑寄生15g，川断15g，菟丝子15g，杜仲12g，炒薏苡仁15g，炙甘草5g，防风6g。14剂。

二诊：2010年9月30日。便溏好转，带下明显减少，胃纳欠佳，舌红苔薄白，脉滑数。续以理气健脾。

处方：前方去薏苡仁、防风，加砂仁6g，炒扁豆10g，茯苓12g，生晒参9g。14剂。

三诊：2010年10月22日。现孕6个月余，大便每日2次，带下量中，色淡黄，偶有腰酸，胃纳欠佳。舌红苔薄腻，脉滑。

处方：首方去防风、炒薏苡仁，改炒白术15g，焦山栀9g，加黄芪

15g，生晒参9g，陈皮6g，之后上方加减服药2个月复查IgG抗A抗体效价1：256，3区。

按语：何老治疗母儿血型不合，主张辨病与辨证相结合，本例患者带下量多，色淡黄，有异味。形态肥胖，平素便溏每日3~4次，舌红有齿印，苔薄腻，脉滑数，故辨为脾虚湿热内蕴型之胎动不安。方用茵陈蒿汤加减。取茵陈、山栀、大黄等清热祛湿，桑寄生、川断、菟丝子补肾安胎，炒白术、怀山药健脾以助运化水湿，诸药合用，补中有清，清中寓补，相辅相成，使孕妇脾气健运，肾气充沛则固胎有本，湿邪除胎可安矣。二诊便溏好转，带下明显减少，胃纳欠佳，舌红苔薄白，脉滑数。去薏苡仁、防风，加砂仁、炒扁豆、茯苓、生晒参理气健脾。三诊已显疗效，故持续用药2个月后复查IgG抗A抗体显著下降。

病案二

黄某，女，36岁。初诊：2009年8月28日。

[**现病史**]患者曾于2002年人工流产1次，2005年孕2月难免流产1次。曾服中药调理1年。血型B型，Rh（−）。丈夫血型O型，Rh（+）。8月27日查血HCG 8235IU/L，E_2 347pg/ml，P＞127nmol/L。现孕40天，阴道少量流血3天，色深红，质黏，腰略酸，腹痛不显，舌质红苔薄黄，脉细滑微弦。

[**西医诊断**]①先兆流产，②Rh血型不合。

[**中医诊断**]胎动不安（脾肾两虚，湿热内蕴）。

[**治法**]补肾健脾，清热祛湿。

处方：生黄芪15g，太子参30g，焦白术10g，怀山药30g，当归身10g，炒白芍15g，黄芩10g，生地炭15g，菟丝子30g，炒杜仲15g，桑寄生15g，苎麻根15g，阿胶珠12g，川断15g，旱莲草15g，巴戟天10g，炒桑叶15g，生甘草3g。7剂。

二诊：2009年8月31日。孕43天，阴道出血已止，腰酸减，时有呕恶，呕吐酸水，舌脉如前。嘱其饮食清淡，忌滋腻之物。治守前法，原方去生地炭、加苏梗、陈皮、砂仁等服药半月余。

三诊：2009年9月21日。孕2个月余。9月13日B超见有胚芽心搏。结合病史及舌脉。

[**治法**]清热利湿，滋肾安胎。

处方：生黄芪15g，焦白术10g，怀山药30g，制大黄6g，黄芩10g，生栀子15g，茵陈30g，当归身10g，炒白芍15g，续断15g，菟丝子30g，炒杜仲15g，桑寄生15g，阿胶珠12g，炒桑叶15g，砂仁5g。原方加减服至孕3个月后，加炒薏苡仁15g，茯苓10g，牡丹皮10g，赤芍10g，连续服用月余。

于省某医院做血抗D抗体检查均为阴性。11月24日三维B超检查示胎儿正常。继续服至2010年4月分娩，婴儿血型Rh（+），无黄疸，评分满分。

按语：母儿血型不合引起反复自然流产的孕妇由于前次妊娠，体内会存留免疫抗体，当再次妊娠时这种抗体可经胎盘进入胎儿体内，引起免疫反应，不良妊娠发生的风险性明显增加。何老主张孕前中医药治疗，未病先防。孕前冲任受损，气血失调，应在补肾健脾、祛湿清热的基础上，调理冲任、气血，力求余邪得除，任通冲盛，为下次成功孕育奠定基础。首诊何老以补肾健脾为主，稍佐炒桑叶、黄芩以清热，陈皮、苏梗理气化湿。复诊加茵陈以加强利湿之功。三诊在增强补肾健脾益气基础上，加制大黄、山栀子与茵陈共奏清热祛瘀利湿之效。何老认为脾胃乃后天之本，气血生化之源，本病的治疗关键是复脾胃运化之职，湿邪得化，冲任得养，气血得充，胚胎故而无忧矣！

病案三

张某某，女，30岁。初诊：2009年5月8日，晴，立夏后3天。

[**主诉**] 孕19周，母儿ABO血型不合。

[**现病史**] 6月7日查IgG抗B抗体效价1∶512，纳呆，足部肿胀感，舌略红，苔腻微黄，脉细滑。

处方：生黄芪15g，茵陈30g，制大黄10g，生山栀10g，焦白术10g，麦冬10g，当归身10g，炒白芍10g，川断15g，桑寄生15g，炒杜仲15g，苎麻根15g，茯苓10g，炒薏苡仁15g，陈皮5g，生甘草3g。7剂。

二诊：2009年5月21日，晴，小满。胃纳好转，足肿已退，自觉阴痒（既往霉菌性阴道炎病史），略便秘。5月13日复查IgG抗B抗体效价1∶256，2区上限。

处方：上药去焦白术、麦冬、薏苡仁、茯苓，加黄芩10g，制首乌10g，苏梗5g。14剂。

三诊：2009年6月19日，晴，夏至前2天。6月12日复查IgG抗B抗体效价1∶128，2区。晨起手麻，便秘。舌脉同前。建议晨起散步。

处方：生黄芪15g，焦白术10g，制大黄10g，黄芩10g，生山栀15g，茵陈30g，麦冬10g，生地15g，当归身10g，炒白芍15g，桑寄生15g，苎麻根15g，川断15g，杜仲15g。

四诊：2009年7月3日，晴，小暑前4天。孕27周，小便不适，既往多次尿感。舌淡红，脉细滑略数。上方加太子参20g，苏梗5g，陈皮5g。

五诊：2009年7月17日，晴，小暑后10天。7月8日复查IgG抗B抗体效价1：128。

按语：ABO血型不合在中医书籍中无此记载，但从胎死腹中和新生儿溶血皆见有患儿黄疸特征，与中医儿科"胎黄"描述相符，古人对"胎黄"的病因病机描述认为"由于胎元化生，孕育之始，父母淫欲之火，隐于父精母血，传于胎中，致使胎儿脏器之异常"，"母有湿热，热传胞胎，化为胎毒，瘀结在血而生后即发黄疸。"由此可见，本病的发生是由湿热蕴阻胞胎所致。中药茵陈蒿汤具有清热化湿、利胆退黄之功，并能促进机体免疫功能，加强机体非特异性免疫功能的作用。茵陈、山栀、大黄等清热祛湿；桑寄生、川断、杜仲补肾安胎；当归身、白芍和血理滞，白术、黄芪益气化湿，苏梗、陈皮理气，肾气充沛则固胎有本，湿邪清除则安胎之目的可达。

病案四

黄某，女，28岁。

[**主诉**] 妊娠3个月余，下腹隐痛半月。

[**现病史**] 患者婚后人流一次，大产一胎，因新生儿溶血经当地医院治疗无效，存活1个月死亡。本次确诊怀孕后，即在外院接受"母儿血型不合"中药治疗，同时测得血清IgG抗B抗体效价为1：4096（4区），经服药2个月后复查血清抗体效价未见降低，且感下腹隐痛半月而来本院治疗。症见形体壮实，口渴欲饮，尿黄赤，大便干结，脉弦滑，舌苔薄黄、舌质红。

[**辨证**] 湿热蕴阻胎元，气血运行不畅，不通则痛。

[**治法**] 清利湿热，佐以安胎。

处方：龙胆草10g，银花15g，茵陈30g，生大黄10g，黄芩9g，生山栀12g，当归身10g，赤芍10g，薏苡仁30g，苎麻根15g，川石斛15g，丹参10g。5剂。

二诊：药后二便已畅，口渴亦减，下腹仍有隐痛，黄苔已退，原方不更，共服药10剂后，实热之象已除，下腹痛亦减，脉滑，苔薄舌质红。处方：前方去龙胆草、银花，生大黄改用制大黄10g，加桑寄生12g，茯苓10g，每日1剂连续服用1个月，腹痛症状消失，复查IgG抗B抗体效价为1∶2048（4区），前方基本不更，服药至足月，血清抗体效价每月复查未下降，亦无自觉症状，足月分娩一女婴，血型"B"型，出生3天后有轻度黄疸，照光治疗即愈。

按语： 母儿血型不合，现代医学认为是由于胎儿从父方遗传下来的显性抗原恰为母体所缺少，此抗原侵入母体后刺激母体产生免疫抗体，当这抗体又通过胎盘进入胎儿血循环时，可使胎儿的红细胞凝集破坏，出现一系列症状。中医学虽无此病记载，但从辨证论治的角度出发，可把它看作一方面是肾虚胞脉失固，另一方面是湿热之邪潜伏在母体而侵袭胎儿所致。故取茵陈、山栀、大黄等清热祛湿，桑寄生、川断、菟丝子补肾安胎；上药合用，补中有清，清中寓补，相辅相成，使孕妇肾气充沛则固胎有本，湿邪清除则安胎之目的可达到矣。该患者初诊时湿热之象明显，故用龙胆草，但妊娠期间当中病即止。

第十二节　妊娠高血压病

一、中医概述

妊娠中晚期，头晕目眩，或伴面浮肢肿，甚者昏眩欲厥，称为"妊娠眩晕"，亦称"子眩""子晕"。本病类似于西医学的妊娠高血压疾病引起的眩晕。主要机理是阴虚阳亢，上扰清窍，亦可因气郁痰滞，清阳不升，或气血虚弱，清窍失养而引起眩晕。部分患者长期适应这一血压状态，常无明显自觉症状。

二、病案实录

病案一

童某某，女，38岁，公司职员。初诊：2011年7月20日。

[现病史] 患者2年前孕2个月难免流产。孕前发现血压偏高，波动在（140~150）/（96~100）mmHg，身高1.52米，体重70kg，月经后期，量少便溏。为脾肾不足，痰湿壅阻胞宫，冲任之本失调。后经营养减肥、中药治疗2个月余，

体重降至60kg，月经正常，但血压仍在140/90mmHg左右波动，休息时稍低，活动或紧张后稍高，心肾功能检查均正常。

经中药治疗后于2012年6月妊娠，血压仍在（130~145）/（84~96）mmHg波动，因孕后较紧张，坚持要求中药保胎治疗，舌淡胖，苔白腻边齿痕，脉滑数。

[**治法**] 益气补肾安胎。

处方：生黄芪15g，焦白术10g，当归身10g，炒白芍12g，桑叶12g，黄芩10g，川断15g，菟丝子30g，炒杜仲15g，桑寄生15g，巴戟天10g，枸杞12g，苎麻根15g。7剂。

上方加减服至孕12周，围产期建卡后患者心情放松，血压渐稳定至（130~140）/（84~90）mmHg，孕18周后坚持每日1剂中药服用，至孕30周血压稳定，尿常规无殊，无明显浮肿症状。后因外感风寒发热，血压升高至140/90mmHg，处方中加入钩藤15g，合欢皮9g，化龙骨15g，1日1剂至孕35周，血压稳定，尿常规阴性，肾功能正常，嘱其1日1剂中药服用至36周停药待产。患者孕37周停药后血压渐升高至180/100mmHg而剖宫产一女婴，母女平安。随访产后前半月血压150/90mmHg左右，半月后降至130/80mmHg。

按语：本案患者素体脾肾不足，痰湿壅盛，经中药调理后获得妊娠，但其既往有高血压病，妊娠后易加重，易发展成先兆子痫，故在孕后中药治疗以预防为主，以滋肾清肝安胎为大法，方中以菟丝子、川断、桑寄生、杜仲补肾益精，固摄冲任，肾旺自能萌胎；桑叶、黄芩清热安胎，黄芪、焦白术健脾安胎。当患者外感风寒，血压再度升高，更加入钩藤清热平肝息风，合欢皮、化龙骨镇静安神以防火热上扰清阳而发为子痫。肝火不升，心神安宁，则此病无虞。患者坚持治疗至36周，终剖宫产一女婴，母女平安，疗效满意。

病案二

刘某，女，32岁。初诊：2013年3月14日。

[**主诉**] 孕16周，发现血压异常升高1周。

[**现病史**] 末次月经2012年11月23日，1周前测血压（160~170）/100mmHg，感头晕涨且痛，已服西药（具体药物不详）但未见效。3月13日尿常规：尿蛋白阴性。嘱：中药7剂短期观察。

处方：桑叶15g，钩藤（后下）15g，麦冬10g，百合12g，石决明（先煎）18g，绿萼梅6g，赤芍15g，白芍15g，桑寄生15g，杜仲15g，潼蒺藜12g，白蒺藜12g，菊花5g，枸杞10g，苎麻根15g，紫苏梗5g，陈皮5g，煅龙骨（先煎）15g，煅牡蛎18g。7剂。

另：羚羊角粉每日1次，每次0.9g，吞服。医嘱动态监测血压及尿蛋白。

二诊： 2013年3月21日。孕17周，药后血压波动在（130~140）/（88~92）mmHg。

处方：前方加鲜石斛12g，葛根15g，生地10g。7剂。

另：羚羊角粉每日1次，每次0.9g，吞服。

三诊： 2013年3月28日。孕18周，血压波动在（150~160）/（98~108）mmHg，尿蛋白阴性。

处方：桑叶15g，钩藤（后下）15g，麦冬10g，百合12g，石决明（先煎）18g，绿萼梅6g，赤芍15g，白芍15g，桑寄生15g，杜仲15g，潼蒺藜12g，白蒺藜12g，菊花5g，枸杞10g，苎麻根15g，紫苏梗5g，陈皮5g，煅龙骨（先煎）15g，石斛（鲜）12g，葛根15g，生地10g，丹皮10g，丹参15g。7剂。羚羊角粉吞服，方法同前。

四诊： 2013年4月4日。孕19周，血压尚属稳定。自测血压128/85mmHg左右。

处方：前方去丹皮，加川断15g，炙龟甲10g。14剂。羚羊角粉吞服同前。

五诊： 2013年4月18日。孕21周，BP（128~140）/（84~100）mmHg波动。

处方：前方去石决明，加珍珠母（先煎）30g，牡蛎（先煎）18g。7剂。另：羚羊角粉吞服，方法同前。

六诊： 2013年4月25日。孕22周，BP仍不稳定，今日测150/100mmHg，患者坚持保守观察，尿常规（-）。嘱：①告知风险；②心内科监护。

处方：桑叶15g，钩藤（后下）15g，麦冬10g，百合12g，珍珠母（先煎）30g，绿萼梅6g，赤芍15g，白芍15g，桑寄生15g，杜仲15g，潼蒺藜12g，白蒺藜12g，菊花5g，枸杞10g，苎麻根15g，煅龙骨（先煎）15g，石斛（鲜）12g，葛根15g，生地10g，丹参15g，川断15g，炙龟甲（先煎）10g，牡蛎（先煎）30g，合欢皮10g。7剂。另：羚羊角粉服法同前。

七诊： 5月2日测150/95mmHg，5月9日测160/100mmHg，5月16日测165/100mmHg患者坚持保守观察，尿常规（-）。

处方：前方去葛根，丹参，加珠儿参15g，黄芩10g。7剂。羚羊角粉同前。

2013年7月4日家属告知，孕31周因宫内窘迫，患者剖宫产下一女，2斤多，母女平安。

按语： 患者妊娠期血压升高，头晕头涨且痛，何老选用羚角钩藤汤、天麻钩藤饮加减治疗。方中以羚羊角、钩藤、石决明平肝祛风降逆为主；其中羚羊角为平肝息风、清热解毒，防肝阳上亢子痫抽搐之要药，作为单方使用，贯穿整个治疗过程始终。桑叶、菊花平肝潜阳，清热息风为辅；煅龙骨、煅牡蛎平肝镇惊、安神养胎；潼蒺藜（沙苑子）补肾养肝、白蒺藜（刺蒺藜）平肝疏肝祛风；枸杞、桑寄生、杜仲滋肾平肝之逆兼以安胎；赤白芍养血柔肝、活血凉血；苏梗、陈皮、绿萼梅疏肝理气安胎；麦冬、百合养心安神。二诊更加以鲜石斛、葛根、生地养液增液，柔肝舒筋；三诊以丹皮、丹参凉血活血安神，改善胎盘、子宫动脉微循环。之后又用龟甲滋阴潜阳，益肾补心；珍珠母平肝潜阳，镇心安神。如此艰难从孕16周治疗至孕31周，终于获得相对圆满的妊娠结局。

第十三节　妊娠合并胎盘植入

一、西医概述

胎盘植入是胎盘绒毛组织粘连、侵入甚至穿透子宫肌层导致的病理状态，是产科较少见的并发症，可导致严重的产后出血，危及孕妇生命。多次流产、刮宫均可损伤子宫内膜或造成子宫内膜感染，使再次妊娠时胎盘和子宫面的蜕膜发育不全，胎盘绒毛向子宫肌层侵入，形成胎盘植入。剖宫产史者再孕时子宫瘢痕处蜕膜组织缺失，使得绒毛滋养细胞有接触和侵入子宫肌层机会，也可发生胎盘植入。近年来，胎盘植入的发病率逐渐上升，但其产前诊断率低。前置胎盘是胎盘植入的独立危险因素，胎盘植入患者中合并前置胎盘的发生率为16%~68%。

二、中医概述

基于现代妇产科学对胎盘植入的认识，中医诊治重在预防治未病，流产后首先以生化汤加减祛瘀生新，流产后出血时间长者需考虑感染因素加用清热解毒化瘀之品。恶露清后，继以益气养血、活血补肾治疗为主，滋养内膜发育，预防宫腔粘连等并发症。胎盘植入往往与前置胎盘合并发生，加用补中益气汤升举胎盘，并辅以化瘀止血治之。

三、病案实录

刘某，女，35岁。初诊：2012年3月1日。

[**主诉**] 难免流产2次。

[**现病史**] 该患者数年前人流1次，5年前剖宫产一男婴，其后分别于2011年5月、2012年1月20日孕2月难免流产行清宫术，术后恢复尚可，月经量较前略减少。平素感腰酸隐隐。末次月经2012年2月24日，量色如常。予查黄体中期子宫三维超声未见粘连组织、月经第3天查生殖性激素、抗心磷脂抗体、抗子宫内膜抗体、TORCH、甲状腺功能等均正常范围。故予中药补肾养血调冲，月经均准期而至，经量中等。

2012年10月16日测尿妊娠试验阳性，感腰酸加剧，偶有小腹隐痛，大便略干，舌淡苔薄，脉细滑。予中药补肾安胎。

处方：黄芪15g，太子参20g，炒白术10g，黄芩10g，当归身10g，炒白芍15g，川断15g，菟丝子30g，杜仲15g，桑寄生15g，苎麻根15g，阿胶珠12g，巴戟天10g，甘草3g。7剂，每日1剂，水煎服。

二诊：其后上方加减治疗，2012年11月16日超声检查已见宫内胚芽及心搏。12月18日浙江省妇产科医院超声检查提示：①宫内单活胎，13W+1D；②胎盘位于前壁，下缘距内口约1.5cm，胎盘内2.7cm×2.1cm×1.5cm暗区；③胎盘下端后方与宫壁之间血流丰富，植入胎盘（待确诊）。诊断"妊娠合并胎盘植入"。

[**治法**] 补肾益气升提。

处方：黄芪30g，太子参30g，炒白术10g，当归身10g，炒白芍15g，柴胡5g，升麻10g，桔梗12g，川断15g，菟丝子15g，炒杜仲15g，桑寄生15g，苎麻根15g，黄芩10g，阿胶珠12g，砂仁5g，麦冬10g，甘草5g。7剂，每日1剂，水煎服。

三诊：中药服用1周后外感咳嗽，流涕，偶有咯痰、质稀，腰酸明显。

处方：故上方去太子参，加荆芥6g，防风5g，桑叶10g，焦栀子15g，苦杏仁10g，浙贝母10g，连翘10g，并予东阿阿胶250g，黄酒150g，冰糖150g，核桃100g，芝麻100g，熬膏，每日早晚空腹一勺，配合中药益气补肾，升举安胎。

四诊： 2013年2月1日。已复查B超示胎盘内多个暗区，最大者位于胎盘下半部分，范围约5.3cm×1.4cm×2.1cm，子宫疤痕处胎盘附着，不能排除胎盘植入。

[**治法**] 补气升提，化瘀止血。

处方：黄芪15g，太子参20g，炒白术10g，当归身10g，炒白芍15g，升麻10g，桔梗12g，川断15g，菟丝子15g，杜仲15g，桑寄生15g，苎麻根15g，黄芩10g，甘草3g，焦山栀15g，玄参炭10g，生地炭15g，龙骨15g，三七粉（吞服）3g。

此方加减维持治疗半个月，2013年2月14日浙江省妇产科医院B超示：胎盘下缘距宫颈内口1.9cm，内见2.0cm×1.9cm×1.5cm暗区，继续予上方加减治疗，2013年3月8日浙江省妇产科医院B超复查未见胎盘内暗区。

按语： 妊娠合并胎盘植入是产科少见的危重症之一，西医也往往束手无策。近年来，随着人工流产、引产、剖宫产、前置胎盘、高龄妊娠等发生率的增加，妊娠合并胎盘植入也越来越常见，一旦发生，可引起大出血、子宫穿孔和继发感染等，有相当高的孕产妇及围产儿死亡率。何老在治疗还是强调辨证论治。中药治疗，一在补气推动，二在活血上行。本病案患者剖宫产后，2次难免流产，肾气亏虚，冲任受损，故经补肾养血调经后获得妊娠。孕后以寿胎丸加减，补肾养血安胎。孕13周超声提示植入胎盘可能，急投寿胎丸合补中益气汤加减，意在补气升提，固肾安胎。服药后外感风寒，故以宣肺止咳之品治疗。尤其妙在以东阿阿胶、黄酒、核桃、芝麻熬膏，既有阿胶、芝麻补血滋阴止血，又有核桃、黄酒养血活血化瘀。外感清后继投补肾益气升提之品，更加入三七粉加强活血化瘀功效，终获良效。

第十四节　妊娠合并粘连性肠梗阻

一、西医概述

肠梗阻是由于肠内容物在肠道内通过受到障碍时而出现的一种常见的急腹症。在妊娠期出现肠梗阻的病因有如下几种。①于子宫的增大挤压肠袢，使原本无症状的肠粘连因受压或扭转而形成肠梗阻。②因先天性肠系膜根部距离过短，受到逐渐增大子宫的推挤时，肠道蠕动受到限制；过度牵拉和挤压，也可以使小肠扭转，引起肠腔狭小，阻碍肠内容的顺利通过，出现机械性肠梗阻。③在妊娠期由肠穿孔而引起的穿孔性腹膜炎或由于肠系膜血栓形成，引起急性弥散性腹膜炎、腹膜后出血或感染，使肠壁肌肉发生麻痹，可引起麻痹性肠梗阻。④妊娠中期子宫升入腹腔及妊娠晚期胎头降入盆腔时，或产后子宫突然收缩复原，在这些情况下肠袢急剧移位时均可发生肠梗阻。怀孕后，由于孕激素水平增高，使肠管平滑肌张力降低，肠蠕动减慢；以及怀孕后容易发生便秘，使粪块堆积在结肠和直肠内；加上增大子宫对肠管的压迫作用，都可能成为肠梗阻的发病相关因素。妊娠期肠梗阻以粘连性肠梗阻最为多见。

二、中医概述

运用中医药治疗粘连性肠梗阻多以理气降气通腑，攻下通里去结为主。但治疗妊娠合并粘连性肠梗阻报道较少。治疗遵循有故无殒原则，选用驱邪不伤正，通腑不伤胎的处方，扶正祛邪，中病即止。

三、病案实录

陈静，女，27岁。初诊：2007年8月6日。

[**主诉**] 孕4个月余，左下腹阵发性绞痛2天。

[**现病史**] 2天前无明显诱因下出现左下腹阵发性绞痛，肛门排气后能稍缓解。

无发热，无恶心呕吐。大便数日未解，当地医生曾给予开塞露塞肛，共用5支，大便仍未解。曾去两家三甲医院妇产科急诊，拒收。连夜送来我院。

[**既往史**] 2004年因左卵巢交界性囊腺瘤行左附件切除术，2005年急性阑尾炎手术切除。

[**现病史**] 入院后查血淀粉酶无殊，子宫附件、双肾输尿管B超无殊。予头孢西丁抗炎、硫酸镁、氨茶碱解痉保胎治疗。腹痛未缓解，未解出大便。次日何老赴病房会诊。

[**刻下**] 面色苍白，精神委顿，不时阵痛呻吟。查体：左下腹压痛（++），

无反跳痛，肠鸣音10次/分。妇检无殊，听胎心正常。脉弦滑苔白腻。

[治法] 温通行气、益阴增液、润肠通便。

处方：生地12g、麦冬10g、玄参10g、当归12g、炒白芍15g、炒枳壳15g、荜茇3g、荜澄茄9g、制厚朴6g、全瓜蒌30g、生大黄6g、制首乌20g、火麻仁15g、甘草5g。3剂。

服药后患者仍有阵发性下腹痛，肛门排气后稍缓解。解出少许水样便。8月10日外科会诊考虑粘连性肠梗阻，转外科病房继续治疗。予禁食；头孢抗炎，氨茶碱、硫酸镁、阿托品、6-542解痉，复方氨基酸、高糖、脂肪乳等供给能量，纠正水电解质失衡。予院内制剂急腹症3号250ml灌肠，腹痛稍缓解，未解出大便。

二诊：2007年8月11日。前方加减继服。

处方：上方去制首乌，改当归15g，加党参30g，吴茱萸5g。2剂。

药后腹痛缓解，肛门排气，解出少许水样便，次日解出成形大便。

三诊：2007年8月14日。药后大便已畅，腹痛已除，精神好转。

处方：上方去生大黄、荜茇、荜澄茄，加阿胶珠15g，砂仁5g。7剂。

四诊：2007年8月15日转回产科，继续解痉保胎治疗，病情稳定。于8月17日病情好转出院。

按语：患者迭经左附件切除术、阑尾炎切除术手术创伤，极易发生肠管粘连。患者平时偶有下腹疼痛，大便欠通畅。孕中期后，子宫增大抬升至腹腔，肠管受压迫，且孕后肠蠕动减弱导致便秘，易发生肠梗阻。孕期粘连性肠梗阻急性发作，治疗极为棘手，手术风险极大，患者难以接受。粘连性肠梗阻孕期中医药治疗更是缺少可供借鉴的经验。何老在增液汤合小承气汤基础方之上，加用当归、白芍、首乌、瓜蒌、火麻仁等补血养血、润肠通便之品，更独具匠心加用辛热反佐药荜茇、荜澄茄、吴茱萸温中散寒止痛，寥寥数剂而解除患者危急病痛，实为中医治疗急性病尤其是妊娠期急症树立楷模。

第十五节 子 嗽

妊娠期间咳嗽不已，称"妊娠咳嗽"，亦称"子嗽"。本病的发生与发展与妊娠期特殊生理有关。若咳嗽剧烈或久咳不愈，可损伤胎气，导致堕胎、小产。

一、辨证分型

1.阴虚肺燥

妊娠期间咳嗽不已，干咳少痰或痰中带血，口干咽燥，失眠盗汗，手足心热，舌红，少苔，脉细滑数。治法：养阴润肺，止咳安胎。以百合固金汤（百合、熟地、生地、麦冬、白芍、当归、贝母、生甘草、玄参、桔梗）加减。

2.痰火犯肺

妊娠咳嗽，咯痰不爽，痰液黄稠，面红口干，心胸烦热，舌红苔黄腻，脉滑数。治法：清金化痰，止嗽安胎。以清金化痰汤（黄芩、山栀、知母、桑白皮、瓜蒌仁、贝母、麦冬、橘红、茯苓、桔梗、甘草）加减。

3.脾虚痰饮

妊娠期间咳嗽痰多，胸闷气促，甚至喘不得卧，神疲纳呆，舌质淡胖苔白腻，脉濡滑。治法：健脾除湿，化痰止咳。以六君子汤加减。

二、病案实录

病案一

项某某，女，34岁。初诊：2015年1月19日。

[主诉] 孕14周，咳嗽半月未已。

[现病史] 患者末次月经2014年10月11日。现咳嗽、咳黄痰半个月伴发热，鼻塞、咽痛。服金荞麦饮无效，1月12日查血常规示：WBC15.0×10^9/L，今日复查血常规示：WBC11.3×10^9/L，中性粒细胞8.7×10^9/L，高敏C反应蛋白3.04mg/L。舌偏红苔薄黄脉滑。

[治法] 清肺化痰。

处方：杏仁10g，象贝10g，化橘红6g，冬瓜子15g，黄芩10g，牛蒡子15g，辛夷6g，白芷5g，桑叶15g，银花15g，连翘10g，焦山栀15g，干芦根15g，鱼腥草30g，前胡10g，炙枇杷叶15g，炙款冬花10g，炙紫菀10g，炙桑白皮15g，地骨皮15g，桔梗6g，甘草3g，川贝粉（吞服）3g。7剂。

另予库欣分散片（头孢呋辛），1日2次。

二诊：2015年1月26日。药后咳嗽明显减轻，无鼻塞，痰色清。

处方：上药去牛蒡子、辛夷、白芷、川贝粉，加玄参10g，百部10g，百合15g养阴清肺善后。

按语：虽作为妇科医生，而感冒咳嗽亦为临床诊疗所常见，何老这张清热宣肺化痰止咳验方也是屡用屡效。许多患者，即使内科外感也要专门来找何老开中药治疗。孕期的妊娠咳嗽，咳嗽时腹压增大，久咳不愈亦可影响胎儿。何老治疗子嗽用药单刀直入，急则治标，有胆有识，务必除邪为快。此为清邪安胎之法。

病案二：子嗽、肝功能异常

刘某某，女，27岁。初诊：2015年3月4日。

[**主诉**] 孕16周，剧吐伴咳嗽2个月余。

[**现病史**] 该患者末次月经2014年11月12日，量色如常。停经35天，自测尿妊娠阳性。孕50天开始恶心呕吐日渐加剧，1月1日开始咳嗽，咳甚呕吐更甚，因"妊娠剧吐"在当地医院反复住院4次，补液治疗均无效，体重下降20斤。2天前浙江省妇产科医院查谷丙转氨酶195U/L，谷草转氨酶149U/L，甲功：TSH 0.00IU/L，T_4 34.68pmol/L，T_3 8.77pmol/L。尿常规：尿酮体（+++）。因"妊娠剧吐、肝功能异常"再度住院，予补液支持治疗未见好转。平素体瘦、易怒。

[**刻下**] 形体消瘦，咳嗽时作，咳痰质稀色白，咳剧则小腹隐痛。胃纳差，恶心呕吐一日10余次，小便量少、色黄，大便略干。夜寐欠佳。舌淡尖红苔薄，脉弦滑。

[**辨证**] 阴虚肝旺之子嗽兼恶阻。

[**治法**] 清金平木，宣肺止咳，兼顾安胎止呕。

处方：杏仁10g，象贝母10g，川贝3g，化橘红6g，姜半夏6g，茯苓12g，炙桑皮15g，地骨皮15g，黄芩10，紫苏梗6g，紫苏子15g，炙款冬花10g，炙紫菀10g，炒杷叶15g，炙百部10g，姜竹茹10g，蒲公英18g，桑叶10g，生甘草3g。7剂。

二诊：2015年3月11日。孕17周，咳嗽、咳痰好转，呕吐已明显减轻，能正常饮食，故已出院。3月5日浙江省妇产科医院尿常规：葡萄糖（+++），酮体（+-）；3月6日省妇院血常规：血红蛋白86g/L；生化：白蛋白28.2g/L，谷丙转氨酶78U/L，谷草转氨酶28U/L。

处方：煅石决明（先煎）18g，绿萼梅5g，黄芩10g，紫苏梗6g，桑叶10g，生甘草3g，茯苓12g，杏仁10g，象贝10g，化橘红6g，姜半夏6g，紫苏子15g，地骨皮15g，炙款冬花10g，炙紫菀10g，炒杷叶15g，姜竹茹10g，蒲公英30g，垂盆草30g。7剂。

三诊：2015年3月18日。自述偶有干咳，偶恶心，呕吐已平。西溪街道社区卫生服务中心血生化：谷丙转氨酶20IU/L，谷草转氨酶13IU/L，白蛋白42.4g/L。效不更方，上方继服7剂。

2015年6月2日电话随访，自述现孕29周，胃口佳，咳嗽未复发，就诊日至今体重已增加20斤，恢复至孕前体重98斤。

按语：该患者素体阴血亏虚、肝火偏旺，妊娠后气血下聚胞宫养胎，故阴血亏虚更甚，以致木火刑金，灼伤肺阴，而见咳嗽、咳痰，且久治不愈。肝火偏旺，乘脾犯胃，故恶心呕吐日剧。急则治标，故先以止咳散加减宣肺止咳；继而以何氏定呕阴滋阴清肝以止呕。

病案三

夏某某，女，30岁，已婚，职员。初诊：2011年2月22日。

[**主诉**] 孕19+周，反复下腹隐痛2个月余，咳嗽半月。

[**现病史**] 末次月经2010年10月8日。孕早期保胎史。近2月来反复下腹隐痛，伴腰酸明显，无阴道出血，无肛门坠胀不适，半月前一度外感，之后咳嗽难愈，咽干，无畏寒发热，大便略干，舌红少苔脉弦滑。孕产史：0-0-1-0，2006年人流1次。

[**体检**] 妇科检查因保胎暂缓，腹隆起如孕月，未及宫缩，闻及胎心，约146bpm。

[**辅助检查**] 2月22日B超检查提示胎儿发育正常，胎盘下缘距宫颈内口0.6cm。

[**中医诊断**] ①胎动不安肾虚型，②子嗽。

[**西医诊断**] ①晚期先兆流产，②咳嗽。

[**辨证分析**] 患者素体肾虚，人流后益甚，孕后胞脉不荣，而见小腹隐痛。孕后阴血下聚养胎，因孕重虚，虚火上炎，灼伤肺络，肺失濡养，而致咳嗽。

[**治法**] 补肾安胎，润肺止咳。

[**方药**] 寿胎丸合止嗽散加减。

处方：菟丝子15g，桑寄生15g，阿胶珠12g，苎麻根30g，旱莲草30g，黄芩10g，陈皮10g，前胡10g，桔梗10g，桑叶15g，荆芥5g，生蛤壳10g，紫菀10g。5剂。

二诊：2011年2月27日。用药3天后，症状较前好转，腰酸减轻，咳嗽夜间明显，咳后有少量白痰。

处方：加用鱼腥草30g，金银花10g，冬瓜子10g。再进7剂。

三诊：2011年3月6日。患者用药后胃纳可，小腹隐痛不明显，腰酸轻，咳嗽明显好转，同时予蝉贝合剂口服，少量多次。

四诊：2011年3月13日。现咳嗽明显好转。

处方：加用补气升提之品，党参20g，黄芪20g，炒白术10g，并嘱多卧床休息，咳嗽时避免使用腹压。

3月1日出院后门诊随诊，胎儿发育正常，咳嗽未复发。

按语：古人云：妊娠咳嗽，谓之子嗽。嗽久每致伤胎。有阴虚火动，痰饮上逆，有感冒风寒不同。该患者本身胎盘位置较低，外感后咳嗽日久，不利胎盘生长，而且易动胎。因而治疗过程中，一直要注意顾护胎元。润肺之时，宜清润，而不可滋腻太过，恐聚湿生痰，致久咳难愈。

第十六节　妊娠腹痛

一、西医概述

妊娠期间，出现以小腹疼痛为主的病症，称为"妊娠腹痛"，亦称"胞阻"。妊娠腹痛是孕期常见病，若不伴有下血症状，一般预后良好。若痛久不止，病势日进，也可损伤胎元，甚则发展为堕胎、小产。本病基本概括了西医认为的妇女妊娠期间内生殖器官及其邻近脏器因妊娠或与妊娠有关而致的生理性及病理性腹痛，如妊娠生理性子宫收缩痛、慢性附件炎、因妊娠子宫增大而致的牵掣性疼痛等。妊娠腹痛属于西医学先兆流产或先兆早产的症状之一。

二、辨证分型

1.血虚

妊娠后小腹绵绵作痛，头晕心悸，失眠多梦，面色萎黄，舌淡，苔薄白，脉细滑弱。治宜补血养血，止痛安胎。方用当归芍药散去泽泻，加党参。

2.虚寒

妊娠小腹冷痛，喜温喜按，形寒肢冷，倦怠无力，面色白，舌淡，苔白，脉细滑。治宜暖宫止痛，养血安胎。方用胶艾汤加减。

3.气滞

妊娠小腹胀痛，情志抑郁，或烦躁易怒，伴胸胁胀满，舌红，苔薄，脉弦滑。治宜舒肝解郁，止痛安胎。方用逍遥散（《太平惠民和剂局方》）加减。

4.血瘀

妊娠后小腹常感隐痛不适，或刺痛，痛处不移，或宿有癥瘕，舌黯有瘀点，脉弦滑。治宜养血活血，补肾安胎。方用寿胎丸加丹参、三七、赤芍、全当归、川芎、丹皮等。

三、病案实录

病案一：先兆早产

涂某某，女，26岁，临安人。初诊：2011年8月23日。

[主诉] 孕28周$^{+2}$，时有下腹痛2个月。

[现病史] 患者孕28周$^{+2}$，近2个月下腹痛较频，屡次于当地医院住院予"盐酸利托君针"治疗，未见明显缓解。现仍住院治疗中，家属转方，诉夜寐欠宁，B超示胚胎正常发育，与孕周相符。

处方：黄芪30g，太子参30g，麦冬10g，炒白术10g，当归身10g，炒白芍30g，生地炭15g，枸杞15g，阿胶珠12g，黄芩10g，炒桑叶10g，龙骨15g，川断15g，菟丝子15g，杜仲15g，桑寄生15g，苎麻根15g，巴戟天10g，苏梗5g，陈皮5g，甘草3g，百合15g。14剂。

二诊： 患者腹痛缓解，予出院。此后仍为家属转方。服中药原方出入调理至34周，停中药。随访患者10月16日孕37周因宫缩较频，剖宫产一女，体健。

按语： 孕晚期妊娠腹痛者，总以肾气亏虚、气血不足为主，兼有气机阻滞，胎儿失养。处方以大剂量黄芪、太子参、白术补气，当归身、炒白芍、生地炭、苎麻根、阿胶珠养血和血止痛，黄芩、桑叶清热安胎，龙骨镇静安神，百合清心安神，川断、菟丝子、桑寄生、杜仲、枸杞、巴戟天补肾安胎，苏梗、陈皮理气安胎。过去我们一般保胎至孕12周结束。现今发现孕中晚期死胎、早产病例屡见报道，故孕12周后也可每月服中药1~2周以求稳妥。《傅青主女科》谓"保产无忧散"曰"保胎，每月三五服，临产热服，催生如神"；"未产能安，临产能催，偶伤胎气，腰酸腹痛，甚至见红不止，势欲小产，危急之际，一服即愈，再服全安。临产时交骨不开，横生逆下，或子死腹中，命在垂危，服之奇效"。

病案二：晚期先兆流产

魏某某，29岁。初诊：2013年4月1日。

[**主诉**] 孕32周，下腹隐痛1周。

[**现病史**] 患者末次月经2012年8月21日，近1周宫缩较频，妇检宫口未开，无肛门坠胀，口服盐酸利托君片后稍缓解。患者血型O型，丈夫血型A型，IgG抗A抗体效价1：64，便次偏多。

处方：黄芪30g，党参30g，黄芩10g，当归身10g，炒白芍30g，苏梗5g，陈皮5g，升麻6g，川断15g，菟丝子15g，杜仲15g，桑寄生15g，苎麻根15g，阿胶珠12g，巴戟天10g，砂仁5g，桑叶10g，焦山栀15g，炙甘草3g。7剂。

二诊： 2012年4月8日。孕33周，上药后腹痛缓解，每日3~4次，大便仍偏稀。

处方：上药去阿胶珠、桑叶、焦山栀加当归10g，绿萼梅5g，茯苓10g，木香5g。续服7剂。

三诊： 2013年4月15日。近2日几无腹痛，大便仍偏稀。

处方：上药加炒白术10g。续服7剂。

三诊后腹痛已除，宫缩正常，回家中安心养胎待产。

按语： 现今产检孕12～24周均在社区卫生院，孕24周至足月均在产科，中医参与率不高。而实际有大量文献记载古代中医中药治疗妊娠腹痛。本案用药核心药物与案一接近。以举元煎益气升提，芍药甘草汤缓急止痛。《金匮要略》曰："妇人有漏下者，有半产后因续下血都不绝者，有妊娠下血者，假令妊娠腹中痛，为胞阻，胶艾汤主之。""妇人怀娠，腹中㽲痛，当归芍药散主之。""妇人妊娠，宜常服当归散主之。""妊娠养胎，白术散主之。"临床均可借鉴斟酌应用。

病案三

汤某某，28岁，职员。初诊：2012年6月3日。

[**主诉**] 停经36天，小腹痛3天。

[**现病史**] 末次月经4月29日，自测5月19日排卵，5月30日自测尿HCG（+），当晚无诱因下出现小腹隐痛，如痛经样，每至夜间痛醒。平素易腹泻。今日查血HCG 777IU/L，E_2 205pg/ml，P 129nmol/L。4月份孕前检查未见明显异常。舌淡嫩，边有齿痕，苔薄，脉细迟弱。

[**辨证**] 气血不足，脾肾亏虚。

[**治法**] 益气养血，健脾安胎。

处方：党参15g，太子参20g，黄芪15g，黄芩10g，炒白术10g，菟丝子30g，桑寄生15g，川断15g，杜仲15g，当归10g，白芍30g，苎麻根30g，阿胶珠12g，苏梗5g，陈皮5g，生甘草5g，艾叶炭3g，川芎6g，熟地10g，桂枝6g，生姜6g，红枣15g。7剂。

二诊：6月10日。6月6日复查血HCG 2119IU/L，E_2 213pg/ml，P 90nmol/L。6月10日复查血HCG 8361IU/L，E_2 290pg/ml，P 91nmol/L。药后腹痛消失，未再发作。

处方：前方去川芎、桂枝、生姜、红枣，改当归为当归身，改艾叶炭为6g。7剂。

按语：妊娠后气血下聚胞宫以养胎元，早孕期往往会有小腹隐痛、胀痛不适等症状。激素水平良好且无不良孕产史者一般可不用药，动态观察症状及激素水平变化。或稍用胶艾汤等益气养血补肾安胎之剂，症状多可明显缓解。临床应用《金匮》胶艾汤、当归芍药散、当归散等方药时，往往习惯弃川芎不用，恐其活血行气导致出血，且药房备有"当归身"时则不用"全当归"。本案患者早孕期间下腹部拘急疼痛，夜间痛醒，治疗首先应排除异位妊娠，需通过激素水平初步判断，患者HCG水平符合妊娠天数，且雌孕激素水平理想，随后密切复查HCG上升趋势佳，根据经验初步判断异位妊娠可能性较小，但仍需嘱咐患者密切注意腹痛情况尤其是有无一侧下腹疼痛及肛门坠胀感等，必要时需阴道B超明确诊断。治疗上选用胶艾汤、黄芪建中汤、寿胎丸加减。参、芪、术益气健脾，苏梗、陈皮理气，归、芍、胶、艾养血活血、温经止痛，建中汤中大剂量芍药甘草和里缓急止痛，寿胎丸补肾安胎。

第十七节　妊娠期肝内胆汁淤积症

一、西医概述

妊娠期肝内胆汁淤积症（ICP）为妊娠28周前后出现，表现为皮肤瘙痒和轻度黄疸的综合征。占妊娠期黄疸的1/5以上。因肝小叶中央区毛细胆管内胆汁淤积而发病。临床表现为全身瘙痒，随后发生黄疸，产后迅速消退，再次妊娠常复发。因胎盘组织也有胆汁淤积，引起滋养层细胞肿胀和绒毛间质水肿，胎盘血流灌注不足，易导致胎儿窘迫、早产、流产、死胎，围生儿死亡率增高。

二、病案实录

病案一

许某，女，25岁，天台人。初诊：2012年8月13日。

[主诉] 孕28周，发现胆酸偏高1周，掌心皮肤瘙痒。

[现病史] 8月6日天台县妇幼保健院产检查血甘胆酸4556μg/dl，血清总胆酸71μmol/L。已于昨日在省人民医院住院治疗，今家属慕名代为就诊转方。治拟清肝利湿，凉血安胎。

处方：桑叶10g，黄芩10g，丹皮10g，制大黄10g，丹参15g，赤芍10g，茵陈30g，生山栀15g，石决明18g，蒲公英30g，葛根30g，桑寄生15g，苎麻根15g，苏梗5g，陈皮5g，砂仁5g，绿萼梅5g。7剂。

二诊：2012年8月20日。经中药加思美泰（丁二磺酸腺苷蛋氨酸）静滴、优思弗胶囊（熊去氧胆酸）口服。8月17日复查血甘胆酸438.7μg/dl，正常范围，掌心瘙痒减轻，今日出院。寐食亦安，纳便正常。处方以前方加鲜铁皮石斛12g以资巩固善后。

随访患者孕36⁺周剖腹产，新生儿评分佳。

按语：茵陈蒿汤为治疗湿热黄疸最常用方剂，在中医妇科临床已用于母儿血型不合、妊娠肝内胆汁淤积症等疾病多年，安全有效。但对于抗体滴度较高患者往往力有不逮。经过不断摸索改进，大胆借用治疗重症黄疸肝炎用药经验，清热化湿基础上加用丹皮、丹参、赤芍等凉血化瘀，效果满意，开创诊疗该类疾病新思路。全方着眼于"肝"，清肝热化湿、理肝气解郁、平肝凉血化瘀。用药一周而症状及理化指标明显好转，效如桴鼓。

妊娠肝内胆汁淤积症中医治疗效果较好，缓解瘙痒症状及理化指标均很理想。值得进一步总结经验、推广应用。

病案二：复发性流产，抗透明带抗体阳性，肝内胆汁淤积。

吴某，女，33岁。初诊：2013年7月26日。

[**现病史**] 流产后2月，孕前调理。患者备孕2年，孕产史0-0-2-0，曾予西药促排卵4次，2011年12月生化妊娠，2013年5月15日孕74天难免流产行清宫术，曾做HSG：右输卵管通畅，左输卵管通而欠畅。末次月经7月11日，准期，量较前略减少，无痛经。甲功（-），血型"B"。

[**妇检**] 外阴（-），阴道畅，宫颈尚光，子宫前位，大小正常，无压痛，双附件（-）。

[**辅助检查**] 抗透明带抗体阳性，白带常规、支原体、衣原体均阴性。丈夫精液常规正常范围，正常形态率5%，DNA碎片率：10.38%。甲状腺功能、不孕、TORCH均阴性。血黏度、D-二聚体、凝血功能均阴性。

[**刻下**] 偶有腰酸，小腹隐痛，舌淡黯，苔薄，脉细。

处方：当归12g，川芎10g，黄精20g，制首乌15g，麦冬10g，炒白芍15g，红藤30g，败酱草30g，丹参15g，赤芍15g，茯苓10g，泽泻10g，菟丝子15g，川断15g，杜仲15g，桑寄生15g，怀牛膝15g，枸杞15g，砂仁5g，甘草5g。14剂。

二诊：2013年9月16日。末次月经9月8日，准期，量中，6天净。已查抗透明带抗体（＋），经前1周查三维B超无殊，查夫妻外周血染色体：46，XY1h+，46，XX。

处方：黄芪15g，炒白术10g，黄柏6g，知母10g，丹参15g，赤芍15g，生地10g，熟地10g，砂仁5g，山萸肉10g，黄精20g，茯苓10g，泽泻10g，忍冬藤30g，川断15g，菟丝子30g，蛇床子6g，覆盆子15g，防风5g，杜仲15g，甘草5g。14剂。

三诊：12月2日自述感腰酸、小腹隐痛，查血HCG 340.2IU/L，E_2 245.7pg/ml，P 104.8nmol/L，诊断"先兆流产"，予中药补肾健脾安胎至孕12周，B超提示胚胎发育良好，NT 1.0mm，结束保胎治疗。

四诊：2014年5月4日。主诉"孕26周，皮肤瘙痒1周"。舌淡，苔略厚，脉滑。4月30日省妇保医院查甘胆酸偏高383.9μg/dl，诊断"妊娠合并肝内胆汁淤积症"，予中药清热利湿，凉血安胎。

处方：黄芪15g，炒白术10g，丹皮10g，丹参15g，赤芍15g，茵陈30g，炒薏苡仁15g，茯苓12g，生山栀15，黄芩10g，制大黄10g，葛根30g，砂仁（后下）5g，苎麻根15g，桑寄生15g，苏梗5g，陈皮5g，甘草3g。7剂。

患者服药后，瘙痒即除。2014年5月12日省妇保医院查复查甘胆酸54.5μg/dl，总胆酸3μmol/L均在正常范围。随访，正常分娩一健康婴儿。

按语：患者属"复发性流产"范畴，主张早检查、早诊断、早治疗。初诊除了中医望闻问切、辨证论治，还需着眼西医，分别从内分泌、遗传、免疫、宫腔环境等多方面筛查流产原因。孕早期脾肾气虚，故以健脾补肾养血安胎为主。

患者孕26周妊娠合并肝内胆汁淤积症，则需根据病情变化，审时度势，及时调整治疗思路。以茵陈蒿汤为基础，佐以丹皮、赤芍、丹参凉血祛瘀，黄芪、白术补气健脾，杜仲、苎麻根补肾安胎，苏梗、陈皮理气，薏苡仁、茯苓利水祛湿。虽然丹参、赤芍活血，薏苡仁滑利，但是自古就有"逐月胎形"之说，患者孕期已过5月，胎气已固，现有胆汁淤积之证，用药看似险峻，实则深思熟虑，"有故无殒，亦无殒也"，全方补中有清，清中寓补，相辅相成，使孕妇脾肾足则固胎有本，淤积除则胎自安。用药中病即止，疗效立竿见影。

第十八节 妊娠合并子宫肌瘤

一、西医概述

子宫肌瘤是妇女最常见的盆腔良性肿瘤，好发于生育年龄，妊娠合并子宫肌瘤的发病率约为5%。随着生育年龄的推迟及超声诊断的普及，妊娠合并子宫肌瘤的发病率有上升趋势。

妊娠对子宫肌瘤的影响：由于妊娠期高水平雌、孕激素的影响及子宫血液供应的增多，子宫肌瘤有时迅速变大。由于激素水平增高、机械性压迫及增大的肌瘤内血循环不良，可引起肌瘤玻璃样变、黏液变性、脂肪变性、退行性变甚至出血坏死，但以表现为出血坏死的红色变性较多见。

子宫肌瘤对妊娠的影响：子宫肌瘤合并妊娠的自然流产发生率较无肌瘤者高2~3倍，达20%~30%，尤其是黏膜下子宫肌瘤，它使宫腔变形，子宫内膜感染，不利于受精卵着床，即使着床也因内膜血供不足而易发生流产；较大的肌壁间肌瘤，由于机械性压迫及宫腔变形，也易引起流产或早产。

二、中医概述

妊娠期间，小的无症状及体征的子宫肌瘤一般不予处理，但用药注意不宜过于温补。若肌瘤增大迅速，可采用寿胎丸合桂枝茯苓丸加减扶正化瘀，方中多可酌情选用丹皮、赤芍等凉血化瘀之品。

三、病案实录

病案：子宫肌瘤变性

叶晶晶，女，28岁，本院职工。初诊：2011年9月16日。

[主诉] 孕12周，下腹痛1周。

[现病史] 患者素有子宫肌瘤病史，早孕期间无明显不适。1周前宁波老家

食海鲜后出现下腹疼痛剧烈，B超提示浆膜下肌瘤变性。已在我院西医妇科住院1周静滴硫酸镁、头孢治疗，腹痛有所缓解，现已出院要求中医治疗。9月15日B超：宫内早孕，浆膜下肌瘤变性（胚囊内可见顶臀径约5.3cm的胎儿，子宫左前壁见一不均质回声团，大小约7.1cm×5.7cm×3.8cm，其内见多处不规则的液性暗区，CDFI显示未见明显血流信号）。舌暗红苔薄脉细滑。

[治法] 扶正化瘀，固肾安胎。

处方：黄芪15g，炒白术10g，丹皮10g，赤白芍各15g，黄芩10g，桑叶15g，炒薏苡仁15g，茯苓10g，旱莲草15g，蒲公英30g，苏梗5g，陈皮5g，砂仁5g，绿萼梅5g，生地炭15g，玄参炭10g，桑寄生15g，杜仲15g，龙骨15g，生甘草3g。7剂。

二诊：2011年9月23日。腹痛减轻，药后稍有恶心不适，口干。

处方：前方加鲜石斛12g，姜竹茹10g。再进7剂。

三诊：2011年10月7日。药后腹痛基本消失。10月6日B超：浆膜下肌瘤变性（较前缩小）。子宫左前壁见一不均质回声团，大小约6.6cm×5.7cm×3.5cm，其内见多处不规则的液性暗区，CDFI显示未见明显血流信号。

处方：前方加苎麻根15g。7剂。

此后未再服药，腹痛亦再未发作。随访2012年3月26日剖腹产一子并行肌瘤剔除术，病理示：平滑肌瘤伴红色变性。

按语：妊娠合并小肌瘤临床较为常见，一般小于3cm且不压迫宫腔内膜的肌壁间或浆膜下肌瘤不考虑孕前手术治疗。但有部分患者妊娠期间肌瘤迅速增大。肌瘤红色样变为肌瘤的一种特殊类型坏死，临床并不多见，好发生于妊娠期，患者可有剧烈腹痛伴恶心呕吐、发热。临床治疗不能机械套用《金匮》桂枝茯苓丸，虽则有故无殒，仍需辨证论治。处方桂枝茯苓丸去破血之桃仁，易以炒薏苡仁健脾缓急、蒲公英清热消痈而不伤正；不用辛温之桂枝，改用桑叶、旱莲草、黄芩、生地炭、玄参炭清热凉血；苏梗、陈皮、绿萼梅理气止痛；黄芪、白术、桑寄生、杜仲益气补肾安胎。全方清热祛瘀而不碍胎，用药3周而腹痛消失、肌瘤缩小。

第十九节　妊娠合并水痘

一、西医概述

水痘是由水痘-带状疱疹病毒（VZV）感染导致的急性传染性疾病，特征是分批出疹，3~5天出齐，从斑渗、丘疹、水痘至结痂，皮疹以躯干部为多，面部及四肢少，呈向心性分布，并伴以轻微的全身症状。属呼吸道传染病，主要通过飞沫和直接接触传播，亦可通过接触被污染的用具传播。多见于小儿，成人水痘较少见。因在儿童期大多数已感染过水痘，孕妇很少发生水痘。但由于妊娠期特有的免疫学特性，增加了母体对病原体的易感性，可能是导致孕妇VZV感染的重要原因。妊娠合并水痘患者病情较一般水痘患者严重。病毒可经过胎盘感染胎儿，新生儿可发生不同程度的先天性水痘综合征。孕早期感染的病例有可能发生胎儿小头畸形、脑皮质萎缩、脑发育不全、耳聋、失明及智障等。若妊娠的前6个月发生初次感染，宫内感染率约为25%，先天性水痘综合征的发生率约为受感染胎儿的12%。妊娠20周后感染水痘的孕妇，其胎儿病变的危险性为2.2%。

二、中医概述

中医以其形态如痘、色泽明净如水泡而得名。《小儿卫生总微论方》"其疮皮薄，如水疱，破即易干者，谓之水痘。"自宋以后，中医对该病的诊治有大量的古籍和文献记录，近代也有进一步的发展，相对于西药治疗，中医治疗在病程和出现并发症的概率上都有一定的优势。

中医认为本病为外感时邪，伤及肺脾，生湿化热，发于肌肤所致。治疗以疏风清热、解毒祛湿为主。根据病情的轻重可分以下两种类型。

（1）风热夹湿证。属轻型，症见发热，咳嗽，流涕，水痘红润，分布稀疏，内含水液清澈明亮，伴有瘙痒，纳差，二便调和，舌苔薄白，脉浮数。方用银翘散合六一散。

（2）湿热炽盛证。属重证，发热重，表现为壮热烦渴，唇红面赤，精神萎靡，痘疹稠密色紫暗，痘浆混浊不透亮，甚至口腔亦见疱疹，伴有口干欲饮，大便干结，小便短赤，舌苔黄厚而干，脉洪数或滑数。方用清瘟败毒饮。

三、病案实录

王艳，女，39岁。初诊：2016年12月29日。

[**主诉**] 外感后10天，发热、胸痛2天，红色斑丘疹、水疱1天。

[**现病史**] 患者孕17周，1个月前外感后乏力、纳差，2天前出现发热、胸痛，最高体温38.5℃，今晨起患者发现头面部、四肢出现红色斑丘疹、水疱，水液清澈明亮，伴瘙痒，皮肤科就诊诊断为"水痘"，予外用炉甘石洗剂止痒。末次月经9月2日。11月25日B超提示：单活胎，低置胎盘。舌质红，苔白腻，脉弦。

处方：桑叶10g，黄芩10g，蒲公英30g，银花10g，连翘10g，焦山栀10g，竹茹10g，芦根15g，鲜石斛6g，板蓝根12g，生甘草5g。7剂。

二诊：2017年1月7日。体温正常范围，胸痛已除，皮肤水痘已结痂。阴道少量出血1天。舌暗红，苔略腻。

处方：黄芩10g，蒲公英30g，银花10g，连翘10g，焦山栀10g，竹茹10g，芦根15g，鲜石斛6g，生甘草5g，生地炭12g，升麻10g，柴胡5g，桔梗12g，藕节15g，丹皮10g，赤芍10g，生白芍15g。7剂。

按语： 水痘是感染水痘-带状疱疹病毒（VZV）所致。西医学对病毒性疾病没有特效药，故水痘的治疗主要是预防继发感染和加强护理。发热期应卧床休息，进食易消化食物，保证营养和水分的供给；体温较高者可予退热剂，皮肤瘙痒甚者可口服抗组胺药，亦可外用炉甘石洗剂止痒，水疱破溃后涂2%龙胆紫等，均为对症治疗。

病案中患者见发热，乏力，纳差，水痘内含水液清澈明亮，伴有瘙痒，舌质红，苔白腻，脉弦，故属风热夹湿之证。治宜用疏风解表，清热祛湿法。方选银翘散加减。待水痘结痂后加用清热凉血之品，息风止痒，并不忘低置胎盘的基础，取升麻、柴胡、桔梗升提之意。

第二十节　妊娠合并带状疱疹

一、西医概述

带状疱疹是水痘–带状疱疹病毒潜伏于人体感觉神经节，经再激活后引起的皮肤感染，临床上以沿一侧体表神经的皮肤出现带状分布的成簇疱疹为特征，常伴有局部神经疼痛。多发生在肋间神经、颈神经、三叉神经和腰骶神经支配区域。患处先出现潮红斑，如米粒，不痒，皮肤有刺痛感，次日红斑发展为丘疹，呈簇状分布而不融合，继之迅速变为水疱，疱壁紧张发亮，疱液澄清，中心凹陷，呈脐窝状，个个独立，疱群间皮肤正常。此病多发生在身体的一侧，一般不超过正中线。神经痛为本病特征之一，有些患者可出现剧烈疼痛。

带状疱疹和水痘是同一种病毒引起的不同临床表现。15岁以下的儿童多引起水痘，成人多引起带状疱疹。此病毒可长期潜伏在人体神经细胞中，当人体抵抗力下降，导致病毒再活动，可诱发本病。妊娠合并带状疱疹较为少见，早期易致流产、畸形，后期易致早产、死胎等。

二、中医概述

中医认为本病系情志内伤，肝气郁结，久而化火，肝经火毒外溢皮肤而发；或脾失健运，湿邪内生；或感染毒邪，湿热火毒蕴积肌肤而成。此病于腰腹部、背部发病者居多，发生在腰部者，形似一条火龙缠绕于腰间，中医称之为"缠腰火丹"。常在感冒、疲倦、操劳、熬夜、失眠、食欲不振等抵抗力低下等情况下发病。

治疗早期以祛邪为主，晚期攻补兼施。主要治法有清热利湿解毒、理气活血止痛，据症加用疏肝解郁、健脾益气等法。常用药：金银花、连翘、大青叶、板蓝根、黄芩、黄连、生地黄、当归、栀子、牡丹皮、赤芍等。

三、病案实录

唐英男，女，32岁。初诊：2012年10月23日。

[**主诉**] 孕25周余，左侧肋部带状皮疹1周。

[**现病史**] 患者末次月经4月25日，1周前外感后左侧肋部成簇皮疹，色红，伴轻微疼痛。已查血水痘-带状疱疹病毒阳性，舌质红，苔薄白，脉细数。

[**治法**] 清热解毒利湿，凉血安胎。

处方：生黄芪15g，焦白术10g，防风6g，银花15g，连翘10g，桑叶10g，焦山栀12g，竹茹6g，苏梗6g，陈皮5g，炒薏苡仁15g，茯苓15g，苎麻根15g，桑寄生15g，赤白芍各10g，丹皮10g，黄芩10g，生甘草3g。7剂。

二诊：2012年11月13日。孕28周⁺，药后肋部皮疹渐退，身热，口干，咽痛。上方加麦冬10g，生地10g，鲜铁皮石斛12g。

三诊：2012年11月20日。孕29周⁺，腹坠，夜半寐热，鼻衄、便干。上药去竹茹，加玄参。与麦冬、生地配伍共奏增液润燥之功。

诸证减轻后停中药，随访患者于2013年2月足月剖宫产1男婴，体健。

按语：带状疱疹合并有妊娠，西医用药有诸多禁忌。本病属中医学"蛇串疮""缠腰火丹"等范畴。患者素体脾肾不足，孕后正气虚弱更甚，毒邪乘机入侵，毒邪壅滞肌肤，发为疱疹。治疗以清热解毒利湿，凉血安胎为治则。在驱邪同时，注意顾护正气，勿伤胎元。

方中银花、连翘、桑叶、焦山栀清热泻火解毒疏表，玉屏风散扶正固表，竹茹清热除烦，苏梗、陈皮理气安胎，薏苡仁、茯苓健脾利湿，杜仲、桑寄生补肾安胎，丹皮、赤芍、白芍凉血活血。黄芩清热安胎，甘草和中止痛、调和诸药。全方共奏清热解毒利湿、凉血安胎之功。患者服药后皮疹减退，余热未清，热毒之邪最易耗伤阴液，故见口干咽痛。故治疗以上方加麦冬、生地、鲜石斛等清热养阴生津之品。如此标本兼顾，切中病机，故能收到满意疗效。

第九章 产后病

产妇在产褥期内发生与分娩或产褥有关的疾病，称为"产后病"。一般将产后7天以内称为"新产后"。

产后病的发病机理可以概括为三个方面：一是失血过多，亡血伤津；二是瘀血内阻，气机不利；三是产后百节空虚，易受外感。

产后疾病的诊断要注意"三审"，即先审小腹痛与不痛，以辨有无恶露的停滞；次审大便通与不通，以验津液之盛衰；三审乳汁的行与不行及饮食之多少，以察胃气的强弱。临床要注意产后特殊病情：如《金匮要略》提出"新产妇人有三病，一者病痓，二者病郁冒，三者大便难"；《张氏医通》提出的"三冲"，即冲心、冲肺、冲胃，以及"三急"即"产后诸病，惟呕吐、盗汗、泄泻为急，三者并见必危"。

产后病的治疗应本着"勿拘于产后，亦勿忘于产后"的原则，结合病情进行辨证论治。应掌握产后用药三禁，即禁大汗，以防亡阳；禁峻下，以防亡阴；禁通利小便，以防亡津液。

第一节 产后恶露不绝

产后恶露不绝是指西医产后或人工流产或引产术后，或药物流产后子宫复旧不全、恶露淋漓不净超过10天者。西医病因包括胎盘、胎膜，或蜕膜残留，子宫胎盘附着面复旧不全，产褥感染，子宫畸形（子宫黏膜下肌瘤、子宫腺肌病），子宫收缩乏力，贫血、慢性消耗性疾病等。尤其是胎盘、蜕膜、胎膜等残留，西医治疗以清宫术为主，缩宫抗炎为辅。

一、西医病因

1.子宫收缩乏力

这是产后出血最常见的原因。分娩时产妇精神过度紧张，产程延长、产妇体力消耗过度或者产程过快，子宫肌纤维发育不良，由于巨大儿、羊水过多等导致子宫纤维过度拉伸等原因都可能影响子宫肌缩复功能，引起子宫收缩乏力性产后出血。

2. 胎盘因素

胎盘、胎膜残留或粘连、植入，蜕膜残留，子宫胎盘附着部位复旧不全等都可能导致血窦开放、子宫内膜炎症、宫缩不佳，继而引起产后出血。

3. 全身因素

产妇合并原发性血小板减少、再生障碍性贫血等血液系统疾病，或者羊水栓塞、妊娠期高血压、胎盘早剥、死胎等并发DIC，可能导致凝血功能障碍，造成产后流血不止。这种情况极为凶险，需要迅速止血、补充血容量、纠正休克、预防感染，必要时手术治疗。

4. 软产道裂伤

分娩过程中出现急产、巨大儿，或者产妇外阴组织弹力差，或会阴切开缝合止血不彻底、宫颈、阴道穹窿裂伤未及时发现都可能导致软产道裂伤，产后出血不止。

二、辨证分型

冲为血海，任主胞胎，恶露乃血所化，血源于脏腑而注于冲任。产后恶露不绝实乃产后调理失宜，脏腑虚损、冲任不固所致。产后恶露不绝或因产时伤其经血，虚损不足，不能收摄，或因新产后百节空虚之时恶血浊液应去未去，瘀血内停于胞宫。若恶露上攻则血晕闷绝，若日久不愈或渐成虚劳，或化热内蕴，或癥瘕积聚而致产后腹痛等病。

产后恶露不绝根据恶露的量、色、质、气味，以及全身症状、舌脉、病史，可分为三种证型分而治之。

1.气血亏虚

此乃产后6周内最常见的证型，多为产时或产后出血过多，阴血骤虚导致气无以附，而致气亦不足。表现为恶露量时多时少，淋漓不止，色淡红或稍黯、质清稀、无臭气，伴随神疲乏力，少气懒言，小腹空坠，腰酸，舌质淡红边有齿痕，脉细弱无力。妇科检查见子宫偏大，质软，宫颈口闭合，子宫无压痛。

治疗时重在补气血、扶正固本，稍佐化瘀止血之品。

处方：何氏加味生化汤（党参、黄芪、当归、川芎、麦冬、益母草、桃仁、炮姜、焦山楂、莲房、血余炭）。

2.瘀热内阻

何老强调，产后恶露淋漓6周以上者，极易瘀滞胞宫化热致病，血液检查常有血清白细胞、C反应蛋白、前降钙素等炎性指标升高。表现为产后恶露日久，量时多时少，淋漓不止，色紫暗，质黏腻或有臭味，伴随小腹灼热疼痛，拒按，或伴发热头昏，腰酸下坠，心烦口渴，小便黄少，舌黄苔厚腻质红，或有紫点，脉细数无力。妇科检查见子宫正常或稍大，有明显压痛，活动差，附件增厚有压痛。

治疗以清热凉血，化瘀生新为主。

处方：何氏清瘀生化汤（制大黄、丹皮、赤芍、红藤、当归、川芎、益母草、桃仁、炮姜、马齿苋、莲房、炙甘草、血余炭、黄芪）。

3.胞衣不下

何老认为，无论是产后、清宫术后，还是药物流产后，只要患者恶露淋漓不净，超声检查显示子宫内残留者，均可属"胞衣不下"范畴。表现为恶露量时多时少，淋漓日久不净，色暗，挟有瘀血，小腹疼痛，腰痛，舌紫暗，苔薄，脉沉涩。

治疗以逐瘀荡胞生新为主。

处方：何氏荡胞生化汤（当归、川芎、益母草、桃仁、生蒲黄、五灵脂、焦山楂、血竭、川牛膝、炙甘草、红藤）。

何老强调，产后恶露不绝看似血证，绝非一味止血可奏效。尤其升麻、柴胡之属，恐有留瘀之虞，万不可妄用。临证是需时刻谨记"虚""瘀"二字，知常达变，以常应变，从变知常，成竹于胸，方可获得桴鼓之效。

三、病案实录

病案一

周某某，女，30岁，已婚，职员。初诊：2009年5月28日。

[**主诉**] 剖宫产后恶露不净近4个月。

[**现病史**] 患者因"双胎妊娠"于2009年2月4日行剖宫产术，术后恶露淋漓，至今不净，无明显腹痛。西医曾予抗感染、止血治疗后阴道出血未止。刻下：腹部切口痛，其余腹部无明显疼痛，恶露量少，呈血丝状，色淡红，腰不酸。乳汁略少，胃纳欠佳，神疲乏力，面色苍白，夜寐安，舌淡红略暗，苔薄，脉细滑略弦。

[**妇科检查**] 阴道流血，子宫正常或稍大，或伴有压痛，双附件伴正常或伴有压痛。

[**中医诊断**] 产后恶露不绝（气虚夹瘀型）。

[**西医诊断**] 子宫复旧不全。

[**治法**] 益气养血，化瘀止血。

处方：生黄芪15g，当归15g，川芎10g，益母草30g，桃仁6g，炮姜5g，红藤30g，丹皮10g，煅花蕊石18g，莲房15g，血余炭10g，马齿苋20g，茜根炭6g，乌贼骨15g，炙甘草5g，三七粉3g（吞服），焦山楂15g，藕节炭15g，失笑散（包煎）15g。7剂。另：血竭胶囊3粒，口服，一日三次，服6天。医嘱禁忌：忌食辛辣发散，及寒凉食物。

二诊：2009年6月5日。患者自诉服药3天后恶露即净，乳汁略增，大便略干，唇暗红，舌淡暗苔薄，脉细滑略弦。再投中药益气止血之余滋肾养血以促子宫复旧。

处方：太子参20g，麦冬10g，丹皮10g，赤白芍各15g，制大黄10g，乌贼骨15g，蒲公英30g，黄芩30g，石斛12g，桑寄生15g，潼白蒺藜各15g，马齿苋20g，焦山楂15g，生甘草3g。7剂。

其后随访，患者自诉再无恶露淋漓之苦。

病案二

王洁，女，32岁，公司职员。初诊：2014年9月23日。

[**主诉**] 剖宫产后恶露淋漓不净2个月。

[**现病史**] 患者于2014年7月23日孕38周$^{+2}$在外院行"剖宫产术"，术后恶露时断时续淋漓至今未净。

[**刻下**] 阴道出血，色淡红，淋漓不净，下腹坠胀感明显，神疲乏力，胃纳欠佳，乳汁尚可，二便尚调。舌淡苔薄，脉细弱。我院B超示：产后子宫，宫腔少量积液（子宫大小约4.6cm×4.3cm×4.0cm，宫腔积液大小2cm×1.5cm，子宫内膜单层0.15cm）。

[**中医诊断**] 产后恶露不绝气血虚弱型。

[**西医诊断**] 子宫复旧不全。

[**治法**] 益气养血，化瘀生新。

处方：当归15g，川芎10g，益母草30g，桃仁6g，炮姜5g，红藤30g，丹皮10g，莲房炭15g，血余炭10g，炙甘草5g，马齿苋20g，焦山楂15g，黄芪15g，失笑散（包）24g。5剂。

二诊：2014年9月27日。患者自诉服药后阴道出血明显减少，但仍未干净。舌脉同前。效不更方，上方续进7剂。

三诊：2014年10月21日。患者自诉上药服完后恶露即止，现感神疲乏力，腰酸隐隐，大便略干，胃纳欠佳，乳汁尚可。舌淡，苔薄，脉细弱。患者恶露已净，但仍为气血亏虚之象，故加强益气养血、补肾填精之药。

处方：黄芪15g，党参15g，龟甲10g，巴戟天10g，杜仲15g，当归12g，川芎10g，红藤30g，熟地10g，马齿苋10g，丹皮10g，制大黄10g，莲房炭15g，血余炭10g，焦山楂15g，甘草5g。7剂。

四诊：2014年10月28日。患者自诉近3天见少许阴道流液，淡粉红色，腰酸仍有，胃纳尚可，乳汁略增多，舌脉同前。

处方：上方中党参易为太子参15g，去川芎，加麦冬10g，狗脊15g，生地炭15g，再服7剂。

五诊：2014年11月4日。患者自诉恶露已净3天，复查超声宫腔积液已消。

按语：部分医家认为气虚是产后恶露不绝的主要证型之一，何老认为此说法有失偏颇。虽然产妇分娩时用力耗气、元气亏损不假，但若导致恶露不绝者，多由产时或产后出血过多，阴血俱虚无以生气、载气所致，故气血亏虚应为主要证型。血瘀气滞、气虚不能摄血、阴虚血热等都与气血亏虚关系密切。例一、例二均为剖宫产后恶露日久，但超声检查未见宫腔内残留，临床症状也无瘀久化热之象，根据临床症状及舌脉，何老认为此六病案均为产妇素来体质虚弱，正气不足，金刃损伤胞宫失血伤气，气血亏虚、冲任不固以致于恶露淋漓；阴道出血日久，气随血耗，血亏以无以化气，气血虚惫，旧血未尽，新血不敛，相并而下，渐成神疲乏力、面色苍白等一派虚劳之势。

此类患者治疗重在补益气血、扶正固本，并配以化瘀止血之品，故采用何氏加味生化汤治疗。方中以黄芪健脾补气，当归养血活血，川芎行血中之气，益母草、桃仁活血化瘀，以防留滞，血余炭、马齿苋、莲房炭、焦山楂等清热凉血止血。止血滋阴药大多偏凉，故加入炮姜温通血脉。案一、案二患者均出血日久，恐有留瘀化热之患，故加入红藤清热解毒，制大黄、丹皮凉血泻热有"未病先防"之意。虽然临证时病人体质不同，病因不一，病机传变无穷，但若能把握病证，提纲挈领，对于主要证型立法用药，必可获效。

病案三

郭某某，女，28岁，职员。初诊：2010年7月14日。

[**主诉**] 顺产后阴道不规则流血2个月余。

[**现病史**] 患者5月1日孕37^{+1}周顺产分娩后，阴道出血时多时少，淋漓不断，曾口服抗生素无显效，血色淡红，乳汁尚多，纳欠香，腰酸乏力，舌暗红，苔薄白，脉沉弦。

[**妇科检查**] 外阴（－），阴道畅，宫颈光，子宫前位，压痛（－），双附件（－）。妇科B超提示：宫腔内未见异常回声。

[**中医诊断**] 产后恶露不绝肾虚夹瘀型。

[**西医诊断**] 子宫复旧不全。

[**治法**] 益气补肾，祛瘀生新。

处方：当归30g，川芎10g，莲房30g，熟大黄9g，炮姜5g，炙龟甲15g（先煎），血余炭10g，益母草10g，阿胶珠12g，艾炭5g，川续断10g，生甘草5g。5剂。

二诊：2010年7月20日。患者自诉服药后阴道出血减少，似有似无，腰酸好转，舌暗红苔薄白，脉细弦，再宗前意。

处方：当归15g，川芎6g，川断10g，阿胶珠12g，艾炭5g，熟大黄9g，莲房15g，炙龟甲（先煎）15g，益母草10g，丹皮6g，杜仲12g，生甘草5g。5剂。

服药方剂后阴道出血告愈。

按语： 此案产妇产后恶露不绝2个月余以致营血亏虚，久病及肾，故表现出腰酸等肾虚之象。旧血不去，新血难以骤生，故治疗以养血补肾为主，活血化瘀为辅助。重用当归、阿胶珠等补益营血，川芎行血中之气，莲房、艾叶炭、血余炭等止血，熟大黄、益母草清离经之血，龟甲、川断补肾填精，以养胞宫。全方温补为主，补中化瘀，温中有清。处方看似守方不动，剂量变更实蕴医理。

病案四

宋某某，女，32岁。初诊：2010年5月8日。

[**主诉**] 剖宫产后阴道不规则流血6个月余。

[**现病史**] 患者2009年10月剖宫产后，恶露淋漓不净，至今年2月3日阴道出血突然增多，色暗红，超声检查提示：切口处有较大的炎性包块，经抗感染、止血治疗20余天后血止。半月后无明显诱因下再次阴道出血，量多似月经，2周方净，疑为月经来潮。4月16日再次行经，量多色鲜红4天后减少，至今22天仍未净。患者自诉剖宫产后一直有小腹痛，腰骶酸，近1个月腹痛加剧，痛引肋际。舌淡红，苔薄白，脉细弦。妇科检查，外阴正常，阴道少量暗红色积血，子宫大小正常，压痛明显，双附件均有压痛。

[**中医诊断**] 产后恶露不绝（瘀热内滞型）。

[**西医诊断**] 子宫复旧不全。

[**治法**] 清热凉血，化瘀生新。

处方：蚤休9g，熟大黄9g，生地炭12g，丹皮6g，藕节12g，仙鹤草30g，鹿含草30g，炙黄芪30g，巴戟肉12g，炙龟甲（先煎）15g，鹿角胶（烊冲）9g，参三七（吞）3g，炒白芍15g，焦白术10g，茯苓10g，甘草5g。7剂。

二诊： 2010年5月17日。患者自诉服药2剂后血止。但仍有小腹隐痛，伴腰酸，舌淡红苔薄腻，脉弦细涩，前方基础上加入清热利湿之品。

处方：红藤30g，蛇舌草30g，马齿苋15g，蚤休9g，熟大黄9g，丹皮6g，参三七（吞服）3g，炙黄芪15g，巴戟肉12g，川断15g，杜仲12g，鹿角霜

10g，酒炒白芍15g，人中白10g，炙甘草5g。10剂。嘱经期停服3天。

三诊：2010年6月2日。患者自诉5月21日转经，开始2天量多，遵嘱停药3天，第四天续服上方，9天血止。其后非经期用药3个月经周期，月经渐趋正常。

按语：该患者剖宫产后恶露淋沥不净，4个月后再次阴道大量出血，此后崩漏交替，气血已然亏虚。瘀积不净，日久化热，瘀热互结而致癥积，虽经抗感染治疗，包块已消，但一直有小腹痛，此乃瘀久化热所致。遵唐容川治血证以止血、消瘀、宁血、补虚之"四要"为立方宗旨。

药用制大黄、蚤休、丹皮、仙鹤草、鹿含草、藕节等清热凉血止血治疗，且制大黄配合三七行化瘀消积之功，黄芪、白术、茯苓健脾益气，摄血归经；鹿角胶、炙龟甲补肾填精以养胞宫。

患者一诊服药后阴道出血停止，但仍有腹痛等盆腔炎性疾病症状，故后续治疗加入红藤、蛇舌草等清热解毒之品。此病案源于产后恶露不绝，但因月经来潮病情又有所变化。初诊时患者出血22天，中药以止血为主，清热化瘀复旧为辅助，血止后清热化瘀祛邪的同时补肾健脾扶正，用药以非经期用药为主。临床疾病千变万化，只要抓住主旨，药能对症，即使恶露不绝半年之久仍可告愈。

病案五

顾某某，女，29岁，护士。初诊：2009年7月29日。

[**主诉**] 死胎引产后胎盘残留宫缩乏力4天。

[**现病史**] 患者2009年7月21日浙江省妇产科医院超声提示：单活胎，孕27周，单脐动脉，S/D舒张期血流缺失。7月25日晚8点引产自娩一女死婴，手工剥离胎盘未成功，卵圆钳夹出少量胎盘组织。7月27日超声示：子宫前位增大，肌层回声疏松，宫腔内近右宫角处见胎盘回声8.3cm×4.6cm×5.1cm，边界清，内回声尚均，未见血流信号。分别于当日9点、14点、18点用3片米索前列醇片塞阴道后钳夹宫内组织，排出大小约4cm×3cm胎盘组织。现宫底平脐，恶露量多，下腹隐痛，伴腰酸。舌质紫暗，有瘀斑，脉沉涩。

[**中医诊断**] 产后恶露不尽（瘀血阻滞型）。

[**西医诊断**] 不完全流产宫腔残留。

[**治法**] 活血化瘀生新。

处方：当归30g，川芎15g，益母草50g，桃仁10g，炮姜5g，莲房30g，血余炭10g，炙草5g。3剂。另予龙血竭片每日3次，1次1.2g。

二诊：2009年8月1日。引产后8天，自述前方服药后，宫缩加强，小腹隐痛。次日卵圆钳夹出部分胎盘组织，14点自娩出大块坏死组织。腹痛及阴道流血明显减轻。舌脉同前。7月30复查超声提示：子宫壁少量残留，大小约2cm×3cm。患者宫内残留已减少，除加入川牛膝、失笑散等活血化瘀外，加入红藤清热解毒以消炎。

处方：原方加川牛膝30g，焦山楂15g，失笑散15g，红藤30g，丹皮10g，狗脊炭15g。10剂。

三诊：2009年8月15日。引产后13天。8月3日复查B超提示：宫腔少量液性暗区，透声差，子宫内膜毛糙。残留已下，恶露已少，腰酸腹痛不显，二便调。舌脉同前。

处方：当归15g，川芎10g，益母草30g，桃仁6g，炮姜5g，红藤30g，丹皮10g，焦山楂15g，失笑散15g，莲房15g，血余炭10g，狗脊炭15g，马齿苋30g，生黄芪15g，炙草5g。7剂。

按语：患者小产后胎盘不下，古称"息胞"，今谓胎盘滞留症。究其病因，为患者体弱，胎儿已下，元气损耗，无以生血，致血虚瘀阻胞宫，血难归经故外溢。治疗当尽快清除宫内胞衣。

组方以生化汤（含佛手散）为基础，加益母草、莲房、血余炭以增活血祛瘀生新之力，且行中有止、动中寓静，防血下失度，伤及阴血。二诊时尚有少量残留，逐在前方的基础上加丹皮、失笑散、焦山楂以祛瘀止痛。三诊时患者残胞已除，然舌脉同前，无形瘀血仍在，续投生化汤巩固疗效，并加黄芪补气，红藤、丹皮、益母草、马齿苋清热活血，焦山楂、莲房、失笑散、血余炭祛瘀止痛。诸药合用，共奏化瘀荡胞、养血生新之功。

病案六

薛某，女，27岁，职员。初诊：2014年12月12日。

[**主诉**]晚期流产后5天，阴道出血量多。

[**现病史**]患者2014年12月8日孕16周⁺²，因"胎膜早破"于省妇保行"药流＋清宫术"。阴道出血量多，术后1天行B超示：宫腔内见长约1.4cm条状偏强回声。

[**刻下**] 阴道出血未止，精神软，面白乏力，舌淡红，脉细。妇科检查：外阴（-），阴道少许暗红色积血，宫颈光，子宫前位，略大，无压痛，双附件无压痛。

[**中医诊断**] 产后恶露不尽气虚夹瘀型。

[**西医诊断**] 不完全流产。

[**治法**] 益气活血化瘀。

处方：黄芪30g，党参30g，当归30g，川芎15g，益母草30g，桃仁10g，丹参30g，生蒲黄30g，三棱10g，莪术10g，焦山楂15g，炮姜5g，莲房30g，血余炭10g，龟甲10g，马齿苋20g，炙甘草5g，红藤30g，丹皮10g。7剂。

二诊：2014年12月19日。清宫后12天，服上药后恶露量减，尚未净，精神好转，感腰酸。复查子宫附件B超示：子宫内膜厚0.6cm，子宫附件未见异常。舌脉向前。

处方：上药去丹参、生蒲黄、三棱、莪术，加狗脊15g。7剂。

三诊：2014年12月26日。恶露已净，偶感腰酸，小腹冷隐。

处方：上方加阿胶珠12g，艾叶炭5g，巴戟天10g，共7剂以巩固疗效。

按语：中医学无产后胎盘残留这一名词，本疾病属"产后恶露不绝"范畴，西医治疗以清宫为主，但二次手术、宫内感染、子宫内粘连等风险均较大，其痛苦往往令产妇难以接受，中医药辨证治疗能够减轻因本疾病带来的痛苦，疗效较好。《医宗金鉴》对产后恶露不尽有如下论述："产后恶露乃裹儿污血，当随胎而下，如日久不断，时时淋漓者……当审其血之色……辨其为实为虚，而攻补之。"生化汤记载于《傅青主女科》，是治疗产后恶露不绝，小腹疼痛的常用方剂。方中重用当归，活血补血，化瘀生新，为君药；川芎活血行气，与活血化瘀之桃仁共同为臣药；炮姜为佐药，奏温经止痛；配以炙甘草调和药性；诸药共用，养血化瘀、温经止痛的功效。何氏三大生化汤亦在此基础上加减，宗化瘀生新之旨，常获捷效。

何老自创何氏荡胞生化汤是在生化汤的基础上加入焦山楂、生蒲黄、莪术等祛瘀生新，红藤、丹皮等清热凉血、解毒祛瘀。此案中还加入莲房、血余炭等止血。党参、黄芪补气扶正。虽与前案均为宫内残留，但病同证异，可见何老辨证论治、用药灵活的特点。

病案七

周某某，女，已婚，职员。初诊：2009年7月24日。

[**主诉**] 停经45天，要求终止妊娠。

[**现病史**] 患者既往有PCOS史，经何老中药治疗后月经正常、孕育一子。产后月经再次稀发，间断予中药补肾养血化痰方加减。此次就诊因月经延后半月，自测尿妊娠试验阳性，B超提示宫内早早孕，（孕囊大小约1.2cm×1.5cm，可见卵黄囊，未见胚芽）无明显不适。因无二胎指标，患者要求终止妊娠。舌淡红苔薄，脉细滑。

[**中医诊断**] 堕胎。

[**西医诊断**] 药物流产。

[**治法**] 活血化瘀下胎。

处方：当归30g，川芎15g，益母草50g，桃仁10g，三棱10g，莪术10g，川牛膝30g，红花10g，青皮10g。5剂。

二诊： 2009年7月31日：服前方第3天即排出胚囊，现漏红未净，余无不适，舌淡红，苔薄白，脉滑略细。继服中药活血化瘀生新。

处方：当归15g，川芎10g，益母草30g，桃仁6g，炮姜5g，莲房炭15g，血余炭10g，马齿苋20g，焦山楂15g，失笑散15g，炙甘草5g，藕节炭15g。7剂。

药后漏红止，复查血HCG恢复正常。妇科超声：子宫附件无殊。

按语： 药物流产，是人工终止妊娠的方法之一，目前多选用米非司酮配合米索前列腺方案，较适合于停经7周以内，年龄不超过40岁的妇女，成功率为90%，低于人工流产手术。药物流产具有简便、有效、无创伤等优点，但是药物流产常见呕吐、腹泻等反应，有可能导致大出血、药流不全，还需刮宫，美国FDA通报数例药物流产败血症病例。

虽然在古籍中有很多中医堕胎的记载，但目前临床上中医师很少选用中药流产，造成这种现状的原因很多，但师承不够，经验不足应该是主要因素。何老于此临证常分两步，即活血杀胚、止血复旧。活血杀胚每每选用重剂生化汤，加破瘀动胎之品，如莪术、三棱、川牛膝、红花、青皮等药，并重用当归、益母草各30g，取其活血而兼缩宫之效，堕胎而不至血崩。

止血复旧则多以轻剂生化汤为底，酌加止血不留瘀的莲房炭、血余炭、失笑散、藕节炭诸品，已达缩宫复旧，祛瘀生新之目的。中医不传之秘在药量，也在用药次第，同是生化汤，轻重有别，先后有分，此案实堪我辈揣摩效法。

第二节 产后汗证

何老强调，产后出汗首辨常与异。新产后7天内妇人气血骤虚，腠理不密，营卫不周而致汗出涔涔，较平时为多，尤其以夜间睡眠、初醒时、进食、活动后明显，称为褥汗。产后产妇机体逐渐恢复，不经治疗亦可营卫自调，汗出辄止，实属正常生理状态，不作病论。若分娩7天后仍汗出量过多或汗出时间长，方为病变，属产后汗证范畴。经云："腠理发泄，汗出溱溱是谓津""汗乃阴之液""汗血同源"，何老强调产后汗证看似小疾，若不及时救治，一旦汗出过多而致虚脱之症，则病危矣！

一、西医病因

产后1周内，妊娠期潴留体内的水分在产后通过皮肤排泄，出现汗出较多，睡眠时尤其明显，称为"褥汗"，属于正常生理状态，不需治疗。产后1周后若仍汗出不止，虽非正常生理状态，但至今西医未将该病做明确定义，相关论述也极少。其产生原因可能与产妇循环系统等改变有关。

二、辨证分型

何老指出，产时精血耗损、元气亏虚，变生汗证病机有二。一为产时失血亡津，气随血脱，元气亏虚则卫气不固，表现为卫外之权失职，温充之力不足。是故，表虚不实、皮毛不充，腠理疏泄，开合迟缓而致自汗、盗汗；二为产时失血过多，营阴耗损，阴虚内热，浮阳不敛，迫津外溢所致虚汗不止。

产后汗证以汗出量多、持续时间长为特点。根据汗出时间分为自汗、盗汗。何老认为，产后汗证根据病情轻重、病程长短分为以下两种证型。

1.气血亏虚，营卫不调

产后1周后周身汗出不止，多为产后气血亏虚，卫气营血难以调和所致。表现为产后1周仍恶露未尽，汗出过多，不能自止，动辄加剧，或恶风，面色㿠白，气短懒言，倦怠乏力，舌淡白，苔薄，脉细弱。

治宜补气化瘀，和营止汗。方用何氏调中汤（党参、麦冬、五味子、山萸肉、当归、川芎、益母草、熟地炭）。

2.阴阳两虚

产后汗出日久，汗出过多，阳气耗散，汗出亡阳而致阴阳两虚。表现为产后汗出日久，量多不止，精神萎靡，神疲乏力，畏寒肢冷，舌红苔薄，脉细沉无力。

治宜益气回阳，养血填精。方用何氏回阳救逆汤（附子炭、巴戟天、麦冬、五味子、党参、黄芪、焦白术、萸肉、熟地、炙甘草、龟甲）。

按：何老告诫，产后汗证源于亡血伤精、元气耗损之虚证，故治疗时补虚为第一要务，重在补虚培元，辅以收敛止汗，充皮毛、固腠理，方为正道。若一味收涩止汗，汗证暂止，本虚未复，舍本逐末，极易复发或变生他病。因此在治疗时强调根据病情轻重、病程长短辨证论治后用药。

若病程较短、病情较轻者，从养气血、调营卫着手，用药何氏调中汤（党参、麦冬、五味子、山萸肉、当归、川芎、益母草、熟地炭）；若病程较长，病情较重，损及阴阳者，宜益气回阳、养血填精，急投何氏回阳救逆汤（附子炭、巴戟天、麦冬、五味子、党参、黄芪、焦白术、山萸肉、熟地、炙甘草、龟甲）。

三、病案实录

病案一

周某某，女，35岁，已婚，职员。初诊：2008年9月15日，白露后1周。

[**主诉**] 人工流产后盗汗近半年。

[**现病史**] 患者半年前外院行人工流产术，流产后恶露1周即净，当时无明显不适，月经来潮，但之后出现盗汗，伴畏寒，手足心热，两足浮肿，失

眠，纳欠佳，出现黄褐斑，痤疮时发。

[刻下] 略感畏寒，体倦乏力，手足心热，两足浮肿，失眠纳差，舌淡红，苔薄白，脉细滑。

[中医诊断] 产后汗证（气阴两虚）。

处方：党参30g，麦冬10g，五味子10g，菟丝子30g，夜交藤15g，合欢皮10g，炒白芍10g，附子炭6g，淮小麦30g，生黄芪15g，太子参30g，炒枣仁15g，远志6g，糯稻根30g，生甘草5g。7剂。

二诊：2008年9月22日。诸证大减，纳佳，体力增，色斑亦略好转，余证同前。效不更法，再拟下方。

处方：党参30g，麦冬10g，五味子10g，菟丝子15g，夜交藤15g，合欢皮10g，炒白芍10g，附子炭6g，淮小麦30g，炒白术10g，炒枣仁15g，远志6g，石菖蒲9g，当归12g，川芎10g，龙齿30g，炙甘草5g。14剂。

服药后诸证痊愈，停药后未见复发。

按语：临床较为常见正产后自汗盗汗，人工流产因流血不多，故其后出现盗汗则较少见。

早在汉代仲师在《金匮要略》中即有所论述"新产血虚，多汗出，喜中风，故令病痉"，又认为"郁冒"的发生源于"亡血复汗"，临床表现又"但头汗出"等，仲景认为产后多汗出，不仅亡其津液，而且严重者可致阴损及阳，出现亡阴亡阳之危。把"多汗出"视为产后三病的病因病机之一。隋代《诸病源候论》列"产后汗出不止候"。宋代《妇人大全良方》提出了"产后虚汗不止"和"产后盗汗不止"之病名。《傅青主女科·产后编》。傅山认为："产后睡中汗出，醒来即止……非汗自至之比。《杂证论》云：'自汗阳亏，盗汗阴虚'，然当归六黄汤又非产后盗汗方也。惟兼气血而调治之，乃为得耳。"傅山创"止汗散"（人参、当归、熟地、麻黄根、黄连、浮小麦、大枣）治疗本病。

本案患者因人工流产手术伤及冲任，损耗阴血，阴血不足故见手足心热、失眠，气血相依，血虚及气，故见畏寒、体倦、纳差诸证，病久阴阳俱损，治宜气阴双补，养血安神，填精温阳，固卫止汗。

何老重视经典，能圆机活法，随证施治，首诊方中以生脉饮合甘麦大枣汤以气阴双补，固表敛汗为主；再加生黄芪、太子参益气；附子炭温阳；菟丝子填精；夜交藤、枣仁、合欢皮、白芍、远志养血安神，糯稻根止汗，诸药合用，共奏佳效。

病案二

胡某某，女，27岁。初诊：2010年6月5日。

[**主诉**] 产后汗出过多伴周身疼痛半年。

[**现病史**] 患者剖宫产后7个月，已断乳，产后感受风寒，致周身疼痛，畏寒，动则出汗，汗出量多，时有盗汗，神疲乏力，末次月经5月14日，量少，色淡红，无腹痛等不适。舌质淡，苔薄，脉细。

[**中医诊断**] 产后汗证（营卫不和）。

[**治法**] 益气养血，调和营卫。

处方：清炙芪30g，党参15g，川桂枝6g，当归12g，川芎10g，炒白芍10g，枸杞15g，淮小麦30g，炙甘草5g，红枣15g，川断15g，菟丝子30g，炒杜仲15g，怀牛膝15g，石菖蒲9g，丹参15g，泽兰10g。

二诊：2010年6月12日：周身疼痛已减，自汗盗汗较多。

处方：上方去枸杞、石菖蒲、丹参、泽兰，改党参30g，加麦冬10g，五味子10g，生熟地各10g，炒杜仲15g，防风6g，炙鳖甲10g，焦白术10g。14剂。

三诊：2010年6月26日：末次月经6月14日，准期，量少，2天已净，自汗、盗汗仍多。

处方：党参30g，炙黄芪30g，焦白术10g，附子炭10g，炒白芍15g，麦冬10g，五味子10g，山萸肉15g，红枣15g，枸杞15g，覆盆子15g，化龙骨15g，煅牡蛎30g，川断15g，炒杜仲15g，防风6g，淮小麦30g，炙甘草5g。10剂。

四诊：2010年7月17日。产后自汗、盗汗已明显减少，偶感肩关节酸痛，末次月经7月14日量偏少，于上方加入羌活6g，浮小麦30g，另嘱别直参20g炖服。

五诊：2010年8月3日。产后自汗盗汗已明显减少，劳累后偶感关节酸痛，原方出入，嘱其慎起居，防止贪凉受冻。

按语：《女科辑要笺正》谓："产后遍身疼痛，此证多血虚，宜滋养。"本案胡某产后气血亏虚，表虚不实、皮毛不充，腠理疏泄，开合迟缓而致自汗、盗汗，腠理不密，风寒之邪乘虚而入，故见遍身疼痛。投益气养血，温通经络之剂，疼痛减轻，而自汗、盗汗明显。遂加强益气温阳，滋阴养血，收敛止汗，另予别直参20g，每日分次炖服，以大补元气，辨证主次清晰，用药灵活变通，终获全效。

病案三

唐某某，女，33岁。初诊：2013年5月28日。

[**主诉**] 产后盗汗、自汗明显3个月余。

[**现病史**] 患者2013年2月足月剖宫产，恶露40天净。产后日间活动后及夜间睡时均易出汗，汗出如洗。伴乳汁稀少，神疲乏力，腰脊酸痛。舌质淡红，脉濡。

[**中医诊断**] 产后汗证（气血方虚）。

[**治法**] 益气养血，补肾填精。

处方：黄芪15g，太子参30g，浙麦冬10g，蒸五味子6g，鹿角片10g，炙龟甲10g，熟地黄15g，砂仁（后下）5g，蒸萸肉10g，当归15g，麸白芍15g，檑豆衣15g，瘪桃干15g，枸杞12g，续断15g，盐杜仲10g，桑寄生15g，桑枝15g，牛膝15g，甘草5g，阿胶珠12g，陈皮5g。7剂，日1次，水煎服。

二诊：2014年6月4日。患者自诉服上药后汗出稍减，稍畏风，舌脉如前。继宗前法，加桑叶10g，防风5g。共7剂，日1次，水煎服。

三诊：2014年6月11日。服药后患者自诉未见明显汗出，仍有腰酸症状，舌淡红苔薄脉濡。上方去瘪桃干、稽豆衣、鹿含草、桑叶，加桂枝6g，淫羊藿15g，巴戟天10g。随访患者盗汗、自汗已愈，乳汁增多，腰酸好转后停药。

按语：患者产后汗出日久，且汗出过多，阴液亏虚则乳汁生化乏源，难以为继，气随津耗，则神疲乏力，腰酸背痛。故治疗以益气养血、补肾填精为要意。方中黄芪、太子参量大益气为君，麦冬、五味子、枸杞、阿胶珠、熟地黄、蒸萸肉等养血滋阴生津，配合鹿角片、龟甲、桑寄生、杜仲、续断等补肾填精药物为臣；陈皮、砂仁等理气健脾为佐；甘草调和诸药，且甘缓和中；稽豆衣、瘪桃干养血祛风止汗为使。全方益气、养血、补肾、健脾、生津等融为一体，服药后汗出明显减少，继续补肾养血，三诊后乳汁明显增多，腰酸等虚损之象皆愈。

病案四

毛某某，女，39岁，职员。初诊：2013年7月18日。

[**主诉**] 产后自汗盗汗量多3个月。

[**现病史**] 患者2013年4月5日剖宫产后自汗如泉涌，每日湿透5~6件棉毛衫，畏寒肢冷，口干舌燥，小腹酸楚，恶露产后半月即净，目前已断乳，月事未转。曾求诊多处，或投生化汤，或投生脉散等，均不效。面色㿠白，动辄气喘，色淡苔薄，脉细。

[**辨证**] 产后气虚不摄，阴阳两虚。

急予别直参10g，西洋参5g炖服，1周3次。并拟中药参附汤合固冲汤加减。

处方：党参30g，黄芪30g，炒白术15g，山药15g，补骨脂15g，麦冬10g，山茱萸12g，北五味子6g，附片炭10g，炒白芍15g，枸杞15g，鹿含草30g，巴戟天10g，龙骨（先下）15g，煅牡蛎18g，瘪桃干10g，稽豆衣15g，熟地10g，砂仁（后下）5g，甘草5g。14剂。

二诊：2013年8月1日。服药后自汗明显好转，盗汗仍见，晚间仍需5件棉毛衫，不寐，宿时膝酸痛，五更泄泻，纳食欠馨，夜寐欠宁。色淡苔薄，脉细。继续益气固涩止汗。

处方：上方加酸枣仁20g，远志9g，秦艽6g，炙鳖甲12g。14剂。

三诊：2013年8月15日。服药后自汗已除，夜寐安，夜尿频频，三四次每晚，起夜后仍见汗出，双膝酸痛已减，纳食稍馨。舌淡，苔薄，脉细。

处方：上方加鹿含草30g，桂枝10g，益智仁10g，大枣10g，糯稻根（先）60g。

服药14剂后夜尿止，自汗除。

按语：血为阴，产伤血，故产后多虚。该案患者剖宫产后，阴气虚弱不复，故汗出不止。津液日夜流淌，故口干舌燥；阴损及阳，故畏寒肢冷；气随津脱，故动辄气急；精液耗竭，故月事至今未转。舌色淡，苔薄，脉细，一派阴阳气血俱虚之象。

治疗时急以别直参配合西洋参大补阴阳，固冲汤加大队敛涩药固涩止汗为主，参附汤重振阳气，补气助固摄，意在急则治标，并配以麦冬、北五味子、炒白芍等养阴增液，鳖甲滋阴潜阳。正所谓"善补阳者，必欲阴中求阳，则阳得阴助而生化无穷；善补阴者，必欲阳中求阴，则阴得阳升而泉源不竭"。何老立足辨证之本、用药灵活机动，疗效显著。

第三节　产后缺乳

产妇娩出胎盘半小时后，进入以自身乳汁哺育婴儿的哺乳期，此时乳汁量较少，随着新生儿吸吮刺激乳房泌乳，母乳量日渐增多。母乳量的多少与个人体质、乳腺是否通畅、产后营养、睡眠、情绪、有无定时喂乳等均有关联。正常情况下，每日乳汁量为1000~3000ml，若乳汁甚少或全无，不足以喂养婴儿者，称为"产后缺乳"。又称"乳汁不足""乳汁不行"。何老认为，产后缺乳重在调护，预防为先；其次才是中医药治疗。

产后调护包括以下三点。①及时开奶：妊娠期孕妇体内雌激素、孕激素、胎盘生乳素升高，乳腺发育、初乳形成。一旦胎盘娩出，在催乳素的作用下乳汁分泌。产后半小时即开始哺乳，不但为新生儿提供珍贵的初乳，而且吸吮刺激促进乳汁分泌的同时也促进子宫复旧。②适时催奶：产后新生儿吸吮动作不熟练，吸乳能力较弱，若过早汤食进补，促进乳汁大量分泌，往往供大于求，易导致乳汁积聚而成乳痈等疾病。因此，何老建议产后2~3天开始催奶为佳。③食疗调摄：产后食疗是促进乳汁分泌的最佳选择。比如：花生猪蹄汤、通草鲫鱼汤、核桃红糖面等，既易消化、有营养，又能促进乳汁分泌。若遵循以上调摄之法仍乳汁不足，则应借助中药治疗。

一、病因病机

乳汁由一身之气血所化，与脏腑、气血、冲任密不可分。只有脏腑健旺、气血充沛、冲任通盛，方能乳汁分泌正常。乳汁过少病机，一为乳汁生化不足，二为乳络不畅。

乳汁生化不足概为虚证所致。妇人产前"以血养胎"，产后骤然转变为"以乳养婴"，急需大量气血以化乳汁。产时亡血伤精，元气大耗，所需气血来源不外脾胃与肾。脾胃为后天之本，脾主运化，胃主受纳，二者燥湿相得、升降相应，则气血生化有源。若饮食过少，营养不全，则水谷精微缺乏而致气血不足。肾藏精，精生血，肾为一身阴液之根本，且足少阴肾经借经络走向与乳房相连。因此肾中精气亦与乳汁化生密切相关。肾精不足，冲任虚损，则乳汁清稀量少，甚则点滴难下。

乳络不畅即气血壅滞，或由情志不畅，肝失调达，气机不畅，乳汁瘀阻难行而致乳汁过少，如《格致余论》有："乳子之母，不知调养，怒气所逆，郁闷所遏，厚味所酿，以致厥阴之气不行，故窍不得通，而乳汁不得出。"或由饮食过于膏粱厚味，加之产后多躺少动，中州失运，水谷精微不但难以化生气血，反而变生湿浊痰饮，壅阻乳络而致乳络不畅，如《景岳全书》所云："肥胖妇人痰气壅盛，乳滞不来。"

二、辨证分型

产后缺乳可通过了解乳房胀与不胀以辨别虚实。治疗时虚者补而充之，瘀者补则疏之，配合药膳、针刺、按摩、耳穴等达到调理气血，通络下乳的目的。

1.气血亏虚

此型产后缺乳概由产时失血耗气，产后调补不慎，导致气血亏虚，乳汁生化乏源所致。症见产后乳汁稀少或全无，乳汁稀薄，乳房柔软无胀感，面色无华，疲怠乏力，舌淡苔薄白，脉细弱。

治宜补气养血通乳。方用何氏生乳汤（黄芪、党参、当归、川芎、麦冬、熟地、桔梗、穿山甲、王不留行等）。

2.乳络不畅

此型产后缺乳概因气机不畅，乳络壅滞所致。症见产后乳汁分泌稀少或全无，乳房胀硬、疼痛，乳汁稠，伴胸胁胀满，情志抑郁，食欲不佳，舌质正常，苔薄黄，脉弦或弦滑。

治宜疏肝理气通乳。方用何氏通乳方（穿山甲、王不留行、路路通、通草、瓜蒌皮、鹿角片、当归、川芎、炙甘草、漏芦等）。外用葱白煎汤，时时淋洗乳房，以通其气。

此外，部分产妇为了尽早恢复身材，刻意减少食物摄入，或饮食营养不均衡，会导致蛋白质、脂肪等营养物质摄入不足而减少乳汁分泌；或者精神紧张、烦躁、忧愁、郁怒等不良情绪、睡眠不佳等均会影响乳汁分泌。因此，何老鼓励产妇少食多餐、保持心情愉悦、睡眠充足、适当运动以促进乳汁分泌。

三、病案实录

病案一

董某，女，29岁，公务员。初诊：2010年9月3日。

[**主诉**]产后14天，乳汁稀少。

[**现病史**]8月19日在我院剖腹产分娩，产后乳汁稀少，两乳柔软，无胀感，心悸气短乏力，恶露未净，色淡，无腹痛，便少，面色欠华，舌淡红，苔薄，脉细弱。

[**辨证分析**]产后气血虚弱，乳汁化源不足，拟补气养血，通络催乳。

处方：黄芪60g，当归30g，王不留行6g，通草6g，熟地15g，炙山甲片15g，益母草15g，陈皮6g。7剂。

患者服药3剂后乳房有胀感，乳汁略增，心悸气短轻，脉舌同前，续进7剂。9月16日复诊时自诉，其乳汁量增，诸证悉除。

按语：产后气血虚弱，乳汁稀少，当予峻补。何氏生乳汤以当归补血汤为基础，重用黄芪大补脾肺之气，配以当归和营养血，使气旺血生。当归气味俱厚，为阴中之阴，故能滋阴养血，黄芪乃补气之药，原方黄芪用至30g，五倍于当归，为何又云补血汤？盖有形之血，生于无形之气，又有当归为引，则从之而生血矣。经曰："阳生则阴长"此其义耳。本方重用黄芪至60g，加熟地滋阴养血，伍留行子、通草、炙山甲片畅通乳络，气血得以补养，何愁乳汁不多乎？

病案二

傅某，女，32岁。初诊：2009年7月17日，晴，小暑后10天。

[**主诉**]产后2个月，乳汁过少。

[**现病史**]两月前剖宫产，恶露35天净，无腹痛，唯乳房不胀、乳汁不足。

[**刻下**]汗多，便烂、日数次、乳房不胀、质软、压之不痛，舌暗红，舌边青，脉弱。

处方：生黄芪30g，太子参30g，当归15g，川芎10g，熟地15g，麦冬10g，枸杞15g，焦白术10g，怀山药15g，桔梗9g，通草5g，砂仁5g，阿胶珠

12g，陈皮5g。10剂。饮食忌宜：可吃莲子，勿食绿豆。

随诊，乳汁足矣，汗已不多，便日1行。

按语： 何老认为"乳少"辨证主要根据乳汁、乳房、情绪、舌脉来辨其虚实。乳汁清稀，乳房柔软，不胀不痛，精神萎靡者，多为气血不足；若乳汁较稠，乳房胀硬疼痛，精神抑郁，胸闷嗳气者为肝郁气滞。治疗气血虚弱者应补气养血，肝郁气滞者应疏肝解郁，二者均应佐以通乳。

本患乳汁清稀，乳房柔软，不胀不痛，故辨为气血不足之乳汁不足，治宜益气养血，用药以何氏生乳汤化裁。治法参《傅青主妇科·卷下·产后》："乳汁之化，原属阳明，然阳明属土，壮妇产后，虽云亡血，而阳明之气实未尽衰，必得肝木之气以相通，始能化成乳汁，未可全责之阳明也。"之意，以生黄芪、太子参、焦白术、怀山药、当归、川芎、阿胶珠、熟地、麦冬、枸杞大补脾胃气血，桔梗、通草、砂仁、陈皮土中疏木。全方补益为主，补中有疏，后天化源充足，气血经络通畅，乳自足矣。

病案三

牟某某，女，30岁。初诊：2014年10月11日。

[**主诉**] 剖宫产后半月，乳汁稀少。

[**现病史**] 患者9月29日孕37周剖宫产双胎男婴，产后半月，乳汁稀少，恶露尚未净，虚汗多，大便畅，舌质淡红，苔薄白，脉濡弱。

[**中医诊断**] 产后缺乳（血虚夹瘀）。

[**治法**] 养血化瘀止血，通乳。

处方：当归15g，川芎10g，麦冬10g，益母草30g，桃仁6g，熟地12g，砂仁5g，炮姜5g，失笑散（包）15g，莲房15g，血余炭10g，炙甘草5g，穿山甲5g，王不留行10g。7剂。

二诊： 2014年10月17日。患者自诉服上药后乳汁稍增，乳房无明显胀感，恶露减少仍未净。继宗前法，上药加黄芪30g，桔梗12g，7剂。

三诊： 2014年10月24日。患者自诉晨起乳汁100ml，白天50ml，2~3次，乳汁胀感，恶露量减少，仍未净，舌脉同前，继宗前法。

处方：黄芪30g，党参30g，麦冬10g，熟地20g，当归15g，川芎10g，穿山甲5g，路路通15g，王不留10g，枸杞12g，益母草30g，桃仁6g，炮姜5g，炙甘草5g，7剂。

四诊: 服药1周恶露已净,乳汁随之增多。

处方: 当归15g,川芎10g,麦冬10g,益母草30g,桃仁6g,熟地12g,砂仁5g,炮姜5g,失笑散(包)15g,莲房15g,血余炭10g,炙甘草5g,穿山甲5g,王不留行10g。7剂。

患者复诊自诉乳汁量增,每日1000~1500ml,恶露已净。

按语: 患者剖宫产双胎,气血亏耗,瘀血内阻,气血阴阳失衡,故表现出恶露不净、乳汁过少、虚汗不止。故治疗以何氏生乳汤化裁当归、川芎、熟地、麦冬等养血滋阴以生化源,路路通、穿山甲等通络下乳,并加炮姜、失笑散、莲房、血余炭、益母草等温经活血、化瘀生新。旧血去,新血生,气血化源方能为继。何氏用药将化瘀生新融为一体,故恶露净、乳汁生,药到病除。尤其莲房一味,何氏极为推崇,药性平和,具有化瘀止血,下恶露、止血止崩之功效。且形似乳房,亦有通络下乳功效,一举两得。

病案四

俞某某,女,33岁,职员。初诊:2009年11月16日。

[**主诉**] 剖宫产术后50天左右,乳汁过少伴左乳疼痛1周。

[**现病史**] 剖宫产术后50天左右,左乳不通胀痛(乳头平),有硬结,哺乳后有刺痛感。现恶露已净,偶烦躁无明显腹痛,无寒热,食纳二便尚调,舌略红,苔略腻,脉弦。

[**辅助检查**] 子宫附件B超提示宫内暗区0.2cm。

[**中医诊断**] 乳汁过少,乳络不畅。

[**治法**] 疏肝理气通乳。

处方: 鹿角片10g,炙穿山甲10g,皂角刺10g,王不留行10g,路路通15g,通草5g,蒲公英30g,当归15g,川芎10g,益母草30g,桃仁6g,桔梗9g,生甘草3g,青皮6g。7剂。

二诊: 2009年11月23日。乳房硬结块仍有,刺痛感较前缓解。舌脉同前,继宗前法。

处方: 鹿角片10g,炙穿山甲10g,皂角刺10g,王不留行子10g,瓜蒌皮15g,通草5g,路路通15g,蒲公英30g,黄芩10g,当归15g,川芎10g,漏芦15g,桔梗6g,青皮6g,丹参15g,赤芍15g。7剂。另用芒硝200g,外敷。

三诊: 2009年11月30日。乳房硬块渐消,乳汁已通,脉转和缓。

处方：生黄芪15g，鹿角片10g，炙穿山甲10g，皂角刺10g，全瓜蒌30g，王不留行子10g，路路通15g，蒲公英30g，当归15g，川芎10g，桔梗9g，青皮6g，丹参15g，昆布10g，生甘草3g。7剂。

按语：产后乳汁甚少，或全无，称为"缺乳"或"乳汁不下"。常见气血虚弱、肝郁气滞两型。

何老指出，临床上很少有单纯的"乳汁不下"疾病，往往是多个疾病合于一身。本患即合并有乳腺有痞块，该病属中医"乳癖"范畴；而且B超亦提示：子宫内有瘀血"暗区"，这归属于"产后恶露不绝"范畴。乳腺相关疾病涉及肝胃二经及冲任二脉，而冲任二脉与肝脾肾关系最为密切。肝气郁滞，痰瘀互结，则导致乳腺痞块。故临证时何老常加以调摄冲任之品，方宜温通为贵。方中以生化汤（归、芎、桃、草）养血调血化瘀；鹿角片、穿山甲片、青皮理气调冲；皂角刺、王不留行子、路路通、通草通络；蒲公英、桔梗、甘草祛痰解毒。诸药合用，共奏佳效！

本患产后肝气郁结，故乳少而刺痛，方药以何氏通乳方为主，但超声仍提示宫内暗区，故加用生化汤（归、芎、桃、草）养血调血化瘀，尤其妙在蒲公英清热散结，预防乳痈形成。

第四节　产后身痛

产后身痛又名"产后遍身疼痛""产后关节痛""产后痹证""产后痛风"，是指产妇在产褥期内，出现肢体或关节酸楚、疼痛、麻木、关节活动不利，甚者关节肿胀等症状。相当于西医产后坐骨神经痛、多发性肌炎、产后血栓性静脉炎等，发病率较高。

一、西医病因

产后身痛属于西医产后坐骨神经痛等范畴。其产生原因可能与产后内分泌变化较大，女性各个关节相关韧带松弛、肥厚，骨缝开大；分娩过程中骨盆内外平衡力的平衡失调，软组织张力失衡，骨盆内聚力减弱，骶髂关节稳固性差；产后过早下床活动或负重，姿势不正或活动不当等导致关节错位、肌肉疼挛、水肿、出血甚至炎性粘连，压迫神经等原因有关。

二、辨证分型

产后身痛的发生既有内因，又有外因，为本虚标实之证。产妇产程过长、疼痛、精神紧张体力消耗过度，导致亡血伤精、元气受损，加之产时分娩创伤，脉络受损，血溢脉外，离经成瘀，是为内因；产后百节空虚，若生活不慎、调摄不当，风寒湿邪乘虚而入，气血凝滞，经脉气血不通不荣是为外因。气血亏虚，脏腑失和，经络失养，不荣则痛；荣卫失和，腠理不固，风寒湿邪内侵，气血不畅，经络阻滞，不通则痛。

产后身痛根据部位可以分为遍身疼痛、指节痛、腰痛等。治则应扶正祛邪，标本兼治。治疗以补虚祛瘀散寒止痛立法，甘温补气血以治本虚，活血下其败血以祛瘀，温散表寒以祛外邪，温通经脉以散内寒，既要照顾气血，又不能留瘀伤正，气血调和，荣卫畅达，则无疼痛之虞。

1.气血不足

此证多有产后气血亏虚，肾气不足，经脉失养，不荣则痛所致。表现为产时失血过多，产后全身关节疼痛，四肢酸楚、麻木，头晕心悸，舌淡红，苔薄，脉濡细。

治宜益气养血，温经通络。方用何氏芪桂五物汤（黄芪、党参、白术、白芍、桂枝、桑寄生、阿胶珠、当归、熟地黄、甘草）。

2.气虚血亏挟瘀

此证为产后瘀血内阻胞宫，旧血不去，新血不生，气血不畅、瘀阻于内，表现为产后恶露不净、全身疼痛，舌淡紫有瘀斑，苔薄白，脉细涩。

治宜益气活血，化瘀止痛。方用何氏生新止痛方（黄芪、当归、益母草、失笑散、莲房炭、狗脊、独活、麦冬、桃仁、炮姜、鹿角片、龟甲、甘草）。

3.风寒湿痹型

此证为产后养生不慎，外感风寒之邪，遍身关节疼痛或游走窜痛，面浮肢肿，舌淡，苔薄白，脉细。

治宜益气固表，祛风止痛。方用何氏解表止痛方（黄芪、白术、防风、当归、白芷、荆芥、桂枝、白芍、甘草）。

三、病案实录

病案一

杨某，女，32岁。初诊：2015年1月6日。

[**主诉**] 产后关节疼痛月余。

[**现病史**] 患者2014年11月28日足月顺产，产后胎盘人工剥离，产后恶露淋漓至今未尽，12月8日市一医院B超示：产后子宫，宫腔积液，子宫多发性肌瘤（宫腔分离0.7cm，内见少量液性暗区透声差，肌层见多个偏低回声节，较大一个位于右后壁，大小约4.3cm×4.2cm×4.1cm）。

处方：黄芪15g，党参15g，麦冬10g，五味子6g，菟丝子12g，夜交藤15g，当归15g，川芎10g，益母草30g，桃仁6g，炮姜5g，莲房15g，血余炭10g，龟甲10g，鹿角片10g，熟地12g，砂仁5g，炙甘草5g，狗脊15g，独活6g，川断15g。

二诊：2015年1月13日。服药后患者自诉恶露干净，腰膝酸痛明显好转。舌脉同前。效不更法。

处方：黄芪15g，党参15g，炒白术10g，当归15g，川芎10g，熟地15g，枸杞12g，苁蓉10g，鹿角片10g，龟甲10g，川断15g，杜仲15g，独活6g，桑寄生15g，巴戟天10g，怀牛膝15g，炒白芍15g，生甘草5g，7剂。

三诊：2015年1月20日。

处方：黄芪15g，党参15g，炒白术10g，当归15g，川芎10g，熟地15g，枸杞12g，苁蓉10g，鹿角片10g，龟甲10g，川断15g，杜仲15g，独活6g，桑寄生15g，怀牛膝15g，生甘草5g，鸡血藤15g，麦冬10g，通草5g。

按语：产后身痛是产妇发生于产褥期间的一种常见病，表现为肢体、关节酸楚疼痛、麻木、重着者称产后身痛。《经效产宝·产后中风方论》："产伤动血气，风邪乘之。"由于发病部位不同，常表现为产后腰腿痛、产后关节痛、产后足跟痛等。产后气血亏虚，经胞二脉失养或素体虚弱，腠理不密、营卫失调，或感受风寒湿之邪乘虚而入，临证虽分三型，然以气血两虚为根本，贯穿始末。

产后身痛虽为外邪所至，但究其内因，实为产后气血俱虚，尚宜调理气血而为之。何嘉琳认为本病是素体肝肾不足，又值产后气血骤虚，经络失养而疼痛，治疗重在补肝肾、益气血。以何氏生新止痛方加减，方中独活、桑寄生祛风除湿、养血和卫、通痹活络为君药，牛膝、杜仲补肝益、肾强筋骨是为臣辅之药，方中四物芎、芍、归、地，养血补血；党参、茯苓、甘草益气扶脾，标本兼治，合为扶正祛邪之剂。

病案二

姜某某，女，33岁。初诊：2010年4月9日。

[**主诉**] 产后腰背肩酸胀3年。

[**现病史**] 患者产后开始腰背肩酸胀，周身关节酸痛不适，畏风，夏季需穿长袖长裤。月经周期尚准，经量偏多，颧部色素沉着，舌黯红，苔薄白，脉细。

[**辨证**] 血络不和，肾虚督亏，腠理不密，夹受风寒。证属产后身痛。

[**治法**] 温经散寒。

处方：炙黄芪15g，桂枝5g，防风6g，片姜黄6g，威灵仙10g，葛根10g，巴戟肉12g，当归10g，川芎6g，海风藤12g，络石藤12g，秦艽10g，桑枝12g，木香5g，生甘草5g。7剂。

二诊：2010年4月19日。肩胛部觉宽松，颈项仍板滞。末次月经4月5日，膝酸，舌淡红，苔薄白，脉细弦滑。再拟温经散寒，舒筋活络。

处方：上方去巴戟肉、海风藤、络石藤、木香、生甘草，加鹿角片10g，炙龟甲10g，钻地风6g，千年健9g。10剂。

三诊：2010年4月30日。肩胛酸痛瘥，膝及小腿症仍旧，舌淡，脉细。风湿留滞，血脉不和。原方加味再进。

处方：上方去钻地风、千年健，加苍耳子9g，海风藤12g，络石藤12g，生甘草5g。10剂。

四诊：2010年5月22日。肩胛酸好转，腿脚酸胀瘥，关节畏风。5月2日经潮，月经量多，半月始净，净后1周带下色黑。腰酸，舌质淡，脉细滑。再宗前意，益肾祛风活络。

处方：炙黄芪15g，桂枝5g，防风6g，片姜黄6g，威灵仙10g，葛根10g，鹿角霜10g，炙龟甲10g，生地炭12g，巴戟肉12g，秦艽10g，桑枝12g，苍耳子9g，海螵蛸10g，茜草根10g，参三七（吞）3g。10剂

五诊： 2010年5月31日。筋脉疼痛好转，骨节不适，小腹轻痛，大便难，有月经量多延期史。再拟益肾振督，养血祛风。

处方： 熟地15g，炙黄芪15g，归身10g，炒白芍10g，防风6g，焦白术10g，炙龟甲15g，鹿角霜10g，巴戟肉12g，参三七（吞）3g，蚤休9g，川断15g，仙鹤草30g，鹿含草30g，瓜蒌皮20g。

先后调治约3个月余，周身关节酸痛不适，畏风等症大减，夏季能穿短衫，颧部色素亦明显转淡。

按语：《女科经纶》谓："因产走动气血，升降失其度，留滞关节，筋脉引急，是以遍身疼痛。"本案患者遍身肢节酸疼，关节恶风。属气血俱虚，肝肾不足之候。气血不足，腠理不密，夹受风寒，日久阳气被遏，故关节恶风；血虚上不荣面，故见颧部色素；腰为肾之府，膝为筋之府，肾主腰脊，用鹿角片、炙龟甲、巴戟肉益肾振督，壮腰利膝；筋痛属肝，肝主筋，以血濡之，用当归、川芎、熟地、白芍养血补肝以濡筋；四肢秉气于脾，脾强气血盛，则四肢有力，脾弱气血虚，则肢体麻木疼痛，用黄芪、白术健脾益气以荣肢；配防风益气固表；桂枝、片姜黄、葛根、桑枝、威灵仙温通经络以除痹痛。钻地风、千年健乃为叶熙春老先生治产后腰痛之对药。

第五节　产后尿潴留

正常分娩产妇在顺产后或剖宫产术后撤导尿管后2小时一般可自行排尿，若超过6小时不能排尿者称尿潴留；产后6~8小时膀胱内仍有尿而不能自行排出者称为产后尿潴留。产后尿潴留又称产后小便不通，属中医"癃闭"范畴，系中医急证，多发生于初产妇，有滞产或手术史，因膀胱受压过久或外伤而致膀胱黏膜充血水肿或膀胱尿发射功能消失，表现为尿闭不通，小腹膨隆胀急拒按。

一、西医病因

产后24小时内，产妇精神紧张、过度疲劳等各种原因导致胎先露，长时间压迫膀胱和尿道，使局部黏膜充血水肿，会阴肿胀，排尿出口狭窄，支配膀胱的神经在分娩中发生损伤，导致膀胱感受性和顺应性下降，膀胱收缩性下降，分娩后腹壁松弛、腹压下降，逼尿肌收缩无力，外阴切口疼痛，药物局部阻滞麻醉等原因都可能导致膀胱收缩性下降，出现产后尿潴留。

二、辨证分型

《诸病源候论》曰："因产动气，气冲于胞，胞转屈辟，不得小便故也。"如何开启膀胱气化功能是治疗的关键。《灵枢》曰："中气不足，溲便为之变。"

何老认为，产后尿潴留以膀胱功能性障碍为主，产生原因不外虚实两端，气血亏虚者以何氏益气导溺汤益气温阳利水；气滞血瘀者以何氏通便饮理气活血通便治疗。

1.气血亏虚

此类病人多为生产过程中耗气、伤精、失血等导致气血亏耗、中阳不振于内，不能通调水道，膀胱和三焦功能失常，膀胱气化无力所致。症见小便不通，少气懒言，心悸，头晕，恶露量少、色淡，神疲乏力，纳差，面色不华，舌淡，苔白，脉软弱。

治宜益气温阳利水。方宜用何氏益气导溺汤（黄芪、白术、当归、通草、桔梗、猪苓、茯苓、车前草、甘草梢）。

2.气滞血瘀

此类病人或临产精神焦虑、紧张，以至于肝气郁结于内，气滞血瘀；或者产伤胞络，血脉瘀阻，导致水道不通。症见小便不通，大便干结，小腹胀急疼痛，欲便不能解，舌红，苔厚腻，脉细数。

治宜理气活血通便。方宜用何氏通便饮（当归、益母草、茯苓、猪苓、泽泻、通草、麦冬、桃仁、制大黄）。

三、病案实录

陶某某，女，29岁，职工。初诊：2010年7月28日。

[主诉]产后排尿不畅4天。

[现病史]患者7月24日在我院产钳助娩，当时产妇疲惫不堪，嗣后小便不畅，遂予留置导尿，长期开放1天，定期开放2天后拔除导尿管，小便仍不畅，乃于今日请求会诊，诉脐腹胀急作痛，心悸，头晕，神疲乏力，纳差，面

色欠华,舌质淡,苔白,脉软弱。

[**辨证分析**]气虚下陷,不能升清降浊。

[**中医诊断**]产后癃闭(气血亏虚)。

[**西医诊断**]产后尿潴留。

[**治法**]益气温阳利水。

处方:黄芪20g,肉桂(后下)3g,焦白术10g,当归15g,炒川芎6g,益母草20g,桔梗5g,通草5g,茯苓、猪苓各10g,车前草10g,冬葵子12g,甘草梢9g。3剂。嘱热敷小腹部,配合针刺,取穴三阴交、阴陵泉、水道。

二诊:2010年7月31日。投上方1剂后,小便欲解,而苦不畅,尿量少且有灼热感,神疲乏力及心悸均好转,脉舌如前,原方加黄芪至30g,续服2剂,尿出正常,于8月3日痊愈出院。

按语:产后尿潴留属中医"癃闭"范畴,又称产后小便不通,系中医急证。其发病机理乃膀胱和三焦功能失常所致。拟方以益气温阳为主,方中肉桂禀天地之气,味厚性升,为阳中之阳药,通百脉而入下焦肝肾之经,为温补之品,补命门之火不足,引火归源,车前草禀土中之阴气,味甘性降,为阴中之阴药,入肝肾小肠经,为行水泄浊之品,利小便而不泄气,强阴益精,桔梗入肺经,开肺气,提壶揭盖,启水之上源,而黄芪之用,一则甘温益气,与桔梗同利上焦,通调水道,二则健脾益气,升清降浊,又与肉桂、车前草为伍,开上达下,相辅相成,为本方之魂药。然产后常留瘀,若瘀血日久不去,则变证丛生,故加以当归、川芎、益母草活血化瘀生新,选冬葵一药,因其不仅利尿治癃闭,且可通大便。新产妇之大便难,乃血去津伤之故,非阳明腑实可比,苦寒通下为产后所不宜,而冬葵润下而不伤津,大便一通,潴留亦解,全方合用,共奏益气温阳,利尿开窍之功。

第六节　乳汁自出

产后哺乳期妇女未经婴儿吸吮乳头而乳汁自然流出者称为乳汁自出,又称"漏乳、乳汁自溢"。若产妇体质壮实,乳房丰满,偶有乳汁外溢,但无不适者为正常生理现象,不属此病,无需治疗。若体质虚羸,伴有盗汗、神疲等不适者,当积极治疗。

一、西医病因

产后乳汁自出在西医并无相关论述，乳汁分泌是在泌乳素、缩宫素作用下产生。若产妇体内内分泌紊乱，泌乳素、缩宫素产生过多；或乳头、乳晕部位肌肉收缩性低下；或乳头局部神经敏感，在低强度刺激下引起溢乳反射。

二、辨证分型

何老认为，产后乳汁自出究其病因有虚实之分。乳汁为气血津液所化生，赖中州之气以固摄贮存，运行疏泄。虚者多为产后气血亏耗，脾胃气虚，中州摄纳无权故乳汁自出；实者为胃经血热上冲，热迫乳汁外溢，或因恼怒伤肝，肝郁化火，乳汁为之所迫而妄行。临床上以虚者多见。

1.气血亏虚

此证多为新产妇产时耗气伤血较甚，产后纳食不佳，水谷精微匮乏，气不行卫外之职，血不行荣里之功，导致气虚不敛津液，乳汁自出。表现为乳汁自出，质地稀薄，或乳汁随生随出点滴不能贮存，纳差，神疲乏力，口干、盗汗、面色不荣，舌淡苔薄白，脉细软。

治宜益气养血，滋阴摄乳。药用太子参、旱莲草、女贞子、龟甲、石斛、黄芩、甘草、生地黄、五味子、山楂。

2.血热气逆

此证多为生产后过食辛辣、膏粱厚味，以致于阳明胃热上冲；或产后精神焦虑、抑郁，肝经郁热化火，逼迫乳汁自出。表现为乳汁自出，质地稠浓，乳房胀痛灼热，烦躁易怒，舌尖红苔薄黄，脉细数。

治宜清热养阴敛乳。方选何氏定呕饮加减（石决明、当归、桑叶、生地黄、白芍、白术、山药、柴胡、甘草、茯苓）。

三、病案实录

郭某某，女，34岁。初诊：2014年10月11日。

[**主诉**] 剖宫产后2个月，乳汁自出伴自汗明显。

[**现病史**] 患者8月26日剖宫产，现恶露已净，乳胀，乳汁较多，每日乳汁自出约1000ml，自汗较甚，汗出如洗，B超宫内暗区，曾乳腺炎发热2次。舌淡尖红，苔薄白，脉细。

[**治法**] 益气养血，滋阴敛乳。

[**中医诊断**] 乳汁自出（气阴两虚，肝热气逆）。

处方：太子参20g，五味子6g，生地12g，旱莲草15g，女贞子15g，生白芍30g，丹皮10g，蒲公英30g，焦山楂15g，焦六曲12g，炒麦芽60g，萸肉10g，瘪桃干15g，黄芩10g，鲜铁皮石斛12g，甘草5g，龟甲10g，7剂。

二诊：2014年10月17日。患者自诉服用上药后汗出减少，乳汁稍减。继宗前法，上药去鲜铁皮石斛加枳壳15g，巴戟天10g，龙骨15g，煅牡蛎18g，金樱子15g，7剂。

三诊：2014年10月24日，患者自诉服药后乳汁，自出明显减少，现每日乳汁自出200ml，汗出已止。守方7剂后收功。

按语： 本案患者产后气阴两虚，肝气郁结，郁热化火，逼迫乳汁自出，乳汁、量多则体内气血津液亏耗更重。炎热内扰，津液外泄而成汗证。故治疗以益气养阴，清肝敛降为法。

方中太子参补气固摄，炒麦芽、焦山楂、焦六曲健脾开胃以筑中州，白芍、生地、石斛、黄芩等养阴清肝，旱莲草、女贞子、龟甲等滋肾填精，山萸肉、五味子收敛固摄，全方清降与滋养兼顾，固摄与疏泄相容，实为气阴两伤，肝热气逆型产后乳子自出治疗典范。

第七节　产后乳痈

产后乳痈相当于西医的急性化脓性乳腺炎，多见于初产妇，以产后3~4周多见，初期表现为乳房肿胀疼痛，患处出现压痛性硬块，表面皮肤红热，或伴有发热等全身症状。

若治疗不当，易酿热成脓，表现为乳房胀痛加重，疼痛呈搏动性，患者可有寒战、高热、脉搏加快等。患侧腋窝淋巴结常肿大，并有压痛。肿块常在数日内软化形成脓肿，表浅的脓肿可触及波动。乳房脓肿可以是单房性的，也可因未及时引流而扩展为多房性的；或自外穿破皮肤，或脓肿破溃入乳管形成乳头溢脓；同一乳房也可同时存在数个病灶而形成多个脓肿。深部脓肿除缓慢向外破溃外，也可向深部穿至乳房与胸肌间的疏松组织中，形成乳房后脓肿。严重急性乳腺炎可导致乳房组织大块坏死，甚至并发败血症。

一、西医病因

产后乳腺炎产生的病因主要包括乳头损伤、乳汁过多等。乳头损伤多发于产后早期，婴儿吮吸乳头导致乳头皮肤破溃，金黄色葡萄球菌等微生物经破溃口侵入乳头，导致乳腺炎的发生；乳头充血、乳汁淤积则促进乳腺炎的发展；而金黄色葡萄球菌等炎性刺激物可导致免疫反应，进一步加重乳腺炎的严重程度和持续时间，产生恶性循环。

二、中医概述

何老认为，乳痈的病机为乳汁淤积，郁热于内，感受外邪所致，按其发病过程可分为初期、成脓期、破溃后3个阶段。随着医学的发展，目前临床产后乳痈中初期多常见，经积极治疗，极少发展成重症。

乳痈初期为乳汁淤积，热毒内盛所致，表现为乳房胀痛，有硬结，乳汁减少，伴恶寒发热，肤色红，大便干结，舌红，苔薄根黄，脉细数。治疗以理气通络，清热散结为主。

药用蒲公英、鹿角片、金银花、连翘、象贝母、夏枯草、路路通、漏芦、王不留行子、瓜蒌皮、皂角刺、穿山甲片。

产后乳痈的治疗需着重"未病先防、既病防变"。做好产后调护宣教，指导产妇正确、卫生的哺乳方式，可以一定程度上预防产后乳痈的发生。而在乳痈发病初期则需中药理气通络、清热散结治疗，尽量避免发展到成脓期。

三、病案实录

苏某，女，26岁。初诊：2010年10月29日。

[**主诉**] 产后20天，乳房胀痛5天。

[**现病史**] 患者自10月9日分娩后乳汁一直不畅，近5天来双乳胀痛明显，以左侧为甚，局部触之疼痛，有硬结，今起形寒发热，便燥，恶露已净，舌红，苔薄根黄，脉细数。

[**辨证**] 气机壅滞，乳络不畅，郁而化热。

[**治法**] 理气通络，清热散结。

处方：蒲公英30g，鹿角片10g，金银花12g，连翘10g，象贝母10g，夏枯草10g，路路通10g，漏芦10g，王不留行子6g，瓜蒌皮10g，皂角刺10g，山甲片6g。另嘱其用蒲公英500g，煎汁外敷患处，嘱其勤吸乳。

二诊：2010年11月5日。服药5剂后身热已退，乳房肿块渐消，仍有胀感，乳汁欠通畅，再宗前意。

处方：鹿角片10g，蒲公英30g，象贝母10g，夏枯草10g，穿山甲片9g，黄芩6g，路路通10g，王不留行子6g，漏芦15g，通草5g。

投上方后乳汁渐畅，再服5剂而愈。

按语：引起乳痈的原因，虽然有肝郁化火、胃热壅滞、乳头损伤、感染邪毒，或产后正虚，感受外邪等之不同。总的来说，均属乳房阳热的病变。乳痈本是局部的病变，但由于乳房与足厥阴肝经、足阳明胃经有联属的密切关系，肝藏血而主一身之气机的疏泄，胃为五脏六腑之海，五脏六腑皆禀气于胃，因此，乳痈的发生，不仅乳房局部焮热肿痛，而且有发热恶寒等全身症状。乳房红肿，火热之毒也；硬痛，触之加剧，瘀积之患也，治之不离乎清热解毒，活血化瘀之法。

故以蒲公英、金银花、连翘清热解毒；夏枯草、象贝母、皂角刺软坚散结；穿山甲善于走窜，性专行散，有较佳的通下乳汁功效，与王不留行、漏芦、路路通配伍，能活血散瘀、通行经络。

所以对乳痈的治疗，既要从整体着眼，仔细辨证治疗，又要针对局部的具体情况，采取不同的外治之法，对局部红肿者常用蒲公英煎汁外敷，结块难消者用皮硝外敷，如此内服外敷同用，标本并治，疗效遂意。

第十章 杂 病

第一节 盆腔炎

盆腔炎性疾病（Pelvic inflammatory disease, PID）是指女性生殖道的一组感染性疾病，炎症可局限于一个部位，也可同时累及几个部位，按发病过程，临床表现可区分为急性与慢性，急性盆腔炎可发展成为弥漫性腹膜炎、脓毒血症、败血症、感染性休克、Fitz-Hugh-Curtis综合征，严重者可危及生命，若在急性期未能彻底治愈，病程迁延，则转为慢性盆腔炎，可造成一些慢性损害，目前多命名为盆腔炎性疾病后遗症，如输卵管梗阻、输卵管积水、输卵管卵巢水肿、盆腔结缔组织（如主韧带、骶韧带）增生、子宫粘连等，从而造成不孕、输卵管妊娠、慢性盆腔痛、月经异常等。

一、西医病因

盆腔炎，主要由如下几类病原体上行感染所致：性传播疾病(STD)的病原体，如淋病奈瑟球菌、沙眼衣原体；存在于阴道的菌群（如厌氧菌、阴道加德纳菌、流感嗜血杆菌、肠道革兰阴性杆菌、无乳链球菌等）均参与PID的发生；另外，巨细胞病毒、人型支原体、解脲支原体以及生殖支原体等也可能与一些PID的发生有关。

二、西医诊断

1.最低标准

宫颈举痛或子宫压痛或附件区压痛。若以上三者均必须具备，则会导致诊断敏感度下降。

2.附加标准

体温(口表)＞38.3℃；宫颈异常黏液脓性分泌物或宫颈脆性增加；阴道分泌物生理盐水湿片见大量白细胞；红细胞沉降率升高；血C反应蛋白升高；实验室证实宫颈淋病奈瑟球菌或衣原体阳性。多数PID患者有宫颈黏液脓性分泌物，或阴道生理盐水湿片中见大量白细胞，若宫颈分泌物正常且镜下无白细胞，诊断PID需慎重。阴道分泌物湿片可检测到合并阴道感染[细菌性阴道病(BV)和滴虫性阴道炎(TV)]。

3.特异标准

子宫内膜活检组织学证实子宫内膜炎；阴道超声或核磁共振检查显示输卵管增粗，输卵管积液，伴或不伴有盆腔积液、输卵管卵巢肿块；或超声检查提示PID(如输卵管充血)。特异标准仅适于一些有选择的病例。若腹腔镜下未发现输卵管炎症，则需要子宫内膜活检，因为一些PID患者可能仅有子宫内膜炎的特征。

三、急性期抗生素治疗原则

以广谱、经验性抗生素抗感染治疗为主，覆盖PID可能的病原体。目前，最佳治疗方案和亚临床PID早期治疗的远期结局尚未确定。因为宫颈淋病奈瑟球菌和沙眼衣原体筛查阴性并不能排除上生殖道的感染，所以治疗PID的抗生素应覆盖这些病原体。疗程一般2周。

四、辨证分型

中医古籍中并无盆腔炎之病名，根据其临床症状，散见于"热入血室""妇人腹痛""带下病""经病疼痛""癥瘕""不孕""产后发热"等病证中。如东汉《金匮要略·妇人杂病脉症并治》云："妇人中风，七八日续来寒热，发作有时，经水适断，此为热入血室，其血必结，故使如疟状，发作有时。"《傅青主女科》云："妇人有冲任之脉，居于下焦；均喜正气相通，最恶邪气相犯；经水由二经而外出，而寒湿满二经而内乱，两相争而作疼痛。"

何老认为中医对于PID急性发作的认识多见于经期、产后、宫腔术后、房事不洁等邪毒入侵胞宫，继而化热，与体内湿邪混杂，滞于冲任，故见恶寒发热、腹痛腰酸、带下日久等不适，若病情危重，不及时治疗，可致热入营血、热陷心包等证候。而对于PID非急性发作和后遗症则多见于饮食不节、七情内伤，或平素嗜食生冷，寒湿内生，或平素嗜食辛辣，湿热内生，或性情急躁易怒，肝气郁结，以致气血不畅，日久气滞血瘀、郁而化热，或因先天禀赋不足、后天失养，以致脾气虚弱、肾精亏损，或因PID急性期治疗不彻底演化而来。故PID急性期以"热、毒、湿"为主，非急性期和后遗症期则以"寒、瘀、气滞、脾虚、肾虚"为主。故临床急性期分为热毒壅盛、湿热瘀结二型，非急性期和后遗症期分气滞血瘀、寒湿凝滞、脾虚瘀结、肾虚血瘀四个症型。

1. 热毒壅盛

高热寒战，下腹部疼痛拒按，或下腹部有包块，口渴咽干，大便秘结，小便短赤，带下量多、色黄，或赤白夹杂、质黏稠，或呈脓性秽臭，月经量多，或经期延长、淋漓不净，舌质红，苔黄，脉滑数。治宜清热解毒，凉血排脓。治宜用大黄牡丹汤合五味消毒饮加红藤、败酱草、生地、乳香、没药、三棱、莪术、穿山甲等。

2. 湿热瘀结

低热起伏，寒热往来，下腹胀痛或有坠胀感，下腹部疼痛拒按，带下量多、色黄、质稠、有气味，月经量多、淋漓不净，小便短黄，大便黏腻或溏薄，肛门伴灼热感。舌红，苔黄腻，脉滑数。治宜清热解毒，利湿活血。方用仙方治命饮加红藤、败酱草、薏苡仁等。若带下多，有异味，外阴灼热瘙痒等可酌加臭椿皮、土茯苓、鸡冠花等；若口苦黏腻，大便溏薄，肢肿、神疲乏力、面色萎黄等酌加党参、怀山药、白术等；若正值经期，则酌加三棱、莪术、益母草等理气化瘀，缩短经期。

3. 气滞血瘀

下腹部一侧或双侧胀痛或刺痛，劳累或经期疼痛加重，经血量多或伴有血块，瘀血排出则疼痛减轻，经期延长，带下量多，婚久不孕，经前情志抑郁，乳房胀痛。舌质紫暗，苔薄，脉弦涩。治宜活血化瘀，理气止痛。方选血府逐瘀汤加减（桃仁、红花、生地、当归、赤芍、川芎、柴胡、枳壳、桔梗、牛膝、甘草），临证可酌加橘叶、香附、三棱、莪术、血竭等。

4.寒湿凝滞

下腹疼痛有冷感，遇冷痛甚，遇热痛减，月经量少、色黯，经期延后，多伴有痛经，带下淋漓，神疲乏力，畏寒肢冷，或婚久不孕。舌质淡，苔白腻，脉沉迟。治宜温经除湿，活血止痛。方选少腹逐瘀汤（小茴香、干姜、肉桂、没药、元胡、当归、川芎、赤芍、生蒲黄、五灵脂）加泽泻、茯苓、白术。

5.脾虚瘀结

下腹隐隐作痛，日久缠绵，月经或多或少、色淡，经期延长，带下量多，色白质稀，精神疲倦，四肢乏力，面色无华，食欲不振，食后脘满腹胀，大便溏薄，舌质淡黯或胖大，边有齿印，苔薄白或薄腻，脉细弦、细缓或弦缓。治宜益气健脾，化瘀通络。处方：理冲汤（黄芪、党参、白术、山药、三棱、莪术、鸡内金、天花粉、知母）。

6.肾虚血瘀

下腹疼痛，绵绵不休，连及腰骶，月经先期或后期，量或多或少，精神不振，性欲低下，久不孕育，头晕目眩，耳鸣耳聋，小便清长，夜尿频繁。舌淡黯，或有瘀点，苔薄，脉沉细涩。治宜温阳益肾，活血散瘀。方选肾气丸（熟地、山药、山萸肉、茯苓、泽泻、丹皮、附子、桂枝）加当归、丹参、乳香、没药、杜仲、续断、桑寄生、艾叶。若带下减少，外阴干涩，情绪低落等可酌加紫河车、仙茅、巴戟天、制首乌、菟丝子等益精填髓、补阳益阴之品。

以上六个证型往往兼杂出现，阴阳寒热常常难以完全掌握，临证时需随机应变，不可囿于此6种证型而束缚思维。中医中药治疗妇科炎症有明显的优势与特色，在给患者口服个体化中药的同时还进行直肠给药，用自制制剂"妇外四号"，使药物经直肠黏膜吸收，直达病所，高效快捷，疗效显著。

临床上PID常有迁延难愈，病程延绵的特点，因而容易影响生活质量，有些病患甚至将其作为一种生活常态，对此病的治疗失去信心。因此，这就更需要医者在治疗疾病的同时，给予患者充分的心理疏导，来达到满意的临床疗效。

五、病案实录

病案一：盆腔炎性疾病急性期

俞某，女，40岁，工人。初诊：2008年11月5日。

[**主诉**] 宫腔镜术后下腹隐痛2天，加剧半天。

[**现病史**] 患者10余年前在外院曾被诊为"盆腔炎"，经抗感染治疗后好转，但每遇劳累后下腹隐痛反复发作，半月前因"子宫内膜息肉"在当地医院行"宫腔镜下子宫内膜息肉摘除术"，术后自觉下腹隐痛不适，今晨下腹痛加剧，遂来就诊。月经14岁初潮，周期28天，带经5天，量偏少，色暗红，轻度痛经，少许血块，末次月经10月14日。平素经前乳房胀痛明显，胸闷不舒，带下量多。舌质紫暗，有瘀斑，苔黄，脉滑数。

[**辅助检查**] 外阴已婚式，阴道畅，宫颈轻糜，举痛（+），子宫后位，常大，质韧，活动欠佳，压痛（++），双附件增厚，右侧压痛（+）。血常规：白细胞12.5×10^9/L，中性粒细胞83.3%；PCT 1.0ng/ml；B超提示左附件区混合回声团5.3cm×3.7cm×3.0cm。

处方：生黄芪30g，焦白术15g，猫爪草15g，猫人参15g，红藤30g，败酱草30g，蚤休10g，蛇舌草30g，薏苡仁30g，茯苓10g，泽泻10g，三棱10g，莪术10g，水蛭3条，炙穿山甲3g，海藻15g，徐长卿15g，当归10g，川芎6g，赤白芍各10g，丹皮、丹参各15g。7剂。

二诊：2008年11月12日。末次月经11月10日，量偏少，色暗红，轻度痛经，腰酸腹痛较前稍好转。舌红，苔黄腻，脉滑数。患者目前腰酸腹痛仍有，舌红，苔黄腻，脉滑数，此乃热毒炽盛，湿邪阻滞之象，故予前方去活血化瘀之当归、川芎等活血之品，重在清热解毒，利湿消癥。

处方：生黄芪30g，白术15g，红藤30g，败酱草30g，炙穿山甲3g，海藻15g，猫人参15g，猫爪草15g，半枝莲15g，丹皮、丹参各10g，赤芍10g，薏苡仁30g，茯苓15g，泽泻10g，水蛭3条，蛇舌草30g，徐长卿15g，三棱、莪术各10g。7剂。

三诊：2008年11月19日。末次月经11月10日，下腹隐痛，较前明显好转，白带量偏多，色黄，无异味，自觉身热明显，无恶寒，舌红苔黄，脉略数。从舌象脉象可知此为湿热之余邪，与气血相搏，故见全身略感发热，湿热下注，则带下量偏多，色黄，故上方清热之力稍轻，故加黄柏清下焦湿热，加半枝莲消盆腔包块，加木香行气。

处方：生黄芪30g，焦白术15g，黄柏30g，红藤15g，败酱草15g，蚤休10g，炙穿山甲3g，海藻15g，猫人参10g，猫爪草10g，薏苡仁30g，茯苓15g，泽泻15g，蛇舌草15g，水蛭3条，徐长卿15g，三棱、莪术各15g，半枝莲30g，广木香10g。7剂。

四诊：2008年11月26日。末次月经11月10日，下腹痛偶作，全身发热症状消失，白带量仍较多转清，口干，舌红苔略黄，脉略数。患者热邪初退，湿邪仍踞。湿邪下注，故见白带量量多，湿邪内阻，津不上呈，故见口干，目前患者急症已基本缓解，而盆腔炎性疾病病情缠绵，急性期后多予扶正活血化瘀之味巩固疗效。

处方：生黄芪30g，苍术20g，黄柏30g，猫爪草15g，猫人参15g，丹皮参各15g，赤芍10g，桃仁10g，红藤10g，败酱草10g，蛇舌草15g，半枝莲15g，薏苡仁30g，茯苓15g，泽泻10g，三棱、莪术各10g，炙穿山甲3g，石斛10g，怀山药15g，川连3g，生甘草3g，生牡蛎30g。14剂。

五诊：2008年12月10日。末次月经11月10日。自诉3天前感冒，现咽干，口糜，腰酸，白带量减少，无恶寒发热，无咳嗽咳痰，无下腹疼痛，舌红苔薄，脉略浮数。

患者腰酸仍有，盆腔炎性疾病未完全治愈，且风热之邪入里化热，伤及津液，故见咽干、口糜，上方以桑菊饮合桃红四物汤加减，方中桑叶、银花、连翘疏风清热，芦根、葛根、石斛、天花粉生津止渴，患者平素月经量偏少，色暗红，轻度痛经，少许血块，经前乳房胀痛明显，胸闷不舒，本次月经未转，故加当归、川芎、赤芍、益母草、桃仁、丹参、月季花活血，绿萼梅行气，红藤、败酱草、茜草、马鞭草清热解毒，诸药合用，共奏疏风清热，行气活血之功效。

处方：桑叶10g，黄芩10g，银花10g，连翘15g，芦根15g，丹参15g，赤芍10g，葛根20g，茜草15g，益母草30g，红藤10g，败酱草30g，当归10g，川芎6g，天花粉15g，石斛10g，马鞭草15g，月季花（后下）6g，桃仁6g，绿萼梅5g。14剂。

六诊：2008年12月24日。咽干、口糜症状消失，腰酸腹痛未作，末次月经12月18日，量可，色红，轻度痛经，复查B超提示左卵巢囊肿3.3cm×3.2cm×2.7cm，舌红苔薄，脉濡滑尺弱。患者目前盆腔炎性疾病已治愈，为巩固疗效，病后多虚，宜以扶正祛邪、扶正防邪。调整月经周期。

处方：生黄芪30g，红藤10g，败酱草10g，焦白术15g，薏苡仁20g，茯苓15g，泽泻10g，生地15g，枸杞15g，淫羊藿15g，巴戟天15g，海藻15g，炙甲片3g，猫爪草15g，半枝莲15g，马齿苋15g，生贯众10g，焦山楂15g，三棱、莪术各10g。14剂。

按语：患者既往有盆腔炎性疾病，此次宫腔手术后急性发作，热毒内侵，与冲任胞宫气血相搏结，邪正交锋，营卫不和，故腹痛加剧。患者平素月经量偏少，色暗红，轻度痛经，少许血块，经前乳房胀痛明显，胸闷不舒，带下量多，舌质紫暗，有瘀斑，故平素证型属气滞血瘀。且盆腔炎性疾病邪毒入侵，客于胞脉，后期多致气血瘀滞，冲任受阻，带脉失司，辨证以湿热瘀结为多，治疗上则以清热利湿、活血化瘀为主。

《金匮要略》中大黄牡丹汤化裁治疗本病有良效。牡丹皮、赤芍、丹参、红藤、败酱草、重楼、蛇舌草等共奏泄热排毒、祛瘀排脓、散结理气止痛之效，且本病B超提示左附件包块较大，故组方加祛瘀消癥之品。本案患者患病期间，患者感风寒感冒，何老则认为应遵循"急则治其标，缓则治其本"之原则，先治外感疾病，后澄元固本。患者平素月经尚准，服清热药后月经延后，何老则认为久服寒凉药物，久病虚损，精血亏虚，故见此证，酌加巴戟天、鹿角片、肉苁蓉、淫羊藿等养血温经补肾之品，经期自调。

病案二

舒某，女，40岁。初诊：2012年9月17日。

[**主诉**] 腰酸3年，下腹坠胀2个月。

[**现病史**] 患者3年前行人流术，术后时感腰酸，未予在意，近2个月自觉下腹坠胀，劳累后加重，夜寐不安，睡后易醒，遂来就诊。平素月经先期3~7天，量偏少，无痛经，末次月经9月9日。舌淡红，苔薄黄，面色晦暗，脉弦涩。

[**妇科检查**] 外阴已婚式，阴道畅，宫颈尚光，举痛（-），子宫前位，常大，压痛（+-），双附件（-）。今日我院B超示：盆腔积液2.7cm×1.6cm；血常规：白细胞$9.8×10^9$/L，PCT 0.2ng/ml。

[**既往史**] 既往有慢性胃炎史。

处方：太子参20g，麦冬10g，生地10g，当归12g，炒白芍15g，丹参

15g，泽兰10g，五味子6g，淮小麦30g，夜交藤15g，合欢皮10g，红藤30g，蒲公英30g，石决明18g，绿萼梅5g，川断15g，菟丝子15g，杜仲15g，甘草5g。7剂。

方药为治疗PID慢性期的经验方，方中川断、菟丝子、杜仲补肾益精；太子参、生地、五味子为生脉散，益气养阴；当归、生地、炒白芍、丹参、泽兰补血活血；淮小麦、夜交藤、合欢皮安神；绿萼梅行气；辅以清热解毒之红藤、蒲公英。诸药合用，全方在辨证补肾益气、养阴安神的同时，不忘辨病，加之清热药，使辨病与辨证相结合，达到标本同治的临床疗效。

二诊： 2012年9月24日。末次月经9月9日。患者下腹坠胀缓解，寐仍欠安，胃脘欠舒，舌红苔少，脉细。患者腰酸及腹部下坠感好转，从症及舌苔脉象推理可谓阴虚血热、心肾不交，故在上方基础上予加黄连阿胶汤滋肾宁心安神，黄芩清热，辅以黄连清热之功效，同时，琥珀粉、枣仁、龙齿是何老临床治疗失眠的常用药。

处方： 上药去红藤、川断、杜仲，加琥珀粉（吞服）9g，黄芩10g，黄连5g，阿胶珠12g，枣仁15g，远志6g，龙齿（先煎）30g。10剂。

三诊： 2012年10月5日。末次月经10月5日。患者下腹坠胀不明显，夜寐好转，咽部不适，月经先期，量少，舌脉同上。

患者正值经期，经量又少，故遵循经期治疗"因势利导"之原则，予以活血化瘀之中成药，同时经后期不忘治本，加桑叶、天冬养阴清热。

四诊： 2012年10月15日。下腹坠胀感消失，腰酸偶作，不寐大减，患者既往有胃炎史，近期加重，偶有便秘，舌红苔略黄腻，脉细弦。

[辨证分析] 用药选用半夏秫米汤治疗胃炎，此方出自《黄帝内经·灵枢》邪客篇，不仅能祛痰和胃，而且对于胃不和则卧不安之失眠症有显著的临床疗效，从舌苔脉象可看出，此证属痰结瘀滞兼气阴两虚之证，治宜祛痰和胃，行气活血，辅以养阴。

处方： 太子参20g，五味子6g，淮小麦30g，当归身10g，炒白芍15g，丹参15g，泽兰10g，蒲公英30g，香附10g，郁金10g，夜交藤15g，合欢皮10g，菟丝子10g，佛手5g，北秫米（包煎）15g，制半夏10g，茯苓10g，泽泻10g，瓜蒌皮15g，炒枳壳10g，枸杞15g。7剂。

方中制半夏、北秫米、茯苓、化痰；当归身、炒白芍、丹参、泽兰补血活血；香附、郁金、佛手、炒枳壳行气；太子参、五味子养阴；夜交藤、合欢皮安神；蒲公英清热；菟丝子补肾；瓜蒌皮润肠通便。

[按语] 患者素体气阴两虚，人流后加之湿热之邪乘虚而入，客于子宫，胞络，日久成瘀，遇劳后气虚更甚，气虚不能推动血行，瘀血不散，瘀血再与湿热之邪相搏，致使气机不利，经络气血受阻，冲任带脉功能失常，如此恶性循环，使患者腰酸及下腹坠胀反复不愈。本病复杂，患者既往有慢性胃炎史，及平素月经先期，在治疗盆腔炎性疾病同时，再现胃病史。故在以生脉散、半夏秫米汤、桃红四物汤、增液汤等经典名方治疗本病的同时，加之何老自拟的PID之经验方，不仅使患者下腹痛消失，而且对于多年的慢性胃病及月经不调也取得同样好的疗效，证实"辨证论治"之重要性。何老师法叶天士，治疗此类慢性消耗性疾病喜用奇经药，认为鹿角、鹿茸、当归、羊肉、紫河车、龟甲等为填精养血之奇经药，可起到益精填髓的功效，从现代医学角度可认为提高机体免疫力，所谓"正气存内，邪不可干"，从而使疾病自去，诸证可消。

病案三：盆腔炎性疾病慢性期

金某某，女，37岁，职员。初诊：2010年2月12日。

[主诉] 反复下腹胀痛6年，伴月经期延长。

[现病史] 反复下腹胀痛6年，伴月经延长，每次需抗感染治疗方能血止腹痛缓解，婚育史：已婚，1-0-1-1。末次月经2010年2月8日，面色萎黄，周身乏力，舌淡红，苔略腻。

处方： 生黄芪15g，太子参30g，丹皮10g，赤白芍各10g，龟甲10g，茜根炭6g，乌贼骨15g，马齿苋30g，狗脊炭15g，蚤休10g，蛇舌草30g，葛根30g，生地炭15g，山萸肉10g，巴戟天15g，红藤30g，败酱草30g。7剂。

二诊： 2010年3月12日。末次月经3月10日，月经前2日量少，第3天始畅，小腹及右下腹痛，咽痒咳，身热感，乏力，倦怠，周身不适，舌略红苔腻，脉滑略弦。

处方： 桑叶10g，柴胡10g，黄芩10g，桔梗9g，生甘草5g，杏仁10g，象贝15g，橘红6g，银花藤20g，连翘10g，丹皮10g，丹参15g，赤芍10g，炒枇杷叶15g，款冬花15g，紫菀15g，益母草15g，郁金10g。7剂。

随后诸证大减。

[按语] 何老认为，本患既往有盆腔炎史，反复经期发作，因复诊过程中出现上感发热表现，故属于中医"热入血室"。

《金匮要略》记载："妇人中风，七八日，续来寒热，发作有时，经水适断，此为热入血室，其血必结，故使如疟状，发作有时，小柴胡汤主之。"

所谓血室，历代注家看法不同。有的说是冲脉，有的说是肝脏，有的说是子宫。何老从临床实践出发，认为血室实际上是指以胞宫为主体，包括与其相连属的冲任二脉以及脏腑等围绕妇女月经的综合性功能的概念。"冲为血海""任主胞胎"，肝藏血，络阴器，亦称血海。所以，对于血室的概念，必须全面分析才能符合临床实际，而决不能把血室单纯地看作是某一器官。

"热入血室"之病因病机，多由于患者平素多有情志不遂，肝木不达，经水或新产，血海空虚，风寒或邪热乘虚而入，热与血相搏，正邪交争，不得外解，瘀阻胞宫而致。西医的盆腔炎，及经期上呼吸道感染均可参照本病治疗。

本患素有盆腔炎，每于经期发作，已具备"热入血室"特征，次诊时又加以上呼吸道感染，内外相合，腹痛尤为严重，当属"热入血室"无疑，故予柴胡、黄芩和解少阳，益母草、郁金、丹皮、丹参、赤芍直入血室，化瘀逐邪，配合桑叶、桔梗、杏仁、贝母诸味，共奏佳效。

何老治疗慢性盆腔炎经验如下。

热邪初陷：症见寒热往来如疟状，可予小柴胡汤治之，并针刺期门穴。表邪较重，则可参照六经及温病辨治。若兼月经不畅，挟块，或小腹胀痛，为瘀血内阻，可加益母草、当归、泽兰、红花等以活血调经、疏导化瘀。如经血淋漓不止或崩中下血延期不断者，治当清热凉血，小柴胡汤加生地、丹皮、青蒿、地骨皮、蒲公英、银花等凉血养阴清热之品。若邪热较重，血被热截，阻于胞宫，邪热与瘀血相搏结，转为阳明，症见口干苦、口渴、头痛、面赤、烦躁，轻者加黄连、栀子清热；若大便不通，可和大黄牡丹汤或大柴胡汤加减治之。

总之，要从临床实际出发，抓住"热入血室"的病因病机，辨证施治，灵活遣方用药，才能取得较好的疗效。

病案四：盆腔炎性疾病后遗症所致不孕

钟某，女，24岁。初诊：2012年11月16日。

[主诉] 婚后2年未避孕未再孕1年余。

[现病史] 患者2010年10月婚，夫妇同居，性生活正常，2009年12月人流1次，2011年10月起不避孕未再孕。2012年9月浙江省妇保院HSG提示：

"双侧输卵管炎症，通而欠畅，盆腔弥散欠均匀"。平素月经规则，3~5/30天，量偏少，无痛经，末次月经2012年11月6日。舌黯苔薄，脉细弦。

[辅助检查] 妇检：外阴已婚式，阴道畅，宫颈尚光，举痛（－），子宫前位，常大，压痛（－），双附件（－）。5年前外院曾诊为"盆腔炎"，经治疗后无明显临床症状。今予查白带常规、宫颈黏液分泌物查支原体、衣原体；经前三维B超。

处方：生黄芪15g，炒白术10g，当归15g，川芎10g，红藤30g，败酱草30g，蚤休10g，薏苡仁30g，茯苓10g，泽泻10g，穿山甲5g，皂角刺10g，路路通15g，三棱10g，莪术10g，淫羊藿15g，菟丝子30g，枸杞15g，甘草5g，香附10g。7剂。另：妇外四号（杭州市中医院院内制剂）保留灌肠500ml×2瓶/100ml保留灌肠，1日1次。

[分析] 此方以当归芍药散为基础，是何老治疗输卵管不孕的常用方之一，方中当归、川芎养血活血；黄芪、白术、茯苓、泽泻、薏苡仁、香附补气行气，健脾利湿；三棱、莪术、皂角刺、路路通、穿山甲活血通络；红藤、败酱草、蚤休清热利湿；淫羊藿、菟丝子、枸杞补肾益精，诸药合用，共奏补肾益气，清热化瘀之功，在化瘀通络同时，扶正祛邪，攻补兼施，处方平正。

二诊：2012年11月23日。末次月经11月6日。辅助检查回报：解脲支原体＞1万cfu/ml，衣原体阳性。11月22日三维B超提示：EM 0.35cm（单层），宫腔回声正常，直肠窝暗区4.4cm×2.5cm×1.5cm。舌苔脉象同上。患者支原体、衣原体阳性，何老认为此病原体是导致输卵管慢性炎症及不孕的原因之一，故予上方基础上减补肾之菟丝子、枸杞，加清热解毒之忍冬藤、蛇舌草、徐长卿，加强清热化瘀之功。

处方：上方去菟丝子、枸杞，加忍冬藤30g，蛇舌草30g，徐长卿15g。7剂。另：多西环素0.1×2盒/1片，口服，一日2次，夫妇同服14天。继续妇外四号保留灌肠。

三诊：2012年11月30日。末次月经11月6日。月经将届，无不适，舌脉同上。正如上案所述，何老认为经前要保证血海充盈，冲任二脉旺盛，经血自来，故在上方基础上减清热药之忍冬藤、蛇舌草、徐长卿、薏苡仁，而加活血化瘀之药益母草、桃仁、川牛膝、通草、泽兰，引经下行，引血下行。

处方：上方去忍冬藤、蛇舌草、徐长卿、薏苡仁，加益母草30g，桃仁6g，川牛膝15g，通草5g，泽兰10g。7剂。继续妇外四号保留灌肠。

四诊：2012年12月7日。末次月经12月5日，准期，量偏少，经行3天净，舌红苔薄黄，脉弦涩。何老认为经期是盆腔炎最容易复发的时候，而经后子门闭合，血海空虚，藏贮精血，故在上方化瘀通络基础上去调经之品，加赤芍，有泻肝活血、散结通络、能行血中之滞之功，加桂枝，则有温经通脉之效，在调经的同时，对输卵管不通效果亦佳。

处方：上方去益母草、通草、泽兰、川牛膝、淫羊藿，加赤芍10g，桂枝6g。7剂。

五诊：2012年12月28日。尿急，无尿频、尿痛，胃纳可，夜寐安，二便调。舌淡红，苔略黄，脉濡滑涩。辅助检查回报：抗卵巢抗体弱阳性，复查支原体、衣原体均转阴。患者湿邪下注，出现尿急之症，故予车前草、滑石利湿之品；月经将届，故予活血药如上述，何老认为抗卵巢抗体弱阳性，中医以清热活血为主，故加通草、生蒲黄。

六诊：2013年2月1日。末次月经2013年1月4日。自测尿妊娠试验阳性，此后继续予中药补肾养阴安胎，动态监测血HCG，E_2、P，指标均可，2013年3月4日B超已见宫内活胎，患者自诉服中药后恶心呕吐明显加重，考虑患者情况良好，予停服中药。

按语：此病案为典型的由于盆腔炎性疾病后遗症导致的不孕，患者堕胎之时，湿邪内侵，瘀血留滞，伤及气血，损伤冲任胞络，与气血相搏交争，导致气血壅滞不行，故HSG见双侧输卵管通而欠畅；湿瘀互结，损伤胞络，耗伤气血，故难再受孕。治宜补肾益气，活血化瘀，通络助孕。

何老以《金匮要略》中的当归芍药散为基础方，《金匮要略·妇人妊娠病脉证并治第二十》云："妇人怀妊，腹中痛，当归芍药散主之"以方测证，本方用于治疗血虚气郁，肝脾不和之妊娠腹痛证及妇人各种腹痛证。但何老认为盆腔炎后遗症患者均有瘀滞存在，血瘀证贯穿整个疾病过程中，而湿热邪毒只是加重瘀滞之症，若瘀血得消，则经络自通。方中白芍补肝血、柔肝体，使肝血充足，无通络之功，故去之，赤芍泻肝活血，散结通络，能行血中之滞，当归养血活血养肝疏肝，白术补气健脾，利湿消痰，茯苓甘淡渗湿补中，下行而利水湿，配白术加强健脾、化浊的作用，川芎辛温，擅走血海而活血祛瘀，泽泻辛散，活血祛瘀利水，予川芎为伍疏血郁、利水邪，加之化瘀通络之品，故根据祖国医学"异病同治"的原则，何老用其治疗PID后遗症所致的输卵管欠通者，临床疗效显著。而每诊患者出现胃纳差、尿急等症状，何老不忘辨证，在治疗PID后遗症的同时，顾护患者的其他症状、体征，诊病细致。

此案患者怀孕后，根据证型属肾虚血热，治宜补肾清热，养血安胎。但方中何老用归身，此为保胎慎用之药，但何老认为保胎也勿忘其本，患者是由PID后遗症导致的不孕，血瘀一直存在，故予当归去尾，稍减活血之功，用药谨慎，既顾其本，又不忘其证，从而取得满意的临床疗效。

病案五

罗某某，女，32岁，待业。初诊：2016年10月17日。

[**主诉**] 腹痛腰酸2年余。

[**现病史**] 患者因丈夫少精症行ICSI卵细胞浆内单精子显微，注射技术现移植前调理。2014年移植前曾经"宫腔镜下子宫内膜息肉摘除术"，术后出现下腹隐痛，曾诊断为"慢性盆腔炎"，后间断中药治疗。8月29日取卵术后盆腔炎加重。刻下：患者面部痤疮，夜寐欠安，失眠，腰酸腹痛明显（不能提重物，在家不能劳动，乏力明显），疲劳、受凉后腹痛加重，白带量多，黏腻。二便调。舌红苔黄腻，脉弦细。10月15日B超提示：盆腔积液18mm。末次月经10月7日，月经期准。

处方：黄芪15g，焦白术10g，黄芩10g，丹参15g，赤芍15g，当归12g，川芎10g，红藤30g，败酱草30g，蚤休9g，茯苓12g，泽泻10g，薏苡仁30g，三棱10g，莪术10g，枸杞12g，元胡15g，川楝子10g，生甘草5g。7剂。嘱另予中药妇外四号（加入桂枝茯苓胶囊）中药保留灌肠。

二诊：2016年11月7日。末次月经11月5日，量中，色黯红。下腹隐痛，左侧较甚，较前稍有好转，受凉后甚。可在家简单劳动，可提轻物。

处方：黄芪15g，焦白术10g，丹参15g，赤芍15g，淫羊藿15g，鸡血藤15g，川牛膝15g，鸡内金20g，皂角刺10g，路路通15g，茯苓12g，泽泻10g，生甘草3g，红藤30g，败酱草30g，桂枝10g，细辛3g，元胡15g，炒白芍15g，薏苡仁30g。14剂。继续中药保留灌肠。

三诊：2016年12月9日。腹痛减轻，苔已薄，可提重物，体力好转明显，可慢跑。以黄芪建中汤加减化裁，合以中药保留灌肠。上药连续服用3个月，B超复查未见盆腔积液。

按语： 何老治疗盆腔炎多从疏解枢机、扶正祛瘀、温通奇经、参合外治等方面入手，对于本虚标实，冲任虚损，瘀邪胶结，热毒内盛者尤为适宜。

黄芪建中汤源出于《金匮要略》方，主治虚劳里急，气血阴阳诸不足。何老认为，本方旨在温中补虚，和里缓急。凡病久体虚，正虚邪实或虚实夹杂者，用本方多能奏效。原方由黄芪、饴糖、桂枝、芍药、甘草、生姜、红枣组成，具体运用时改用焦白术、茯苓代替饴糖和中健脾之功，上述病案乃兼夹湿热，加用红藤、败酱、薏苡仁、泽泻，清热利湿。患者腹痛明显，影响日常生活，加用元胡、细辛、皂角刺、路路通、淫羊藿、鸡血藤等以温通止痛。

对于各类慢性盆腔炎，何老常配合其他疗法，如中药保留灌肠，每晚1次，2周为1个疗程，或在灌肠后再配合下腹部理疗，则取效更捷。

第二节　子宫内膜异位症、子宫肌腺症

一、西医概述

子宫内膜异位症是指具有生长功能的子宫内膜组织在子宫腔面以外的部位出现、生长、浸润、反复出血，从而引发疼痛、不育及结节包块的病症。育龄妇女的发病率10%~15%。子宫腺肌症是指具有生长功能的子宫内膜侵入和扩散至子宫肌层引起的一种良性病变，多发生于40岁以上的经产妇，约有半数患者同时合并子宫肌瘤，约15%患者合并子宫内膜异位症。

西医认为可能的病因：①经血逆流，经血一般都会从宫口顺阴道排出体外，而小部分的经血会因为各种因素夹杂着子宫的内膜碎片，从输卵管道汇流进到腹腔，所以会种植到盆腔脏器表层，因此会形成到子宫的内膜异位的病灶。②医源性原因，女性经历过某些手术，如剖宫产、人工流产或分娩过程中，子宫内膜种植于切口上，而发展为子宫内膜异位症。③先天发育不良，如阴道横隔，处女膜闭锁等。④血液淋巴的良性转移。这是一种较为罕见的发病原因，出现在肺部、脑膜、心包、四肢及其他远端的子宫内膜异位症，是通过血液循环或淋巴系统将子宫内膜碎屑转移停留在某脏器或组织上而发病。本病与免疫功能可能有关，具有一定的遗传倾向和家族聚集性。

二、中医概述

子宫内膜异位症属于中医"痛经""癥瘕"范畴。何老认为异位内膜周期性的出血为"离经之血"，瘀血留于体内为邪实，瘀血属"阴"。血依赖于人之阳气的运化，肾主藏精而寓元阳，为水火之脏，主生殖而系胞脉，与妇女之月经、胎孕关系至为密切。若肾阳不足，则运化经血乏力，经血瘀滞，日久成癥，脾为气血生化之源，主运化，脾虚则运化无力，聚湿生痰而成积聚，故内异症形成与脾肾阳虚有关，诚如《景岳全书·妇人规》所谓"妇人久病宿疾脾肾必亏"。故病机以阴邪为病，正虚血瘀为主。本病为本虚标实之证，脾肾不足为本，而出血粘连阻滞经脉造成局部癥块则是其标。

何老认为本病形成的病因是肾虚气弱，经产的余血停滞，伤及冲任，气血失畅，以致蕴结而成血瘀，肾虚血瘀为发病病机。

"经产的余血"产生有几个途径：①产育过多或宫腔手术（包括人流、剖腹产、子宫输卵管通液及造影术），损伤冲任及胞宫，瘀血留滞胞络、胞宫；②经期、产后房事不节，败精浊血混为一体；③邪毒侵袭留滞不去所致寒热湿瘀阻等，同时伴有肾、肝、脾等脏腑功能失调。

何老认为从肾虚瘀结的病机出发，该病常见证型为偏血瘀型、偏肾虚型。临证时辨病和辨证相结合，以痛经为主的，温通止痛，血竭化癥；以不孕为主的，消补兼施，畅络助孕；以癥瘕包块为主的，化瘀消癥，不能独用；以术后防复发为主的，内外合治，防止复发。

三、辨证分型

1.血瘀

情志内伤，肝郁气滞，冲任气血运行不利而瘀滞不行，以致形成本病。

（1）瘀热为主：癥瘕积于腹中，月经先后不定期，量偏多，色黯红，少腹隐痛牵涉腰骶部，平素带下色黄，质地黏腻，舌质红，苔黄腻，脉弦数。治以清热化湿，活血通络。常选大黄牡丹皮汤加减（生大黄6g，丹皮10g，桃仁6g，红藤30g，赤芍10g，失笑散15g）。

（2）寒瘀为主：癥瘕积于腹中，行经期腹痛明显，经量偏少，色黯红，或夹有血块，少腹肛门坠胀，舌质暗淡，苔白腻，脉细。治以活血散结，消癥止痛。方选何氏温胞汤加减（淡附片6g，肉桂3g，淡吴茱萸5g，当归12g，川芎10g，制香附10g，广木香6g，红花9g，茺蔚子10g，炒元胡10g，乌药9g，炙甘草5g）。

2.偏肾虚

平素有癥瘕，婚久不孕，经行腹痛，月经不规律，月经量或多或少，或月经稀发，闭经，面色晦暗，腰酸腿软，性欲淡漠，小便清长，大便不实，舌淡苔白，脉沉细或沉迟。治以补肾助阳，化癥止痛。方选育麟珠加减（鹿角片10g、淫羊藿12g、菟丝子30g、覆盆子24g、细辛6g、炙蜂房10g、当归12g、川芎9g、枸杞9g、巴戟天9g、石楠叶12g、紫石英24g、蛇床子12g、紫河车3g）。

何老治疗本病思路：随着腹腔镜微创手术及GnRh等药物治疗的广泛应用和其他诊治技术的不断成熟，寻求中医药治疗的子宫内膜异位症患者类型在改变，中医妇科临床治疗的目的也发生相应变化，如子宫内膜异位症手术后防复发变成中医治疗的一个重要方面。临床上因"痛经、不孕症、癥瘕、术后防复发"来诊的患者较多，何老针对不同年龄层次，不同症状，不同治疗要求，不同疾病阶段的患者，辨病论治和辨证论治结合，提出一套临床确实可行的治疗方案和特色用药，取得显著效果。

四、中医治法

1.温通止痛，血竭化癥

痛经是子宫内膜异位症患者的常见症状，甚至在手术后也常不能得到缓解。何老也赞同"通则不痛，痛则不通"的经行腹痛的致病机理，但以痛经为主的患者，寒象比较明显。血瘀而病，同时兼有寒凝，瘀血可使血液滞碍不行，组织肿胀，脉道不够通畅，甚或闭塞不通，因而出现疼痛。疼痛常于"气血相对旺盛"之时——月经来潮前1~2天开始，月经第一天最剧烈，血块较多，大量血块排出后逐渐减轻，月经干净后消失。

治疗以化瘀止痛为主，选用何氏妇科经验方——血竭化癥汤为主方随症加减化裁，活血散结，消癥止痛。其中植物类药物血竭的应用是何氏妇科的特色用药，血竭此药古今中医多将其用于伤科的跌打损伤、瘀血凝滞作痛，并配合乳香、没药同用，同时该药又具有收敛创面的作用，也是外科生肌收口的常用药，临床中部分子宫内膜异位症痛经病例用一般的活血化瘀药物效果不明显时何老常会改用血竭而能获得比较明显的效果，而且起效较快，但是体弱无瘀之人不能用，需辨证准确而用之良效。本病临床上，偏寒者多见，故加用桂、附以温通；偏热者少见，亦需随证治之。

2.消补兼施，畅络助孕

子宫内膜异位症患者的不孕率高达30%~50%，其引起不孕的机理除了盆腔解剖结构异常和盆腔内微环境改变，同时兼有排卵障碍的患者为17%~27%，很大一部分子宫内膜异位症患者求诊中医的目的是为了成功受孕，此时的治疗目的与痛经为主的治疗思路和方法差异明显，而且按照月经的周期不同有不同的侧重点，即所谓"调经种子"，促进妊娠是治疗的关键。何老的治疗大法为消补兼施，畅络助孕。具体采用经前、经行、经间期三阶段疗法。

（1）经前1周，此时冲任胞宫气血偏盛，异位内膜呈增殖状态，瘀象易成，治疗以补肾理血的补法为主，可促使瘀血未成之前便已温散，常选用鹿角片、当归、川芎、熟地、香附、郁金、柴胡、川断等。

（2）经行期，异位内膜脱落出血，盆腔组织呈明显瘀血状态，治疗应防多防痛，以温经化瘀的消法为主，药选用当归、川芎、赤芍、片姜黄、三棱、莪术、失笑散、玄胡、茜根炭、乌贼骨、制乳没等。

（3）经间期，是1月之中氤氲受孕之时，此时以补肾促进卵泡发育和改善排卵为主，同时加用化瘀解毒的药物，促使癥瘕积聚渐消缓散，并改善盆腔微环境的热毒症状，畅络助孕，常选用菟丝子、淫羊藿、覆盆子、枸杞、车前子、当归、川芎、鹿角片、穿山甲、红藤、败酱草、三棱、莪术、猫爪草、半枝莲、薏苡仁、茯苓皮等，是治疗的关键时期。

3.化瘀消癥，不能独用

临床上有部分子宫内膜异位症患者可无明显临床症状，仅是体检时偶然发现单纯的卵巢囊肿，囊内有点状细小的絮状光点，同时血CA125异常升高。瘀血积聚于经络脏腑，日久成为癥瘕肿块，如囊肿大于5cm，则应建议手术治疗。

何老认为5cm以下是保守治疗的指征，也是中药发挥治疗的窗口期，为防止包块变大常于散结化瘀中结合辨证施治，并且认为经间期、经前期化瘀消癥效果最为明显，同时配合使用补肾药物，补肾化瘀的用药应结合月经周期的特点及患者的寒热虚实加以适当调整，疗效证实加入补肾扶正药比单纯活血化瘀法效佳。活血祛瘀、软坚散结药常选用当归、赤芍、丹参、桃仁、红花、失笑散、制乳没、三棱、莪术、鹿角片、炮甲片等，再选择补肾药物时偏选温补肾阳药物，如淫羊藿、巴戟天、鹿角片、菟丝子等。

4.内外合治，防止复发

近年来随着腹腔镜等微创手术技术广泛开展，越来越多的子宫内膜异位症患者倾向于接受腹腔镜手术治疗，然术后复发率极高，治疗比较棘手，因此，此类患者寻求中医药治疗的比例呈上升趋势。何老认为治疗应从根本出发，以扶正为主，提高机体免疫力，以黄芪建中汤为主方，同时不忘改善盆腔微环境，酌情加薏苡仁、猪苓、茯苓、猫爪草、半枝莲等利湿消癥药。外治配合使用何氏妇科经验方——化瘀解毒制剂（红藤、败酱草、制乳没、三棱、莪术等组成）100ml，用导管涂润滑油，缓慢从肛门插入直肠，深10cm，用注射器将药物缓慢注入，每天1次，于非经期治疗，灌肠后配合微波照腹部、骶部各20分钟，连续3~4周的中医综合治疗为一疗程。通过直肠给药，直肠黏膜吸收对控制病灶，消除疼痛，增加病变部位的血流量，改善血液循环，及对炎症增生组织的吸收和转化等方面有较好的疗效，中药内服及局部外治综合疗法防止复发，效果明显，改善患者的生活质量，免受再次手术的痛苦。

五、病案实录

病案一

李某，女，36岁，杭州人，职员。初诊：2010年10月22日。

[主诉] 体检发现右侧内异囊肿3个月余。

[现病史] 患者3个月前体检时发现右卵巢囊肿，末次月经10月12日，准期，量时多时少，腹痛不明显，1周前月经后超声复查显示右卵巢大小5.2cm×3.3cm囊性包块，内液稠。孕产史：1-0-0-1。提示为"右卵巢内膜异位囊肿"，平素少腹左侧吊引感，腰酸，无明显经期腹痛，舌淡苔根腻，边瘀暗，脉细涩。

[中医诊断] 癥瘕。

[**西医诊断**] 卵巢内膜异位症。

[**治法**] 活血消癥，健脾和中。

处方：猫人参30g，猫爪草15g，生贯仲30g，三棱10g，莪术10g，生黄芪15g，山慈姑10g，生山楂30g，血竭3g，熟大黄9g，蛇舌草30g，红藤30g，败酱草30g，焦白术10g，茯苓10g，炮山甲10g，参三七（吞）3g。10剂。

二诊：2011年1月31日。患者连续服用上方月余，复查提示右侧卵巢内异囊肿缩小。腰酸痉，小腹吊引感消失。诉经前后带多色黄，舌淡苔根腻，边瘀黯，脉细涩。再宗前意，健脾益气消癥。

处方：猫人参30g，猫爪草15g，生贯仲30g，山慈姑10g，三棱10g，莪术10g，生黄芪15g，生山楂30g，血竭3g，蛇舌草30g，海螵蛸10g，茜草根10g，焦白术10g，茯苓10g，炮山甲10g，炒赤芍10g。10剂。

治疗3个月后B超复查，右侧卵巢内见直径约1.5cm大小的囊性包块，左侧卵巢大小正常。

按语：临床上有很多子宫内膜异位症患者没有明显的痛经，可在非经期以大队消痰软坚、清热化瘀之品攻伐瘀滞癥结，在治疗中以消为主，但仍需注意"攻不伤正"，同时，卵巢囊肿的形成与脾失健运，聚湿成痰相关，故加健脾益气利湿之品，正所谓"养正而积自消"。

病案二

王某某，女，35岁，已婚，教师。初诊：2000年5月25日。

[**现病史**] 渐进性痛经1年多。平素月经尚规则，以往无痛经，1年前人流术后出现经行腹痛，并渐进性加剧，量多有块，经色紫黯，乳房胀痛。末次月经2000年5月12日，舌尖紫，边有瘀斑，苔薄白，脉弦。

[**妇科检查**] 外阴阴道（－），宫颈光，子宫后位，子宫后壁触及2个结节，触痛明显，右附件正常，左附件可触及一约3cm×5cm×4cm囊性包块。B超示：子宫大小形态正常，左侧附件稠液性包块4cm×5cm×4cm。

[**西医诊断**] 盆腔内异症、左卵巢巧克力囊肿。

[**中医诊断**] 痛经、癥瘕，属肾亏血瘀型。

[**治法**] 补肾活血化瘀。

处方：鹿角片10g，炙甲片10g，菟丝子30g，淫羊藿15g，半枝莲30g，薏仁30g，茯苓12g，泽泻12g，丹皮、丹参各10g，红藤30g，败酱草30g，三棱10g，莪术10g。10剂。平时配合妇外Ⅳ号灌肠，1日1次。

二诊： 6月5日。经前1周防多防痛。

处方： 当归10g，川芎6g，炒赤白芍各10g，益母草30g，失笑散（包）20g，片姜黄10g，血竭（吞服）3g，三棱、莪术各10g，红藤30g，败酱草30g，制乳没各6g，茜根炭6g，乌贼骨12g。

服药后痛经明显减轻，持续服药3个月痛经消失。复查B超：左附件囊肿消失。停药6个月未见复发。

按语： 痛经的治疗原则，以调理冲任、胞宫气血为主。根据不同的证候，或行气，或活血，或散寒，或清热，或补虚，或泻实。治法分两步：月经期调血止痛以治标；平时辨证求因以治本，同时应因时治宜，选择最佳治疗时机。一般来说，实证者应着重在经前5~10天治疗，用药以疏通气血为主，重在消除气机之郁滞和血脉之瘀阻，使气血流畅，通则不痛；虚证者则着重在行经末期和经后3~7天治疗，以养血益精为主，补精血之不足，使胞宫得以濡养，荣则不痛。

患者证属虚寒为主夹有瘀血之痛经，虚实夹杂是其特征，治以温经散寒化瘀止痛，本案何老从补肾化瘀入手，选鹿角片、菟丝子、淫羊藿温肾阳而通气血；炙甲片、三棱、莪术、丹皮、丹参活血化瘀；薏苡仁、茯苓、泽泻健脾利湿散结；佐以红藤、败酱草清热解毒；配合院内制剂何氏妇科化瘀解毒洗剂（妇外Ⅳ号）灌肠，使活血化瘀、清热解毒药物直达病所；经期则防多防痛，以温经化瘀止痛为主，全方标本兼治，故获良效。

病案三

彭某某，女，36岁，湖州人。初诊：2009年2月5日。

[**主诉**] 卵巢内异囊肿术后9个月，复发3个月。

[**现病史**] 患者因进行性加重痛经，2008年初于当地行B超发现"子宫内膜异位症"，其中左卵巢内异囊肿大小8cm×9cm，右侧4cm×5cm，于2008年5个月在当地医院行"左侧囊肿及卵巢切除术+右侧囊肿剥除术"，术后诺雷德治疗5个月。2008年11月复查B超右侧小囊肿2.1cm×1.8cm，随后在当地服中药治疗近3月后，于2009年1月复查右侧卵巢内异囊肿已增大至3.8cm×3.8cm×3.4cm。平素月经先期2~7天。末次月经2009年1月24日，先期3天，量中2天后转少，4天净，无痛经。婚育史：已婚，1-0-0-1，孩10岁。

[刻下] 无明显畏寒发热，乏力纳呆，二便尚调，舌淡红略紫暗，苔薄，脉细弦。

处方：生黄芪15g，焦白术10g，海藻20g，炙穿山甲5g，红藤30g，败酱草30g，蚤休10g，薏苡仁30g，茯苓15g，三棱10g，莪术10g，淫羊藿15g，巴戟天10g，枸杞12g，丹皮10g，赤白芍各15g，猫爪草15g，半枝莲15g，马齿苋30g，生贯众30g，焦山楂15g。14剂。

二诊：2009年5月28日。末次月经2009年5月21日，先期5天，量中，痛经不显。复查子宫附件B超提示：腺肌瘤，大小1.8cm×1.6cm×1.2cm，右侧卵巢未见异常。

三诊：2009年12月10日。末次月经2009年12月3日，复查子宫附件B超示：子宫腺肌瘤2.0cm×1.7cm×1.4cm，左卵巢切除术后，右侧卵巢未见异常。

按语：本患经前医治疗3个月，尽遣活血消癥攻逐之品，不但内异包块未消，反而加大。何老认为本病发生还应与正虚，阴阳不和有关，《诸病源候论·无子候》："妇人挟疾无子，皆白劳伤血气，冷热不调，而受风寒，客于子宫，致使胞内生病，或月经涩闭，或崩血带下，致阴阳之气不和，经血之乖候，故无子也。"故处方中不但应用三棱、莪术、丹皮、赤白芍、焦山楂、穿山甲、薏苡仁、茯苓活血化瘀、祛痰通络；海藻、猫爪草、半枝莲、红藤、败酱草、蚤休、马齿苋、生贯众清热解毒、软坚消癥；黄芪、白术、巴戟天、淫羊藿、枸杞温补脾肾。诸药合用共奏佳效。

病案四

汪某，女，28岁。初诊：2010年3月16日。

[主诉] 子宫内膜异位症术后4年，不孕3年。

[现病史] 结婚3年未孕。2006年婚前腹腔镜下双侧内异囊肿剔除术，术后服内美通（孕三烯酮）3个月，未避孕一直未孕。末次月经2010年3月14日，量中，腹痛不显。2年前外院行子宫输卵管造影术：双侧输卵管炎症，通畅。妇科检查无殊。

[刻下] 无寒热，便调，矢气多。舌略红，苔略腻，脉弦滑。经后治以温补脾肾，通络助孕。

处方：生黄芪15g，焦白术10g，红藤30g，败酱草30g，蚤休10g，丹皮10g，丹参15g，赤芍10g，白芍10g，炙甲片6g，皂角刺10g，路路通15g，茯苓15g，泽泻10g，淫羊藿15g，菟丝子30g，巴戟天15g，广木香5g，生甘草5g。7剂。

二诊：2010年3月23日。患者有生育要求，行不孕症相关检查，今日B超右卵巢内异囊肿3.0cm×3.4cm，血CA125 74U/ml，雌激素、血促黄体激素均偏低，抗精子抗体、TORCH均阴性。丈夫精液正常范围，舌脉同前。刻下将近排卵期，活血促排卵，把握氤氲之时机。

处方：生黄芪15g，焦白术10g，红藤30g，败酱草30g，蚤休10g，淮山15g，炙甲片6g，皂角刺10g，路路通15g，薏苡仁15g，茯苓15g，泽泻10g，三棱10g，莪术10g，枸杞12g，生熟地各12g，淫羊藿15g，菟丝子30g，覆盆子15g，生甘草5g，赤白芍各10g，丹皮10g，丹参15g。7剂。

三诊：2010年3月30日。BBT上升4天，诸证同前，无明显不适。治以温补肾阳，软坚散结。

处方：生黄芪15g，焦白术10g，怀山药15g，赤芍10g，白芍10g，红藤30g，败酱草30g，蚤休10g，海藻20g，炙甲片6g，皂角刺10g，路路通15g，三棱、莪术各10g，淫羊藿15g，巴戟天15g，菟丝子30g，覆盆子15g。7剂。

四诊：2010年4月6日。月经将届，鼻塞流涕2天，无发热怕冷。苔薄，寸脉略浮。急则先治外感。

处方：当归10g，川芎6g，赤芍10g，白芍10g，丹皮10g，丹参15g，红藤30g，败酱草30g，苍耳子10g，辛夷6g，白芷6g，石菖蒲9g，淫羊藿15g，巴戟天15g，马齿苋20g，生贯众30g，猫爪草15g，半枝莲30g，海藻20g，炙甲片6g。7剂。

五诊：2010年4月13日，月经来潮。末次月经4月11日，之前BBT上升15天，月经量可，下腹胀，今日已少。脉兼虚象。再从经后益气促排卵。

处方：生黄芪15g，制大黄9g，丹皮10g，赤白芍各10g，生熟地炭各12g，山萸肉9g，炙龟甲10g，乌贼骨10g，海藻10g，炙甲片6g，夏枯草10g，炙鳖甲10g，红藤30g，败酱草30g，蚤休10g，旱莲草15g，女贞子15g，潼蒺藜15g，桑寄生15g，生甘草5g，淫羊藿15g，巴戟天15g，怀山药15g。14剂。

六诊：2010年5月10日。停经30天。末次月经4月11日，自测尿妊娠试验阳性，下腹胀。考虑患者子宫内膜异位症，多年不孕，予中西药保胎治疗，后随访生育一孩。

按语：《灵枢·水胀》："肠覃何如？岐伯曰：寒气客于肠外，与卫气相搏，气不得荣，因有所系，癖而内著，恶气乃起，肉乃生。其始生也。大如鸡卵，稍以益大，至其成也，如怀子之状，久者离岁，按之则坚，推之则移，月事以时下，此其候也。"《妇人大全良方·妇人积年血癥块方论》："妇人积血癥块者，由寒温失节，脏腑气虚，风冷搏在内，饮食不消，与血气相结，渐生肿块，盘牢不移动者是也。皆因血气劳伤，月水往来，经络否涩，恶血不除，结据所生也。"

何老认为，根据以上经典论述以及临床实践，血瘀是子宫内膜异位症的基本病机。瘀阻冲任胞宫，经行不畅，"不通则痛"，发为痛经；新血不得归经，或瘀伤脉络，络伤血溢，可致月经过多、经期延长、漏下；胞脉受阻，两精不能结合成孕，发为不孕；血瘀日久，积结成癥瘕包块。

治疗原则以活血化瘀为主，扶正祛邪为辅。同时还须根据临床表现，疼痛发生的时间、性质、部位、伴随症状及体征辨别寒热虚实。何老对本患治疗始终贯彻扶正祛邪并用的原则，方中芪、术、淫羊藿、菟丝子、巴戟天补益脾肾、扶正益气，红藤、败酱草、蚤休、丹皮、丹参、赤白芍、炙甲片、皂角刺、路路通、茯苓、泽泻、广木香化瘀通络、理气祛邪，生甘草调和诸药。因本病发生与月经周期有密切关系，治疗时尚须结合月经周期不同时期及不同体质分别论治。经前以调气祛瘀为主；经期以活血祛瘀、理气止痛为主；经后益气补肾、活血促排卵为主。仅2个月即取得满意疗效。

何老临床常用对药治疗本病，方便灵活，如淫羊藿配菟丝子，补肾助阳；鹿角片配炙山甲片，鹿角片血肉有情之品，补肾助阳活血，借穿山甲走窜之性，通经络而达病所；三棱配莪术，三棱破血中之气，莪术逐气中之血瘀，两相配合，活血化瘀，理气止痛，消瘀导滞常选之品；蒲黄配五灵脂，活血化瘀止痛，乃血滞诸痛的要药；乳香配没药，活血止痛消肿，痛经首选之品，经期必用；茜根炭配乌贼骨，凉血收敛止血，用于经血过多者；半枝莲配猫爪草，清热解毒消癥，尤其适用于伴腺肌瘤或合并有子宫肌瘤者；⑧红藤配败酱草清热解毒，活血止痛。

第三节 子宫肌瘤

子宫肌瘤是女性最常见的盆腔肿瘤，是由子宫肌层的平滑肌细胞增生形成的良性肿瘤。常见于30~50岁女性，20岁以下较少见。由于妇女健康普查工作的开展及超声诊断技术的提高，子宫肌瘤的发病率逐年上升，可引起异常子宫出血、疼痛、不孕、反复流产等成为困扰女性的一大疾病。

一、西医概述

目前病因尚未明确，较公认的观点是肌瘤的发生可能与女性性激素相关：雌激素和孕激素可促进肌瘤细胞分裂、刺激肌瘤生长。除此之外，月经初潮过早（≤10岁）、高血压、肥胖、大量食用牛羊肉、饮酒可能会增加子宫肌瘤的发生风险。

子宫肌瘤的西医学治疗，一般根据患者的症状、肌瘤的大小和位置、年龄、保留生育能力或子宫的需求或愿望、临床医生的经验进行个体化治疗。包括。

（1）期待治疗。无症状肌瘤患者，或不愿接受药物或手术治疗，可选择期待治疗。

（2）药物治疗。对于有症状的子宫肌瘤，可选用左炔诺孕酮宫内节育器、促性腺激素释放激素类似物、米非司酮等。

（3）手术治疗。手术是子宫肌瘤的主要治疗方法，子宫切除术是最终的手术方式，其他包括各种途径的子宫肌瘤剔除术、子宫动脉栓塞术、MRI或超声引导下聚焦超声等。

二、病因病机

子宫肌瘤属祖国医学"癥瘕"范畴，子宫肌瘤的形成，不外六淫之邪乘经产之虚而侵袭胞宫，涉及胞络。有因多产房劳，产后积血，七情所伤等引起脏腑功能失调，气血不和，冲任损伤，以致气滞血瘀，瘀血内阻，血结胞宫，始因气血相搏，新血与旧血凝聚成块，而致瘀结蔓延宫体或内或外。本病病程少则数月，多至经年，久必化热化火，火热损伤冲任，于是引起血海失于宁静，迫血妄行，多见血崩突发或血难归经。经年不愈，病邪日盛，甚则脾肾元气不足，阳气衰微，气不摄血，而致数脱血，血海空虚，势必导致严重血亏，此皆由于肝疏泄失度，脾统摄失职，或因肾封藏不固等失调所致。

明《景岳全书·妇人规》曰："癥瘕之病，即积聚之别名，《内经》只有积聚疝瘕，并无'癥'字之名，此后世之所增设者，盖'癥'者'征'也，'瘕'

者'假'也，征者成形而坚硬不移者是也。假者无形而可聚可散是也。"来辨别癥瘕之疾，又说："瘀血留滞作癥唯妇人有之，其证则或由经期，或由产后。凡内伤生冷，或外受风寒，或急怒伤肝，气逆而留，或忧思伤脾，气虚而血滞，或积劳积弱，气弱而不行。总由血动之时，余血未净，而一有所逆，则留滞日积，而渐以成癥矣。"概括地阐述了癥瘕的病因，十分类似于对子宫肌瘤病因的阐述。

何老认为子宫肌瘤患者除腹部可扪及肿块及妇检、B超发现证实肌瘤存在外，多伴有经期延长，有瘀血块，经量增多，或有经行腹痛等症状，均为瘀血内停所致，"血瘀"是癥瘕的主要原因之一。此病中血瘀的形成多因脾胃虚弱，气血失调，痰瘀互结，日久成癥，故有气滞血瘀、血虚血瘀、寒凝血瘀、热积凝聚等各种错综复杂的原因，所以治宜审证求因，扶正祛邪，软坚消癥。

三、诊治思路

何老在子宫肌瘤的治疗上非常注意经期和非经期分段治疗。

1.经期

子宫肌瘤在经期往往出血量多，经期以化瘀活血止血为主，常用药：当归、川芎、熟地、益母草、白芍、焦山楂、丹参、失笑散、三棱、莪术。

经来量多如注者，可选加黄芪、乌贼骨、煅牡蛎以止血固冲；若偏热者，可加马齿苋、生贯众以清热止血；偏寒者加附子炭、艾叶炭以温经止血；腰痛者，可加续断、杜仲以补肾止痛；小腹胀痛，加香附、元胡、青皮以理气消胀止痛。

2.经间期

非经期以扶正消瘤为主。常选药物：黄芪、猫人参、山慈姑、海藻、昆布、黄药子、当归、赤芍、夏枯草、象贝母、猫爪草、天葵子、莪术等。

若经量过多者，可于经期去莪术、赤芍，加乌贼骨、煅牡蛎、仙鹤草等。在具体治疗时尚需注意三个环节：其一，止血的同时加用消肿散结药而无留瘀之弊，如猫爪草、生贯众、半枝莲、藤梨根等药；其二，消瘤同时加用止血，如生地、赤白芍、山萸肉、旱莲草等滋阴养血药，而使血海宁静；其三，消瘤同时散瘀，马齿苋、蚤休、大小蓟、薏苡仁、茯苓皮配合象贝母、海藻、昆布、炮山甲、血竭、三七、莪术等软坚散瘀药起到既消瘤又能引血归经的作用。

何老认为癥瘕一病，难求旦夕之效，尤要注意调理脾胃元气，培补肝肾精血，佐以软坚消瘤，滋养子宫，恢复子宫功能，以达到扶正祛邪、消散癥瘕之目的。何老认为子宫肌瘤在生育年龄妇女的治疗中需注意影响妊娠结局的可能性，对于子宫肌瘤的大小、与内膜之间的关系需要综合考虑，不要排斥微创的手术治疗等，需权衡为之。

四、病案实录

病案一

周某，女，29岁，职员，已婚。初诊2013年6月8日。

[**主诉**] 月经量多7年，未避孕未孕1年。

[**现病史**] 既往月经周期尚准，量中，6天净，近7年来量逐渐增多，末次月经2013年5月17日，伴有经行腹痛，量多如崩，色红伴血块，舌红苔薄，脉细弦。

[**辅助检查**] 子宫附件B超提示：子宫肌瘤（肌壁间）4.7cm×4cm。

[**治法**] 凉肝消癥。

处方：丹皮10g，夏枯草10g，生白芍10g，贯众15g，薏苡仁24g，焦山楂20g，生甘草5g，藤梨根20g，三棱10g，莪术10g，炙鳖甲10g，鹿含草24g，半枝莲10g。7剂。

二诊：2013年6月14日。月经将届，予中药凉肝消癥防经量过多。

处方：丹皮10g，贯众15g，炒白芍15g，旱莲草15g，焦山楂20g，当归炭10g，茜草炭10g，参三七（吞服）3g，炒蒲黄（包）10g，煅花蕊石20g，生甘草5g。7剂。

三诊：2013年6月27日。患者自诉月经按期来潮，量中，用卫生巾10条，今月经第5天，小腹隐痛，苔薄脉细弦，再拟中药凉肝消癥。

处方：丹皮10g，夏枯草10g，生白芍10g，贯众15g，薏苡仁24g，生甘草5g，藤梨根20g，三棱10g，莪术10g，炙鳖甲10g，紫草10g，地骨皮10g，制大黄12g。7剂。

继按前方加减服半年后成功受孕，孕前月经量控制良好，小腹痛已除，诸证缓解，B超复查孕40余天，子宫肌瘤大小4.8cm×4.1cm，（较半年前无明显增大），继监测胎儿和肌瘤大小情况，随访知其剖腹产时行肌瘤剥除术。

按语： 患者虽为肌壁间肌瘤，但已影响月经，故见经行量多；血瘀胞宫，下血不畅，则经行小腹掣痛。子宫肌瘤患者临床可见气滞、血瘀、血热和痰湿等，临证时须当辨明虚实、寒热，结合患者年龄、生育情况等，用药方可奏效。此患者属于血瘀而偏血热型，故临床以凉肝消癥为主线，方用藤梨根、猫爪草、三棱、莪术、炙鳖甲等化瘀消癥，夏枯草、贯众、鹿含草等平肝凉血等治疗，平时凉肝消癥，经前固冲止血以防经量多，经期加用化瘀止血，经后加用养阴清热固冲，随症加减调理，控制肌瘤大小，缓解诸证，以助受孕。

病案二

叶某，女，28岁，医务人员，初诊：2011年9月16日。

[**主诉**] 孕12周，下腹痛1周。

[**现病史**] 患者素有子宫肌瘤病史，早孕期间无明显不适。1周前宁波老家食海鲜后出现下腹疼痛剧烈，B超提示浆膜下肌瘤变性（具体不详）。已在我院产科住院1周，予硫酸镁、头孢静脉滴注治疗，腹痛有所缓解。9月15日复查B超：宫内早孕，浆膜下肌瘤变性（胚囊内可见顶臀径约5.3cm的胎儿。子宫左前壁见一不均质回声团，大小约7.1cm×5.7cm×3.8cm，其内见多处不规则的液性暗区，CDFI显示未见明显血流信号）。现已出院，寻求中医治疗。舌暗红，苔薄，脉细滑。

[**治法**] 扶正化瘀，固肾安胎。

处方：黄芪15g，炒白术10g，丹皮10g，赤白芍各15g，黄芩10g，桑叶15g，炒薏苡仁15g，茯苓10g，旱莲草15g，蒲公英30g，苏梗5g，陈皮5g，砂仁5g，绿萼梅5g，生地炭15g，玄参炭10g，桑寄生15g，杜仲15g，龙骨（先煎）15g，生甘草3g。7剂。

二诊： 9月23日。腹痛减轻，唯觉口干，前方加鲜石斛12g。

三诊： 9月30日。药后稍有恶心不适，前方加姜竹茹10g。

四诊： 10月7日。药后腹痛基本消失。10月6日B超：浆膜下肌瘤变性（较前缩小）。子宫左前壁见一不均质回声团，大小约6.6cm×5.7cm×3.5cm，其内见多处不规则的液性暗区，CDFI显示未见明显血流信号。前方加苎麻根

15g。7剂。

此后未再服药,腹痛亦再未发作。随访2012年3月26日剖腹产一子,并行肌瘤剔除术,病理示:平滑肌瘤伴红色变性。

按语:妊娠合并小肌瘤临床较为常见,一般小于3cm且不压迫宫腔内膜的肌壁间或浆膜下肌瘤不考虑孕前手术治疗。但有部分患者妊娠期间肌瘤迅速增大。肌瘤红色样变为肌瘤的一种特殊类型坏死,临床并不多见,好发生于妊娠期,患者可有剧烈腹痛伴恶心呕吐、发热。临床治疗不能机械套用《金匮》桂枝茯苓丸,虽则有故无殒,仍需辨证论治。处方桂枝茯苓丸去破血之桃仁,易以炒薏苡仁健脾缓急、蒲公英清热消痈而不伤正;不用辛温之桂枝,改用桑叶、旱莲草、黄芩、生地炭、玄参炭清热凉血;苏梗、陈皮、绿萼梅理气止痛;黄芪、白术、桑寄生、杜仲益气补肾安胎。全方清热祛瘀而不碍胎,用药三周而腹痛消失、肌瘤缩小。

病案三

梁某,女,39岁,职员。初诊:2016年10月17日。

[**主诉**]月经提前量多3年余,加重2个月。

[**现病史**]月经周期25天,每次行经2~4天,量多如注。末次月经10月15日,量多,伴腰腹部疼痛,经前乳胀,舌质暗红,苔黄腻,脉弦。孕产史:0-0-1-0,2015年8月宫外孕1次,手术切除右输卵管,暂无生育要求。

[**妇科检查**]子宫如孕40^+天大小,质硬。9月24日查血激素:FSH 9.43IU/L,LH 2.27IU/L,E_2 34pg/ml,P 3.29nmol/L,血常规:血红蛋白90g/L,红细胞$3.26×10^{12}$/L,血小板$92×10^{12}$/L。9月29日B超:多发性子宫肌瘤,大者2.2cm×1.7cm,子宫腺肌症。

[**治法**]此刻正值经期,治以活血理气,化瘀消癥。

处方:黄芪15g,黄芩10g,焦白术10g,丹皮10g,焦山楂15g,生地炭12g,山萸肉10g,生白芍15g,马齿苋20g,贯众30g,猫爪草15g,猫人参30g,半枝莲30g,黄柏6g,知母10g,海藻20g,夏枯草15g,鳖甲10g。7剂。

二诊:2016年10月3日。末次月经10月15日,量较前略少,拉丝状白带已见,夜寐可,经后期扶正化瘀,活血消癥。

处方:黄芪15g,黄芩10g,焦白术10g,丹皮10g,焦山楂15g,生地12g,山萸肉10g,生白芍15g,马齿苋20g,贯众30g,猫爪草15g,猫人参30g,半枝莲30g，海藻20g，夏枯草15g，鳖甲10g，菟丝子15g，女贞子10g，枸杞12g。口剂。

另配以何氏妇科化瘀解毒制剂100ml保留灌肠，每日1次，经期停用。

如此调治，期间患者月经来潮4次，周期规律，经量恢复正常，经期症状缓解明显。停药前B超复查：多发性子宫肌瘤，大者缩小为1.0cm×1.5cm。

按语：此患者月经周期缩短，经前乳胀，经期量多如注，考虑由气血失调，瘀血内阻，血不归经、冲任失固。其舌质暗红，苔黄腻，脉弦，均示内有瘀热、肝气不舒。处以非经期方加入夏枯草、黄芩、丹皮、芍药疏肝凉血；猫爪草、猫人参、半枝莲凉血消癥。在有效减少血量的同时使子宫肌瘤得到控制。